高职高专系列教材

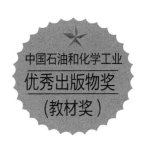

中国石油和化学工业
优秀出版物奖
（教材奖）

微生物与免疫学

第二版

孙春燕　主编

WEISHENGWU
YU
MIANYIXUE

化学工业出版社
·北京·

内 容 简 介

《微生物与免疫学》获中国石油和化学工业优秀教材奖。本教材根据药学类专业培养目标编写，以《中国药典》（2020年版）为依据，其深度与广度均能很好地契合高职高专层次的教学需求。全书分为微生物基础知识、微生物在药学中的应用、免疫学、实训项目及附录五部分，包括理论知识及实训项目，主要内容涉及细菌等八大类微生物的生物学特性、消毒灭菌方法、微生物遗传变异与菌种保藏技术、药品生产过程中的微生物来源与控制、药物的抗菌试验、药品的无菌检查及微生物限度检查、机体的两大免疫防御机能、超敏反应及免疫学的应用等。实训项目具有代表性、实用性和可操作性，能提高学生的各项基本操作及微生物综合应用技能；目标检测能辅助学生复习巩固学习内容，使学生更好地掌握微生物与免疫学的知识目标和能力目标。本书配有数字资源，可扫描二维码学习，电子课件可从 www.cipedu.com.cn 下载使用。

本教材适用于高职生物制药技术、药学、药品生产技术、中药等专业使用，也可供相关行业技术人员作为参考用书。

图书在版编目（CIP）数据

微生物与免疫学/孙春燕主编. —2版. —北京：
化学工业出版社，2021.7（2024.1重印）
高职高专系列教材
ISBN 978-7-122-38825-4

Ⅰ.①微…　Ⅱ.①孙…　Ⅲ.①微生物学-高等职业
教育-教材②免疫学-高等职业教育-教材　Ⅳ.①R37
②R392

中国版本图书馆 CIP 数据核字（2021）第 054838 号

责任编辑：迟　蕾　李植峰　　　　　　　装帧设计：王晓宇
责任校对：王鹏飞

出版发行：化学工业出版社（北京市东城区青年湖南街13号　邮政编码100011）
印　　刷：北京云浩印刷有限责任公司
装　　订：三河市振勇印装有限公司
787mm×1092mm　1/16　印张16　字数393千字　2024年1月北京第2版第7次印刷

购书咨询：010-64518888　　　　　　　　售后服务：010-64518899
网　　址：http://www.cip.com.cn
凡购买本书，如有缺损质量问题，本社销售中心负责调换。

定　　价：**49.80 元**

《微生物与免疫学》(第二版)
编写人员

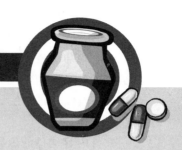

主　　编　　孙春燕

副 主 编　　祝　玲　叶曼红　韩　潇　武亚星

参编人员　　（按姓名汉语拼音排序）：

别运清（襄阳职业技术学院）

杜　敏（广东食品药品职业学院）

韩　潇（长江职业学院）

黄智璇（广东食品药品职业学院）

李洪淼（辽宁农业职业技术学院）

孙春燕（广东食品药品职业学院）

武亚星（晋中市卫生学校）

杨　咪（杨凌职业技术学院）

叶曼红（广东食品药品职业学院）

张　浩（郑州职业技术学院）

祝　玲（广东食品药品职业学院）

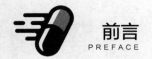

前言
PREFACE

微生物与免疫学是高职药学类各专业的重要必修课程，本书的编写本着从教学需求及高职药学类人才培养的目标出发，其编写宗旨是夯实技能、服务专业、对接岗位；其特色是尽可能集基础性、适用性、科学性、先进性、岗位实用性于一体。

教材内容选择的原则是在微生物、免疫与药学关系的框架内组织内容，以微生物应用技能为主要线索，充分考虑高职药学类学生的层次、专业需求与人才培养目标的要求，调整内容的深度和广度，保留了本学科应掌握的基本的理论知识及实用技术，精简其中理论性太强、艰深陈旧及高职层次从业人员较少涉及的内容，以行业最新法规标准，如2010年版GMP、2020年版《中国药典》为指导，参考实际职业岗位的规范，编写相关章节，选编了实际工作中应用广泛、学校实训条件下可以开展的实训项目。编写过程力争将学科发展中的前沿知识和最新用途渗透到相关章节，在每章最后附有目标检测，便于学生课后复习和自我检查。

本教材内容包括八章、十个实训项目以及绪论和附录，分为五个部分，第一部分为微生物基础知识，阐述了各类微生物的生物学特性、微生物的人工培养、消毒灭菌方法及遗传变异与菌种保藏；第二部分为微生物在药学中的应用，介绍药品生产过程中微生物污染的来源与控制、药品微生物学检查方法以及微生物制药；第三部分为免疫学，简单介绍了免疫学基础知识及其应用；第四部分为实训项目，包括普通光学显微镜使用等十个实训项目；第五部分为附录，包括微生物限度标准以及空气、水微生物检查方法，最后还附有部分目标检测答案。其中，绪论和第六章由孙春燕编写；第一章和附录由祝玲编写；第二章由黄智璇编写；第三章由杜敏编写；第四章由别运清编写；第五章由叶曼红编写；第七章由张浩编写；第八章由武亚星编写；实训项目由韩潇、张浩、杨咪、李洪淼共同编写。全书最后由孙春燕统稿。

因编者水平有限，如有不妥之处，恳请使用本教材的广大师生批评指正。

编者
2020 年 12 月

目录
CONTENTS

绪论 / 001

　【知识目标】 / 001

　【技能目标】 / 001

　【思政与职业素养目标】 / 001

　一、微生物的概念与特点 / 001

　二、微生物的分类与命名 / 003

　三、微生物在自然界中的作用 / 004

　四、微生物学发展简史 / 005

　五、微生物与医药行业的关系 / 009

　【小结】 / 010

　【目标检测】 / 010

第一部分　微生物基础知识 / 012

第一章　微生物概论 / 013

　【知识目标】 / 013

　【技能目标】 / 013

　【思政与职业素养目标】 / 013

　第一节　细菌 / 013

　　一、细菌的形态与大小 / 013

　　二、细菌的结构 / 015

　　三、细菌的繁殖方式与生长规律 / 021

　　四、细菌的致病性 / 023

　第二节　真菌 / 027

　　一、真菌的生物学特性 / 027

　　二、真菌的繁殖方式 / 030

　　三、真菌的抵抗力 / 032

　　四、真菌与人类的疾病 / 032

　第三节　病毒 / 033

　　一、病毒的形态结构及化学组成 / 034

　　二、病毒的增殖 / 036

　　三、病毒的抵抗力 / 039

　　四、病毒的致病作用 / 039

　第四节　其他原核细胞型微生物 / 041

　　一、放线菌 / 041

　　二、螺旋体 / 042

　　三、支原体 / 043

　　四、衣原体 / 044

　　五、立克次体 / 046

　第五节　常见的病原微生物 / 047

一、常见病原性细菌　/ 047

二、常见病毒　/ 049

三、常见致病性真菌　/ 051

【小结】　/ 052

【目标检测】　/ 052

第二章　微生物的人工培养与鉴别　/ 057

【知识目标】　/ 057

【技能目标】　/ 057

【思政与职业素养目标】　/ 057

第一节　微生物的营养　/ 057

一、微生物的化学组成　/ 057

二、微生物的营养物质　/ 057

三、微生物营养物质的吸收方式　/ 059

第二节　微生物的人工培养　/ 059

一、微生物的培养条件　/ 059

二、培养基　/ 061

三、微生物的生长现象　/ 064

第三节　微生物鉴别的一般方法　/ 066

一、个体形态结构特征　/ 067

二、群体培养特征　/ 067

三、染色特性　/ 067

四、生化试验　/ 068

五、血清学检测　/ 071

【小结】　/ 071

【目标检测】　/ 071

第三章　消毒与灭菌　/ 074

【知识目标】　/ 074

【技能目标】　/ 074

【思政与职业素养目标】　/ 074

第一节　物理方法　/ 075

一、热力法　/ 075

二、辐射灭菌法　/ 077

三、过滤除菌法　/ 078

四、微波消毒法　/ 078

五、超声波消毒法　/ 079

六、低温抑菌法　/ 079

第二节　化学方法　/ 079

一、常用消毒剂　/ 080

二、影响消毒效果的因素　/ 082

三、化学消毒剂在药品生产中的应用　/ 083

第三节　高压蒸汽灭菌法的灭菌效能验证　/ 084

【小结】　/ 086

【目标检测】　/ 086

第四章　微生物的遗传变异与菌种保藏 / 089

　　【知识目标】 / 089

　　【技能目标】 / 089

　　【思政与职业素养目标】 / 089

　　第一节　微生物遗传变异的物质基础 / 089

　　　一、真核生物的遗传物质 / 089

　　　二、原核生物的遗传物质 / 090

　　　三、非细胞结构微生物的遗传物质 / 090

　　　四、质粒 / 090

　　第二节　微生物的变异现象 / 091

　　　一、形态结构变异 / 092

　　　二、菌落特征变异 / 092

　　　三、毒力变异 / 092

　　　四、耐药性变异 / 092

　　　五、酶活力变异 / 092

　　第三节　基因突变与基因重组 / 093

　　　一、基因突变 / 093

　　　二、基因转移与重组 / 094

　　第四节　菌种保藏与复壮 / 094

　　　一、菌种保藏的意义 / 094

　　　二、菌种保藏的原理及步骤 / 094

　　　三、菌种保藏机构 / 095

　　　四、菌种保藏方法 / 095

　　　五、菌种衰退与复壮 / 098

　　【小结】 / 098

　　【目标检测】 / 099

第二部分　微生物在药学中的应用 / 101

第五章　药品生产环节的微生物来源与控制 / 102

　　【知识目标】 / 102

　　【技能目标】 / 102

　　【思政与职业素养目标】 / 102

　　第一节　药品生产环节的微生物来源与控制 / 104

　　　一、原辅料 / 104

　　　二、工艺用水 / 104

　　　三、空气 / 106

　　　四、厂房设施及环境 / 109

　　　五、生产人员 / 110

　　　六、包装材料 / 113

　　　七、药剂的消毒灭菌 / 114

　　第二节　药品生产环节的微生物监测方法 / 114

一、空气洁净度监测 / 114

二、工艺用水卫生监测 / 116

三、原辅料、中间产品、成品微生物检查 / 116

四、消毒灭菌效能验证 / 117

【小结】 / 117

【目标检测】 / 117

第六章　药品微生物学检查 / 120

【知识目标】 / 120

【技能目标】 / 120

【思政与职业素养目标】 / 120

第一节　药品微生物学检查概述 / 120

一、药品微生物学检查的意义 / 120

二、药品微生物学检查的特殊性 / 121

三、药品微生物学检查的要求 / 122

第二节　药物的体外抗菌试验 / 127

一、药物的体外抑菌试验 / 127

二、药物的体外杀菌试验 / 129

三、影响体外抗菌试验的因素 / 130

第三节　药品的无菌检查 / 130

一、药品无菌检查总则 / 130

二、无菌检查方法 / 133

第四节　药品的微生物限度检查 / 136

一、药品微生物限度检查总则 / 136

二、微生物总数检查 / 137

三、控制菌检查 / 140

四、微生物限度检查结果判断 / 146

第五节　活螨检查 / 146

一、螨的形态结构特征 / 147

二、活螨检查方法 / 147

三、药品的活螨检验方法 / 148

四、活螨卵的检验方法 / 148

【小结】 / 149

【目标检测】 / 149

第七章　微生物制药 / 152

【知识目标】 / 152

【技能目标】 / 152

【思政与职业素养目标】 / 152

一、微生物发酵制药的基本流程 / 152

二、抗生素 / 153

三、氨基酸 / 156

四、菌体制剂 / 156

五、其他利用微生物生产的医药产品 / 156

【小结】 / 157

【目标检测】 / 157

第三部分　免疫学 / 159

第八章　免疫学基础 / 160

【知识目标】 / 160

【技能目标】 / 160

【思政与职业素养目标】 / 160

第一节　抗原 / 160

一、抗原的性能 / 161

二、抗原的种类 / 161

三、决定抗原免疫原性的因素 / 161

四、医学上重要的抗原 / 162

第二节　免疫系统 / 163

一、免疫器官 / 163

二、免疫细胞 / 163

三、免疫分子 / 166

第三节　非特异性免疫 / 171

一、机体的生理屏障 / 171

二、非特异性免疫细胞的作用 / 171

三、正常体液因素 / 173

第四节　特异性免疫 / 173

一、T细胞介导的细胞免疫 / 173

二、B细胞介导的体液免疫 / 175

三、机体的抗感染免疫 / 176

第五节　超敏反应 / 178

一、Ⅰ型超敏反应 / 178

二、Ⅱ型超敏反应 / 180

三、Ⅲ型超敏反应 / 181

四、Ⅳ型超敏反应 / 183

第六节　免疫学应用 / 184

一、免疫预防与治疗 / 184

二、免疫学检测技术 / 185

【小结】 / 189

【目标检测】 / 189

第四部分　实训项目 / 192

**实训一　普通光学显微镜的使用及微生物的
形态观察** / 193

实训二　细菌染色技术 / 198

实训三　培养基的制备与灭菌 / 202

实训四　微生物的接种与分离技术　/ 208

实训五　微生物的分布测定技术　/ 214

实训六　药物的体外抗菌试验　/ 216

实训七　药品的无菌检查　/ 218

实训八　口服药品的微生物总数检查　/ 221

实训九　口服药物的大肠埃希菌检查　/ 224

实训十　凝集反应（玻片法测定 ABO
血型）　/ 228

第五部分　附录　/ 230

附录一　《中国药典》（2020 年版）非无菌药品微生物限度
标准　/ 231

附录二　空气洁净度检测方法　/ 234

附录三　饮用水的微生物检查　/ 240

附录四　常用染色液、试液、消毒液的
配制　/ 242

参考文献　/ 246

绪 论

一、微生物的概念与特点

1. 微生物的概念

微生物是存在于自然界中的一群个体微小、结构简单、肉眼看不见，需借助显微镜才能看清外形的微小生物的统称。微生物不是分类学的名词，是藻类、原虫、真菌、细菌、病毒等细小生物的共同称谓。

微生物的概念与特点

2. 微生物的特点

（1）个体微小、结构简单，比表面积大 微生物形体微小，一般以微米（μm，$1\mu m = 10^{-6}m$）表示其大小，病毒则用纳米（nm，$1nm = 10^{-9}m$）表示，通常要借助显微镜放大几百倍、上千倍，甚至几万倍才能看到。微生物结构简单，多数是单细胞生物，一个细胞即为一个独立生命体，绝大多数能独立进行其全部的生命活动过程（如生长、呼吸、繁殖等）；有些是简单多细胞生物，没有明显的器官分化；病毒则没有细胞结构，一般由核酸和蛋白质组成，少数仅含核酸或蛋白质。

微生物的比表面积大，是人的30万倍，比表面积大是微生物区别于一切大型生物的关键所在，也是微生物其他特点的本质。

（2）新陈代谢旺盛，转化能力强，繁殖速度快 微生物的比表面积大，有利于吸收营养、排泄代谢废物及接收外界信息，表现为代谢异常旺盛，对营养物质的吸收、转化能力非常强，例如每千克酒精酵母一天能分解几千千克的糖类，使它们变成酒精；有些细菌1h可分解相当于其体重 1000 倍的糖类。

旺盛的代谢为微生物提供了物质基础，使其快速生长，繁殖速度惊人，细菌一般 20～30min 即可繁殖一代，如大肠埃希菌在适宜的条件下约 20min 繁殖一次，若不停地分裂，24h 数量可达 4.72×10^{21}，繁殖的菌量非常惊人。但实际上，由于营养物质的消耗、毒性产物的积聚及环境 pH 的改变，细菌绝不可能始终保持原速度无限增殖，经过一定时间后，细菌增殖速度将逐渐减慢，死亡细菌逐渐增加，活菌率逐渐减小。

（3）适应能力强，易发生变异　微生物能够利用的营养物质十分广泛，代谢途径多种多样，使其对环境的适应能力极强，尤其对一些极端恶劣的环境，其适应能力是一般动植物无法比拟的。资料显示，有人从接近 100℃ 的温泉中分离到了高温芽孢杆菌，并观察到该菌在105℃ 时还能生长；嗜酸菌可以在 pH 为 0.5 的强酸环境中生存；脱氮硫杆菌可在 pH 10.7 的环境中活动；在含盐量高达 23%～25% 的"死海"中仍有相当多的嗜盐菌生存；大部分细菌在 -196～0℃ 条件下保藏可以长时间存活。微生物在不良条件下很容易进入休眠状态，某些种类甚至会形成特殊的休眠构造，如芽孢，有些芽孢在休眠了几十年，甚至几百年后仍有活力。

由于微生物结构简单，繁殖快，很容易受外界条件的影响而发生变异。虽然生物自然变异的频率较低（$10^{-10}～10^{-5}$），但由于微生物繁殖速度快，仍可在短时间内产生大量的变异后代，其变异具有多样性，表现为形态结构、代谢途径、抗性、抗原性、毒性、代谢产物等方面发生改变，易发生变异也使微生物在环境剧烈变化的条件下得以生存。实际生活中应尽量防止或减少有害的变异，促进有益的变异，如利用微生物生产代谢产物时，可通过人工诱变筛选高产菌株，提高产量，最典型的例子是青霉素的发酵生产，20 世纪 40 年代初期青霉菌发酵产物中每毫升只含 20 活性单位左右的青霉素，而现在已接近 10 万单位了。常见的病原菌耐药性的产生，则是病原菌变异后获得抗药基因的结果，合理使用抗生素能减少耐药性产生。

（4）种类多、数量大、分布广　自然界中存在着极为丰富的微生物资源，目前已确定的微生物有十万多种，其中真菌 100000 多种，细菌约 4000 种，病毒约 6400 种，每年新发现的微生物以几百至上千种的趋势增加，微生物生态学家认为，目前能分离培养的微生物种类可能还不足自然界总数的 1%。

自然界中微生物的数量惊人，每克肥沃的土壤中细菌可达 25 亿个、放线菌孢子可达几千万个，人体肠道中菌体总数可达 100 万亿左右，全世界海洋中微生物的总重量估计达 280 亿吨，实际上我们生活在一个充满着微生物的环境中。

在各种环境中，土壤因富含有机质，保温、保湿能力强，酸碱性及气体环境适宜，微生物最为丰富，分布有大量的细菌、真菌和放线菌，其中细菌最多，占土壤微生物的 70%～90%，土壤中的微生物大部分对人有益，它们分解有机物，参与物质循环；也含有少数致病菌如破伤风杆菌、肉毒杆菌、炭疽杆菌的芽孢，它们可以在土壤中存活多年。土壤也是水体、空气微生物的主要来源。

自然界的水源是微生物生存的另一主要环境，水中的微生物来自土壤、尘埃、污水、人畜排泄物及垃圾等，主要有细菌、放线菌、病毒、真菌、螺旋体等，其种类及数量因水源不同而异，一般地面水比地下水含菌数量多，并易被病原菌污染，水中的病原菌如伤寒沙门菌、痢疾杆菌、霍乱弧菌等主要来自人和动物的粪便及污染物。水源虽不断受到污染，但也经常地进行着自净作用。

空气中的微生物来源于人畜呼吸道的飞沫及地面扬起的尘埃，主要有细菌、放线菌、真菌及病毒等，其种类和数量因环境不同而有所差别，一般室内空气中的微生物比室外多，人类密度大、活动频繁的地方空气中的微生物较多。由于空气中缺乏营养物质及不适当的温度，不适宜微生物的繁殖，而且其常常因为阳光照射和干燥作用而被杀死，所以只有抵抗力较强的细菌、真菌、真菌孢子或细菌芽孢才能在空气中存留较长时间。

人体体表及与外界相通的腔道黏膜中也分布有不同种类、不同数量的微生物，这些微生物正常情况下对人体有益无害，称为正常菌群。正常菌群的主要生理功能是：①生物屏障和拮抗作用；②免疫作用；③营养作用；④促进代谢。一般情况下，正常菌群与机体及外界环境相互制约，保持一种动态平衡，维持机体的健康。如果机体内出现菌群失调、菌群寄居部位改变或免疫力下降，这种平衡关系即被打破，正常菌群可转变为条件致病菌，导致机会性感染。

微生物在自然界中的分布，除了"明火"、火山喷发中心区和人为制造的无菌环境，可以说是无处不在、无孔不入，即使在极端的环境，如85km高空、11km深海、贫瘠的岩层、干旱的沙漠、冰天雪地的高寒地带、近100℃的温泉也可分离到微生物，因此对从事药品生产的人员，在工作中应建立"处处有菌，时时防菌"的卫生意识。

二、微生物的分类与命名

自然界的生物种类繁多，有多种分类系统，其中广为使用的六界系统将生物分为动物界、植物界、原生生物界、真菌界、原核生物界和病毒界。微生物界级最宽，除动物界和植物界外的其余四界均统称为微生物。

微生物的分类与命名

1. 微生物分类

微生物按结构不同分为三种类型：

（1）原核细胞型微生物　原核细胞型微生物均为单细胞结构，最主要的特点是 DNA 分布在细胞质中，形成核区或拟核，无核膜包裹，没有核仁，也没有膜性结构的细胞器，核糖体是细胞内唯一的细胞器，此类微生物包括古菌、蓝细菌、细菌、放线菌、螺旋体、支原体、衣原体和立克次体等。

（2）真核细胞型微生物　真核细胞型微生物为单细胞或多细胞结构，主要特点是有核膜、核仁，有典型的细胞核结构，细胞器完善，有核糖体和各种膜性结构的细胞器，如内质网、线粒体、高尔基体等，此类微生物包括真菌、藻类、原生动物等。

（3）非细胞结构型微生物　非细胞结构型微生物主要特点是没有细胞膜，没有细胞结构，仅有一种核酸（DNA 或 RNA），一般由核酸和蛋白质构成，有些只含核酸或蛋白质一种组分，必须寄居在专性活细胞内才能体现生命特征，以复制的方式进行繁殖，此类微生物包括病毒和亚病毒。

2. 微生物的分类单位及命名

（1）微生物的分类单位　与其他生物一样，微生物的主要分类单位是界（kingdom）、门（phylum）、纲（class）、目（order）、科（family）、属（genus）、种（species）。在种以下还有亚种（subspecies，缩写成 subsp.）、菌株和型。

① 属　指具有某些共同特征或密切相关的一些种组成属。

② 种　一个基本分类单元，是表型特征高度相似、亲缘关系极其相近、与同属内其他种有明显差异的一大群菌株的总称。一个种只能用该种内具有典型性状的一个菌株即典型菌

株作为具体标本，这一典型菌株就是该种的模式种。

③ 亚种　是正式分类单元中地位最低的分类等级。当某一菌株主要特性与模式种相同，又另存少数明显而稳定的变异特征或遗传性状，但其差异不足以区分为新的种，则将这些菌株细分为更小的分类单元，称为亚种。

④ 型　常用于种或亚种以下的细分，同种或同亚种之间的性状差异不足以分为新的亚种时，可以细分为型。例如，可根据抗原结构差异分为不同血清型；对噬菌体的敏感性差异分为不同的噬菌体型；对细菌素的敏感性差异分为不同的细菌素型。

⑤ 菌株　又称为品系，表示任何由一个独立分离的单细胞繁殖而成的纯种群体。从自然界中分离得到的任何一种微生物的纯培养物都可称为该微生物的一个菌株。具有典型特性的菌株称为标准菌株。

如葡萄球菌属共同特征为：革兰阳性菌，球形，常排列成葡萄串状，多数无荚膜、无鞭毛和芽孢；已知 27 个种，金黄色葡萄球菌是其中重要的种，其显著特点是产生金黄色脂溶性色素，可分为 26 个噬菌体型；可来自人体和动物，分别称为不同的菌株。

(2) 微生物的命名　微生物按国际命名法命名，采用瑞典科学家林奈（Linnaeus）创立的拉丁双名制命名法。每一种微生物的学名由属名和种名两部分组成，规定用拉丁词或拉丁化词，前者为属名，用名词，第一个字母要大写；后者为种名，用形容词，全部小写。在两者之后通常加上该种的首次命名人姓氏（用括号括住）、现在命名人姓氏和现命名的年份，一般使用时，这几个部分可省略。在印刷排版时属名和种名要用斜体字，其余部分用正体字。例如，金黄色葡萄球菌的学名为：

$$Staphylococcus \quad aureus \quad \text{Rosenbach} \quad 1884$$
$$\text{属名} \qquad \text{种名} \qquad \text{命名人姓氏} \qquad \text{命名年份}$$

有些微生物除了种名，还有俗名，俗名具有简明、大众化的优点，但不够确切，如结核分枝杆菌（*Mycobacterium tuberculosis*）俗名结核杆菌；铜绿假单胞菌（*Pseudomonas aeruginosa*）俗名绿脓杆菌。

三、微生物在自然界中的作用

1. 物质循环中的作用

微生物在自然界的物质循环中担负分解者的重任，参与了碳、氮、硫、磷等元素的循环。自然界中，植物及自养型微生物吸收二氧化碳，合成各种有机化合物；动物及异养型微生物以植物或其他有机物为营养，维持自身的生命活动。生物排泄物、分泌物、死亡后的尸体及人类生活产生的各种垃圾被微生物分解，其中的有机化合物转化为无机物释放到自然界被植物等重新利用，进入新一轮的物质循环，如此周而复始，生生不息。如果没有微生物的分解作用，自然界中的各种元素就不可能被循环利用，生态平衡就会破坏，整个生命世界就会灭绝，人类自然也无法生存。

2. 工业生产中的应用

医药工业方面，可以利用微生物生产抗生素、维生素、基因工程药物以及生物制品等。目前由微生物产生的抗生素就有 5000 种之多，临床应用的已达 300 多种，放线菌是抗生素最主要的来源，现有的抗生素 80% 由放线菌产生，又以链霉菌属产抗生素最多，常用的多种抗生素如链霉素、氯霉素、红霉素、万古霉素等均来自放线菌。真菌产生的抗生素主要有青霉素、头孢霉素、灰黄霉素等。细菌产生的抗生素有多黏菌素 E、短杆菌肽、乳链菌肽等。利用微生物生产的基因工程药物有胰岛素、干扰素、白细胞介素、表皮生长因子、乙肝疫苗等。来自微生物的生物制品种类多、用途广，如疫苗、免疫血清、微生态活菌制品、诊断试剂等。

食品工业方面，利用微生物生产食品历史悠久、种类繁多，影响着人类的饮食习惯和健康生活。既有日常生活不可或缺的调味品和食品添加剂，如酱油、醋、味精、有机酸、微生物色素；也有餐桌上常见的发酵食品和饮品，如豆豉、腌酸菜、面包、酒类、酸奶等；还有具有调节身体机能、维护生命健康的各种保健品，如真菌多糖、蛋白质、多肽、氨基酸、维生素等。

此外，微生物还广泛应用于化工生产、冶金采油、污水处理、创新能源等多个领域。

3. 农业和畜牧业中的应用

在农业和畜牧业方面，利用微生物生产农用抗生素、微生物农药、菌肥、催长素，发酵饲料、生产菌体蛋白饲料以及氨基酸、维生素添加剂饲料等。

4. 微生物的危害

微生物的危害主要体现在两大方面：一是引起食品腐败变质、材料发霉腐烂。微生物种类多、食性杂，自然界中的许多物质，如人和动物赖以生存的食物，以及日常的生活、生产资料都是微生物潜在的营养基质，可以不同程度地被微生物利用，从而导致这些物质霉变、腐烂，有资料显示，全球每年因霉变而损失的粮食占总产量的 2% 左右。二是引起动、植物和人类的疾病。能引起疾病的微生物称为病原微生物。霉菌可引起上万种植物病变，微生物与人类的许多疾病也密切相关，1348～1352 年黑死病（普遍认为病原菌是鼠疫杆菌）在欧洲流行，造成约 2500 万人死亡；天花距今至少有 3000 多年的历史，这种由天花病毒引起的、最古老的烈性传染病，仅在 17～18 世纪的欧洲致死人数即高达 1.5 亿；1918～1919 年流感爆发，全球的死亡人数至少有 2000 万；艾滋病在全球肆虐流行，自 1981 年在美国发现首例艾滋病以来，短短 30 多年间夺去了至少 2500 万人的生命。在人类历史的长河中，微生物究竟夺去了多少生命已无法考证，直至现在，虽然医药科技不断发展，医疗卫生水平日益提高，世界卫生组织 2014 年有关全球疾病状况的评估报告数据显示，每年仍有 1000 多万人死于微生物的感染。虽然病原微生物在庞大的微生物大军中只占极少数，但却对人类的生命健康带来严重的威胁，有效地预防和治疗病原微生物的感染是全球医疗卫生人员长期艰辛的任务之一。

四、微生物学发展简史

1. 微生物学的经验时期

远在人类认识微生物之前，古人早已开始利用微生物进行工农业生产和疾病防治。酿酒活动在史前便已相当发达，我国在 8000 年以前已经出现了曲蘖酿酒了，4000 多年前已十分普遍，同一时期埃及人也学会了烘制面包和酿制果酒。公元六世纪北魏时期杰出的农学家贾思勰在《齐民要术》一书中记载了酿造酱、醋、乳酪的方法。医药上很早就用茯苓、猪苓、灵芝等真菌治病；用麦曲治消化道疾病；用含有抗菌活性的植物，如黄连、白头翁治疗传染病；用硫黄、水银治疗皮肤病。长久以来民间常用的盐腌、糖渍、烟熏、风干等保存食物的方法，实际上正是通过抑制微生物的生长繁殖从而防止食物的腐烂变质的。

2. 微生物的形态学时期

1676 年，荷兰人安东尼·列文虎克（Antony Van Leeuwenhoek，1632—1723）用自己

磨制的显微镜（放大倍数 50～300 倍）首先从牙垢、污水、粪便等材料中观察到了细菌和原生动物，首次描述了细菌的形态（图 0-1），揭开了人类认识微生物世界的序幕，开启了微生物形态学研究时期。列文虎克也被认为是微生物学的引路人，是他第一个将人类的目光引向丰富多彩的微生物世界。

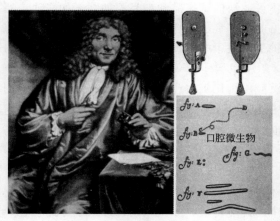

图 0-1　列文虎克与他的显微镜

3. 实验微生物学时期

自发现细菌后的 200 年间，微生物的研究基本停滞在形态描述和分门别类阶段，直到 19 世纪中期，以巴斯德和科赫为代表的科学家才将微生物的研究从形态学时期推进到生理生化水平，他们以自己卓越的贡献推动着微生物学快速发展。

（1）巴斯德　巴斯德（Louis Pasteur，1822—1895）是法国著名的微生物学家、化学家，他一生中，在微生物发酵、细菌培养、病原微生物和疫苗等方面的研究取得重大成就，从而奠定了工业微生物学和医学微生物学的基础，开创了微生物生理学时代，其被后人誉为"微生物学奠基人"（图 0-2）。以下介绍巴斯德在微生物方面的主要贡献。

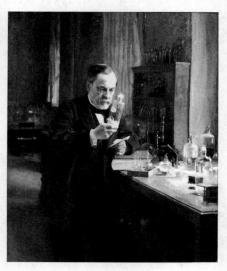

图 0-2　巴斯德

① 证明自然发生说是错误的　自然发生说是 19 世纪前广泛流行的古老学说，这种学说

认为，生命是从它依附的无生命物质中自然发生的，如污秽的死水会滋生蚊、肮脏的垃圾会滋生虫蚁、粪便和腐尸会滋生蝇蛆。很早以前即有学者对此提出异议，但未能找到有力的证据，巴斯德在前人的基础上设计了简单而又令人信服的曲颈瓶试验，彻底推翻了这种学说。他将营养液装进具有细长弯曲颈部的玻璃瓶，加热灭菌后，放置空气中，保持空气畅通，因弯曲的瓶颈阻挡、黏附了空气中的微生物，营养液不易受微生物污染，长时间放置后均未变质；如将瓶颈折断，让空气中的尘埃直落瓶中，营养液中很快有了微生物，从而发生腐败变质。这一试验有力地证明了营养液变质是污染了空气中的微生物造成的，从而推翻了自然发生说。

② 发酵方面的研究　巴斯德通过对酒精发酵的研究提出酿酒是微生物参与下发生的生物过程，酵母菌是将糖转化为酒精的微生物，否定了酒精发酵是纯粹化学反应过程的观点。巴斯德认为一切发酵可能都与微生物生长繁殖有关，他还发现了乳酸发酵、醋酸发酵和丁酸发酵均由不同的细菌引起，进一步为研究微生物的生理生化奠定了基础。

③ 发明巴氏消毒法　酒变酸是困扰酿酒业的难题，巴斯德发现污染乳酸杆菌是导致酒变酸的原因，经过反复试验，他找到了一个简便而有效的方法：将酒放在 63℃ 左右保持 30min，即可杀死酒里的乳酸杆菌，从而防止酒变酸。这种方法不会破坏酒原有的风味和营养，这就是著名的巴氏消毒法，也称为低温消毒法。这个方法经改进后广泛用于酒类、奶类、糖浆、果汁等不耐热液态食品的消毒。

④ 病原微生物与免疫预防　巴斯德从解决蚕软化病开始，先后投身于鸡霍乱、动物炭疽及狂犬病的研究，证明了这些传染病均由相应的病原微生物引起。在试验中，巴斯德发现某些病原微生物经特殊培养后可以减轻毒力，用减毒的微生物接种动物不会致病，但可使动物获得免疫作用，从而预防疾病的发生。通过不断努力，巴斯德找到了预防鸡霍乱及动物炭疽的免疫能力，并首次成功制成了狂犬疫苗，这不仅为免疫学奠定了基础，而且为人类预防疾病做出了重大贡献。

巴斯德的研究不仅开创了微生物生理生化时代，奠定了微生物学的理论基础，同时阐明了微生物与自然界、人类生活与健康的关系，为微生物学发展做出了不朽的贡献。

（2）科赫　罗伯特·科赫（Robert Koch，1843—1910）是德国著名的细菌学家（图 0-3），又被称为"细菌学之父"，他在微生物学方面的贡献主要有四个方面：

① 发明固体培养基，创立了分离纯培养方法　科赫发明了固体培养基，用它代替液体培养基，可将环境或病人排泄物等标本中呈混杂状态的微生物分离成单一菌落，得到纯培养，从而建立了微生物的纯培养技术，开创了微生物分离纯化的新纪元。利用此方法，到 19 世纪末，几乎所有重要的病原菌都先后被培养成功。

② 建立了细菌涂片染色方法　科赫首先利用苯胺染料对微生物涂片进行染色，使细菌着色，便于区分。同时改进了显微镜的装置，可以对显微镜下的细菌进行拍照，从而创立了显微拍摄技术。

③ 提出科赫法则　1884 年，科赫提出了证明某种微生物是否为某种疾病病原体的基本原则——科赫法则，该法则的基本内容是：a. 病原体应在所有患同一种疾病的动物中发现，

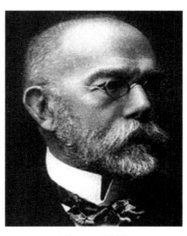

图 0-3　科赫

而在健康个体中不存在。b. 应能在患病动物中分离获得该病原体的纯培养。c. 将纯培养物接种健康敏感动物后能引起同样的疾病。d. 应在人为感染的动物体内重新分离出该病原体。在这一法则的指导下，自 19 世纪 70 年代至 20 世纪 20 年代相继发现了一百多种病原微生物。

④ 分离到多种病原菌　利用纯培养技术，科赫先后分离出炭疽杆菌（1877 年）、结核分枝杆菌（1882 年）和霍乱弧菌（1883 年）。他还发现结核菌素可用来诊断结核病，并提出结核病的防治原则。为褒奖科赫在结核分枝杆菌系列研究中所取得的成就，1905 年他被授予诺贝尔医学和生理学奖。

由于巴斯德和科赫等科学家杰出的贡献，微生物学逐渐发展成为一门独立的学科。

(3) 李斯特　约瑟夫·李斯特（Joseph Lister，1827—1912）是英国外科医生，他从巴斯德的研究成果中得到启示，推测外科术后感染可能是由空气中的微生物造成的，如果在微生物进入暴露的伤口之前就将其消灭即可防止术后感染。李斯特将这一推测付诸实践，用石炭酸作消毒剂，建立了一套针对外科手术的消毒方法，结果取得了明显的效果，使外科手术的感染率大幅下降。李斯特的实践使外科学领域发生了彻底的革命，拯救了千百万人的生命，李斯特因此被称为"外科消毒法之父"。

(4) 伊万诺夫斯基　1892 年，俄国学者伊万诺夫斯基（D. Iwanowski，1864—1920）在研究烟草花叶病的病因时，发现其病原体是一种比细菌小、能通过细菌过滤器的有机体，他把这种病原体叫作"滤过性病毒"。1898 年，荷兰的细菌学家贝杰林克（Beijerinck）再次证明了伊万诺夫斯基的发现，他用"病毒"来命名这种致病因子。后来，科学家莱夫勒（F. Loeffler，1852—1915）和弗罗施（P. Frosh）在研究动物的口蹄疫时，证明了口蹄疫也是由"滤过性病毒"引起的。伴随科学家的不懈努力，"病毒"这种没有细胞结构的生命形式逐渐进入了人类的视野，伊万诺夫斯基是世界上第一位发现病毒的人士，其被后人誉为"病毒学之父"。

(5) 琴纳、梅契尼科夫、欧立希　1796 年，英国医生爱德华·琴纳（E. Jenner，1749—1823）发明了接种牛痘预防天花的方法，使人类获得了对天花的永久免疫能力，挽救了无数的生命。1979 年 10 月 26 日，世界卫生组织宣布：天花传染病被彻底消灭！这也是迄今为止首个，也是唯一一种被人类消灭的传染病。琴纳的成功还为人类开辟了一个新的领域——免疫学。随着对免疫学机制研究的不断深入，1883 年俄国的科学家梅契尼科夫（Mechinikoff，1845—1916）发现白细胞的吞噬现象，提出细胞免疫学说；1897 年德国科学家欧立希（Paul Ehrlich，1854—1915）根据自己的研究，并结合德国学者贝林格（Bejering）在 1891 年利用白喉抗毒素治疗白喉的成功经验，提出了体液免疫学说，两种学说分别阐明了免疫的不同方面，后人将两者统一起来，逐步形成了免疫学。梅契尼科夫及欧立希也因其在免疫学方面的成就被授予 1908 年的诺贝尔生理学奖。

(6) 弗莱明　亚历山大·弗莱明（Alexander Fleming，1881—1955）是英国微生物学家，1929 年弗莱明在实验室分离培养金黄色葡萄球菌时，无意中发现一株青霉能产生具有杀菌作用的物质，将该物质命名为青霉素（图 0-4）。弗莱明指出，青霉素或者性质与之类似的化学物质有可能用于脓毒性创伤的治疗，但他对青霉素的分离提纯技术及治疗应用方面未做进一步的研究，致使青霉素十几年一直未得以使用。1940 年，澳大利亚病理学家弗洛里（Florey）和侨居英国的德国生物化学家钱恩（Chain）合作，在美英两国政府的资助下重新研究青霉素的性质、化学结构、纯化方法，提纯了青霉素，阐明其临床抗感染价值，并于 1942 年与美国制药企业合作开始大批量发酵生产，开创了现代发酵学时代，极大提高了

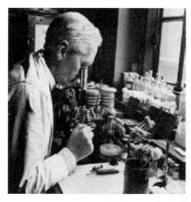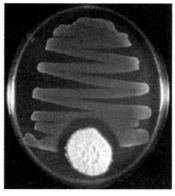

图 0-4　弗莱明与青霉素发现

青霉素的产量。而当时正值第二次世界大战期间，青霉素拯救了千百万伤病员的生命，直到今天，它仍是流行最广、应用最多的抗生素之一。这一造福人类的贡献使弗莱明、钱恩和弗洛里共同获得了 1945 年诺贝尔生理学或医学奖。

青霉素的发现和应用是抗生素发展史上的一个里程碑，它极大地鼓舞了微生物学家，随后十年间先后发现了链霉素、氯霉素、金霉素、土霉素、四环素、头孢霉素、红霉素等抗生素，越来越多的抗生素投入临床应用，在传染病的治疗和控制上起着十分重要的作用。

4. 现代微生物学时期（20 世纪以后）

19 世纪中至 20 世纪初，微生物研究已成为一门独立的学科领域。近几十年来，随着生物化学、遗传学、分子生物学、病理学、药物学的发展，以及显微技术、分析检测技术、疾病诊断技术、计算机应用技术的进步，促进了微生物学全面发展，分化出多个分支学科，并与其他学科交叉、融合，推动了生命科学和其他学科的全面发展。

（1）生命科学方面　通过微生物实验证明了 DNA 是遗传物质；利用微生物方面的成就为动植物细胞的培养和基因工程提供了理论和技术支持，微生物基因组测定技术为人类基因组计划提供了借鉴。

（2）病原微生物方面　自 1973 年以来，新发现的病原微生物已有三十多种。对病原微生物致病机制的认识可深入到分子水平和基因水平；临床微生物学检验中，免疫诊断等快速诊断方法发展迅速；细菌检验逐步微量化和自动化；传统疫苗逐步被副作用小的新型疫苗取代。

（3）其他　现代酿造业、抗生素工业发展迅速，微生物在冶炼工业、环境治理和污水处理方面的应用也越来越广泛。

在 21 世纪，利用微生物治理环境污染，净化人类生存环境，生产医药产品、食品和清洁能源，更有效防治、快速诊断微生物引起的疾病，为人类健康长寿服务。

五、微生物与医药行业的关系

微生物与医药行业的关系主要体现在三个方面：一是利用微生物生产药品、保健品、诊断试剂。二是控制药品生产过程的微生物污染。药品种类繁多，为了保证产品的质量，加强生产监督管理，规范药品生产质量管理体系，我国先后颁布了一系列药品质量管理条例和法规。目前施行的与控制微生物污染密切相关的主要法规是 2011 年 3 月 1 日起执行的《药品生产质量管理规范（2010年修订）》（简称GMP），GMP中许多条目都涉及最大限度降低生产过程微生物污染及交叉污染，如产品原辅料、工艺用水、空气、厂房设施的洁净级别、人员、包装材料、工艺等方面的要求，把控制微生物污染的理念和生物学风险管理贯穿在生产的全过程，对保证产品（尤其是无菌产品）的质量具有极其重要的意义。三是药品的微生物学检查。主要包括对原辅料的微生物检查；对口服制剂、一般外用制剂的微生物限度检查；对注射剂、眼用制剂、植入剂等灭菌制剂的无菌检查；对含防腐剂的药品进行抑菌效力检查等。目前药品微生物检查参考的法规是2020年版《中华人民共和国药典》（简称《中国药典》）的无菌检查、微生物限度检查、抑菌效力检查。微生物检查既是把握产品质量的最后关口，也是判断产品使用是否安全的标准之一，一份产品合格证书既是对产品生产、管理人员的肯定，也是产品安全的保障，更是生产单位对使用者的重要承诺。

因此，凡是从事药品生产、管理、检验等的人员必须具备微生物学的基本知识和操作技能，才能更好地满足岗位工作要求。

小　　结

主要内容	重点小结
微生物概念与特点	个体小、结构简；代谢旺、繁殖快；易适应、易变异；种类多、分布广、数量大
微生物分类	按结构不同分为原核细胞型、真核细胞型和非细胞结构型三类
微生物的作用	参与物质循环，在工农业生产中应用，引起疾病以及引起食品、材料变质
微生物学发展史主要人物	列文虎克、巴斯德、科赫、弗莱明等及其主要成就
微生物与医药行业的关系	生产医药产品、药品生产过程的微生物控制及药品的微生物学检查

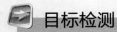 目标检测

一、名词解释

微生物、属、种、菌株、正常菌群

二、填空题

1. 根据结构不同，微生物分为_____、_____和_____三类。

2. 原核细胞型与真核细胞型微生物的最重要区别是_____。

3. 微生物命名方法是采用_____创立的_____，由两部分构成，第一部分是_____名，用_____词；第二部分是_____名，用_____词。

4. 第一个用接种牛痘方法预防_____的人是_____。

5. 第一个发现抗生素的人是_____，他发现的抗生素是_____。

6. 《药品生产质量管理规范（2010年修订）》正式实施的时间是___年___月___日。

7. 目前我国药品微生物检查参考的标准是_____年版的_____。

三、选择题（无特别说明的，每题只有一个最佳答案）

1. 下列关于微生物的描述正确的是（　　）。

A. 都具有细胞结构　　　　　　　　　　　B. 比表面积大

C. 都具有细胞核　　　　　　　　　　　　D. 都只能在活细胞内生长繁殖

2. 最早观察到细菌的人是（　　　）；最早发现病毒的人是（　　　　）；发明低温消毒法的人是（　　　）；最早用固体培养法的人是（　　　　）。

A. 巴斯德　　　　　B. 科赫　　　　　　C. 列文虎克　　　　D. 伊万诺夫斯基

3. （多选题）属于非细胞型微生物的是（　　　　）；属于原核型微生物的是（　　　　）；属于真核型微生物的是（　　　）。

A. 病毒　　　　　　B. 细菌　　　　　　C. 支原体

D. 衣原体　　　　　E. 真菌　　　　　　F. 立克次体

G. 螺旋体　　　　　H. 放线菌

4. 长期不合理使用抗生素会导致病原微生物产生耐药性反映了微生物的（　　　）特征。

A. 个体微小，结构简单　　　　　　　　　B. 种类多，分布广，数量大

C. 代谢旺盛，生长繁殖速度快　　　　　　D. 适应性强，易发生变异

5. （　　　）发现细菌；（　　　）发现第一个病毒；（　　　）发现第一种抗生素。

A. 1676 年　　　　　B. 1796 年　　　　　C. 1892 年　　　　　D. 1929 年

6. 人类发现的第一种病毒是（　　　）。

A. 天花病毒　　　　　　　　　　　　　　B. 乙型肝炎病毒

C. 烟草花叶病毒　　　　　　　　　　　　D. 流行性感冒病毒

四、简答题

1. 简述微生物具有的特点。

2. 正常菌群具有哪些生理功能？什么条件下正常菌群会导致机会性感染？

五、分析与应用

1882 年，科赫发现了引起结核病的病原微生物——结核分枝杆菌。19 世纪 20 年代法国科学家卡尔迈特和介岚获得变异的减毒牛型结核分枝杆菌菌株制成人工疫苗——卡介苗，用于预防结核分枝杆菌感染；1943 年，瓦克斯曼发现了治疗肺结核的抗生素——链霉素；1952 年发明了治疗肺结核的特效药——异烟肼。结核病被认为是可以预防并在 6 个月内可以治愈的疾病。尽管如此，结核病依然严重威胁着人类健康，世界卫生组织《2016 年全球结核病报告》显示，2015 年，据估计全球新发结核病数量约为 1040 万例，有 140 万人死于结核病，还有 40 万人类免疫病毒感染者死于结核病，结核病是 2015 年全世界十大死因之一。

结合以上资料分析结核病这种可预防、可治疗的传染性疾病为何感染人数和死亡人数依然众多，并进一步阐述微生物与人类生命健康的关系。

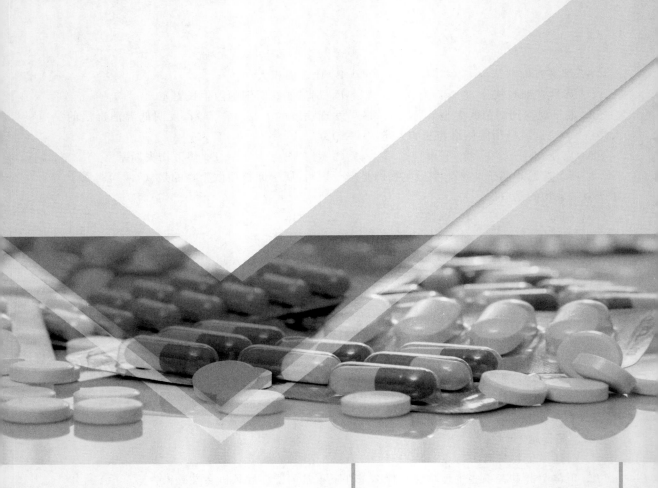

第一部分

微生物基础知识

第一章 ➤
微生物概论 / 013

第二章 ➤
微生物的人工培养与鉴别 / 057

第三章 ➤
消毒与灭菌 / 074

第四章 ➤
微生物的遗传变异与菌种保藏
/ 089

第一章　微生物概论

第一节　细菌

　　细菌是一类具有细胞壁、以无性二分裂方式繁殖的原核单细胞结构型微生物。细菌细胞无核膜和核仁，无典型的细胞核，核糖体是它唯一的细胞器，在适宜的条件下有相对稳定的形态与结构。细菌种类繁多，在自然界分布广泛，与人类关系密切。

一、细菌的形态与大小

1. 细菌的形态

　　细菌的基本形态是球形、杆状和螺形，相应地分为球菌、杆菌和螺形菌三类（图 1-1）。

细菌的大小与形态

　　（1）球菌　呈圆球形或近似圆球形，有的呈矛头状或肾状，单个球菌的直径约在 $0.8\sim1.2\mu m$ 左右。根据繁殖时细菌细胞分裂方向、分裂后细菌粘连程度及排列方式不同可分为：

　　① 双球菌　分裂后的两个子代菌体不分离、成对排列，称双球菌，如肺炎双球菌、脑膜炎奈瑟菌。

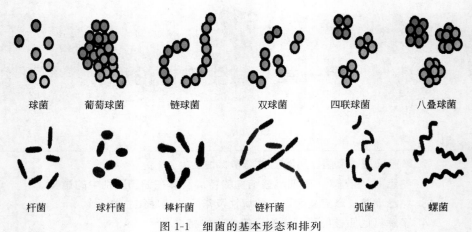

| 球菌 | 葡萄球菌 | 链球菌 | 双球菌 | 四联球菌 | 八叠球菌 |

| 杆菌 | 球杆菌 | 棒杆菌 | 链杆菌 | 弧菌 | 螺菌 |

图 1-1　细菌的基本形态和排列

② 链球菌　细菌的分裂面相互平行，分裂后子代菌体粘连不分开，排列成链状，称为链球菌，如溶血性链球菌。

③ 四联球菌　细菌在两个相互垂直平面上连续分裂两次，分裂后的 4 个子代菌体排列在一起呈正方形，称四联球菌，如四联微球菌。

④ 八叠球菌　细菌在三个互相垂直的平面上连续分裂三次，产生的八个菌体重叠呈立方体状，称八叠球菌，如藤黄八叠球菌。

⑤ 葡萄球菌　细菌在几个不规则的平面上分裂，子代菌体粘连堆积在一起呈葡萄串状排列，称葡萄球菌，如金黄色葡萄球菌。

球菌是细菌中的一大类，对人类有致病性的病原性球菌主要引起化脓性炎症，又称为化脓性球菌。

(2) 杆菌　不同杆菌的大小、长短、弯度及粗细差异较大，大多数杆菌中等大小，长 $2 \sim 5\mu m$，宽 $0.3 \sim 1\mu m$，菌体的形态多数呈直杆状，也有微弯，两端多数呈钝圆形，少数两端平齐（如炭疽杆菌），或两端尖细（如梭杆菌），或末端膨大呈棒状（如白喉杆菌）。杆菌一般分散存在，无一定排列形式，偶有成对或链状，个别呈八字状或栅栏状特殊方式排列，如白喉杆菌。

(3) 螺形菌　螺形菌菌体弯曲，可分为弧菌和螺菌。

① 弧菌　菌体只有一个弯曲，呈弧状或逗点状，如霍乱弧菌。弧菌属广泛分布于自然界，尤以水中为多，有一百多种。

② 螺菌　菌体有数个弯曲，如鼠咬热螺菌。

细菌形态可受各种理化因素的影响。一般来说，在适宜的生长条件下培养 $8 \sim 18h$ 的形态较为典型，而幼龄的形体较长，当细菌衰老或在陈旧培养物中，或环境中有不适于生长的物质（如抗生素、抗体、过高的盐分等）时，常出现不规则的形态，如梨形、气球状、丝状等，这种由于环境条件改变而引起细菌形态的变化称为多形性。这种变化是暂时的，如果恢复合适的生存条件，其形态可恢复正常，故观察细菌形态特征时，应选择典型形态进行观察。

2. 细菌的大小

细菌形体微小，通常以微米（$1\mu m = 10^{-6}m$）作为测量大小的单位，肉眼的最小分辨率为 $0.1mm$，观察细菌要用光学显微镜放大几百倍到上千倍才能看到。

二、细菌的结构

细菌的结构分为基本结构和特殊结构。各种细菌都具有的结构称为基本结构，包括细胞壁、细胞膜、细胞质和核质，基本结构是所有细菌生存所必需的，一旦遭受破坏，易导致菌体死亡；某些细菌在特定环境条件下才形成的结构称为特殊结构，包括鞭毛、芽孢、菌毛和荚膜（图1-2），特殊结构的缺失不影响细菌的生存。

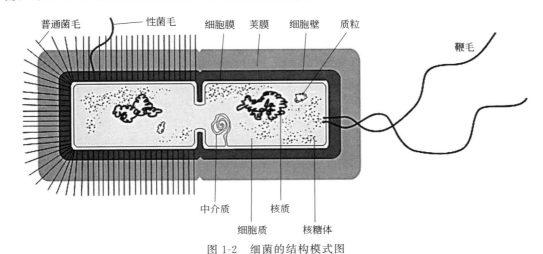

图 1-2　细菌的结构模式图

1. 基本结构

（1）细胞壁　细胞壁是紧贴细菌细胞膜外的一层坚韧而富有弹性的网状结构，厚约 15～80nm，可承受细胞内强大的渗透压而不被破坏。

细菌的细胞壁

细菌的细胞壁结构和成分较复杂，用革兰染色法可将细菌分为革兰阳性（G^+）菌和革兰阴性（G^-）菌两大类，它们的细胞壁结构和成分有较大的差异。

① 细胞壁的成分与结构　肽聚糖是各种细菌细胞壁都具有的成分，但革兰阳性菌与革兰阴性菌的肽聚糖含量、组成和结构有较大差异。革兰阳性菌细胞壁较厚，约 15～80nm，肽聚糖含量丰富，有 15～50 层，约占细胞壁干重的 50%～80%。而革兰阴性菌细胞壁较薄，约 10～15nm，肽聚糖只有 1～3 层，约占细胞壁干重的 5%～15%。

肽聚糖是由肽聚糖单体聚合而成的网状大分子。革兰阳性菌的肽聚糖单体由聚糖骨架、四肽侧链及五肽交联桥组成：a. 聚糖骨架，由 N-乙酰葡萄糖胺（G）和 N-乙酰胞壁酸（M）两种氨基糖经 β-1,4-糖苷键交替连接形成的长链状结构，所有细菌的聚糖骨架均相同。b. 四肽侧链，由四个氨基酸组成，一端连接在聚糖骨架的 N-乙酰胞壁酸分子上。c. 五肽交联桥，由五个氨基酸组成，连接在相邻聚糖骨架的两条四肽侧链之间。如金黄色葡萄球菌四肽侧链的氨基酸依次为 L-丙氨酸、D-谷氨酸、L-赖氨酸、D-丙氨酸，由五个甘氨酸组成五肽交联桥一端与侧链第三位上 L-赖氨酸连接，另一端与相邻聚糖骨架的另一四肽侧链第四位 D-丙氨酸连接，这种纵横交错的连接方式，形成了结构致密、交联度高、机械强度较大的三维网络结构 ［图 1-3(a)］，革兰阳性菌的肽聚糖可达 15～50 层，结构厚且密。

革兰阴性菌的肽聚糖单体由聚糖骨架及四肽侧链组成，没有五肽交联桥，其聚糖骨架与革兰阳性菌相同，但四肽侧链的氨基酸种类及交联方式有差异，如大肠埃希菌四肽侧链中第三位的氨基酸为二氨基庚二酸（DAP），其交联方式是以侧链的第四位氨基酸 D-丙氨酸与相邻聚糖骨架上另一四肽侧链的第三位氨基酸 DAP 通过肽键直接相连，且交联度低，仅形成二维平面结构，所以其结构较为疏松 [图 1-3(b)]。革兰阴性菌的肽聚糖只有 1～3 层，结构薄而疏。

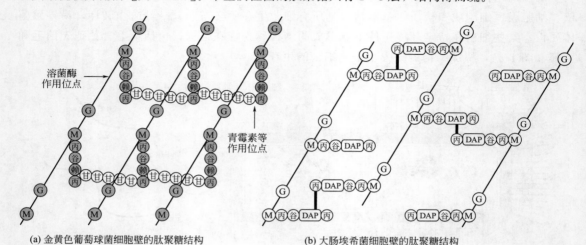

(a) 金黄色葡萄球菌细胞壁的肽聚糖结构   (b) 大肠埃希菌细胞壁的肽聚糖结构

图 1-3   细菌细胞壁的肽聚糖结构

Ⓜ N-乙酰胞壁酸和 Ⓖ N-乙酰葡萄糖胺构成聚糖骨架；

丙谷Ⓧ丙为四肽侧链（X：G⁺ 菌为赖氨酸；G⁻ 菌为 DAP）；甘甘甘甘甘为五肽交联桥

凡能破坏肽聚糖结构或抑制其合成的物质，都能损伤细胞壁而使细菌变形或杀伤细菌。例如，溶菌酶能切断肽聚糖中 N-乙酰葡萄糖胺和 N-乙酰胞壁酸之间的 β-1,4-糖苷键，破坏聚糖骨架，引起细菌裂解，环丝氨酸、磷霉素可抑制聚糖骨架的形成；万古霉素、杆菌肽抑制四肽侧链与聚糖骨架的连接。青霉素和头孢菌素抑制四肽侧链与五肽交联桥的交联作用，使细菌不能合成完整的细胞壁，从而导致细菌死亡。通常 G⁻ 菌对溶菌酶没有 G⁺ 菌敏感，是由于 G⁻ 菌外膜层的屏障作用，使溶菌酶不易到达作用的靶部位。人和动物细胞无细胞壁结构，亦无肽聚糖，故这类抗菌药物对人和动物无毒性作用。

除肽聚糖外，革兰阳性菌和革兰阴性菌的细胞壁各有其特殊成分。革兰阳性菌细胞壁的特有成分是磷壁酸，其含量随培养基成分而变化，一般占细胞壁干重的 10%。磷壁酸是由核糖醇或甘油残基经磷酸二酯键互相连接而成的长链状多聚物，分壁磷壁酸和膜磷壁酸两种，壁磷壁酸一端与肽聚糖的 N-乙酰胞壁酸连接；膜磷壁酸的一端与细胞膜的磷脂分子连接，另一端均游离于细胞壁外 [图 1-4(a)]。磷壁酸的主要功能是：a. 抗原性很强，是革兰阳性菌的重要表面抗原；b. 在调节离子通过肽聚糖中起作用；c. 与某些酶的活性有关；d. 某些细菌的磷壁酸，能黏附在人类细胞表面，其作用类似菌毛，可能与致病性有关。此外，磷壁酸还是某些噬菌体的吸附性受体。

革兰阴性菌细胞壁的特有成分是外膜，位于肽聚糖的外侧，由脂蛋白、脂质双层以及脂多糖三部分组成 [图 1-4(b)]。

a. 脂质双层   是革兰阴性菌细胞壁的主要结构，由两层脂质分子组成，中间分布孔蛋白，除了转运营养物质外，还有屏障作用，能阻止多种物质透过，抵抗许多化学药物，溶菌酶对革兰阴性菌的杀菌作用弱就是因为这一原因。

b. 脂蛋白   起连接作用，其功能是使外膜与肽聚糖构成一个整体，脂蛋白一端以蛋白

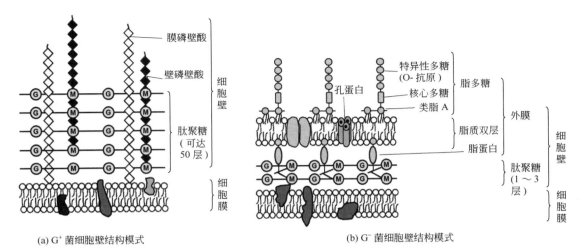

图 1-4 细菌细胞壁结构模式图

质部分连接于肽聚糖的四肽侧链上，另一端以脂质部分连接于脂质双层的磷脂上。

c. 脂多糖（LPS） 位于革兰阴性菌细胞壁最外层，由糖基及脂类组成，其脂酰链嵌入脂质双层，糖基暴露在细菌的表面，具有抗原性，称为 O-抗原。脂多糖由类脂 A、核心多糖、特异性多糖三部分组成，习惯上将脂多糖称为细菌内毒素。类脂 A 是一种糖磷脂，分布在脂多糖的最内层，是细菌内毒素生物活性成分，为革兰阴性菌的致病物质，无种属特异性，各种革兰阴性菌内毒素引起的毒性作用大致相同。核心多糖位于脂多糖的中间层，核心多糖具有属的特异性，同一属细菌的核心多糖相同。特异性多糖在脂多糖的最外层，是由数个至数十个低聚糖（3~5 个单糖）重复单位所构成的多糖链，高度可变，此链的长度以及糖的种类、排列和空间构型随细菌种类不同而变化，具有种的特异性。

革兰阳性菌和革兰阴性菌的细胞壁成分与结构（图 1-4）显著不同，导致这两类细菌在理化性质、染色性、抗原性、毒性及对某些药物的敏感性等方面存在很大差异（表 1-1）。

表 1-1 革兰阳性菌与革兰阴性菌细胞壁结构的比较

特征	G⁺细菌	G⁻细菌
结构	三维结构	二维结构
强度	较坚韧	较疏松
厚度	厚，15~80nm	薄，10~15nm
肽聚糖含量	多，占胞壁的 50%~80%	少，占胞壁的 5%~15%
肽聚糖	层数多，可达 50 层	少，1~3 层
磷壁酸	有	无
外膜	无	有
对机械力	抗性强	抗性弱
对青霉素、磺胺、溶菌酶	敏感	敏感性弱
对链霉素、氯霉素等	敏感性弱	敏感
产毒素	外毒素	内毒素为主

② 细胞壁的功能

a. 维持细菌形态。b. 保护细菌抵抗低渗环境。c. 与细胞膜共同参与细胞内外物质交换。d. 与细菌的耐药性、致病性、抗原性以及对噬菌体的敏感性有关。

（2）细胞膜　细胞膜是位于细胞壁内侧、紧裹在细胞质外、具有弹性的半渗透性生物膜，约占细胞干重的 10%，主要由磷脂、蛋白质和糖组成。在电子显微镜下，呈明显的双层结构：在上下两暗色层间夹着一浅色的中间层，每一个磷脂分子由一个带正电荷且能溶于水的极性头部（磷酸端）和一个不带电荷、不溶于水的非极性尾部（烃端）构成，极性头部朝向膜的内外两个表面，呈亲水性；非极性尾部则埋藏在膜的内层，形成磷脂双分子层，其中分布有各种功能的蛋白质（图 1-5），因构成细胞膜的分子具有运动性，细胞膜的这种结构模式称为液态镶嵌模式。糖基分布在细胞膜的非胞质面，与膜蛋白或膜脂分子结合成糖蛋白或糖脂。

细菌的细胞膜、
细胞质与核质

① 细胞膜的功能

a. 具有选择性渗透作用，与细胞壁共同完成菌体内外的物质交换。b. 膜上有多种呼吸酶，参与细胞的呼吸过程。c. 膜上有多种合成酶，参与生物合成过程。

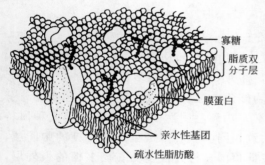

图 1-5　细菌细胞膜结构模式图

寡糖
脂质双分子层
膜蛋白
亲水性基团
疏水性脂肪酸

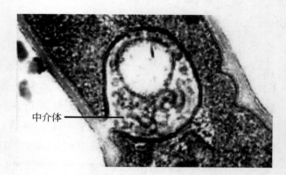

中介体

图 1-6　白喉杆菌的中介体

② 细菌细胞膜的其他结构

a. 中介体：用电子显微镜观察，可以看到由细胞膜向胞浆内陷、折叠、弯曲形成的管状、囊状结构，称为中介体（图 1-6）。中介体与细胞的分裂、呼吸、胞壁合成和芽孢形成有关，多见于革兰阳性菌。

b. 质周间隙：存在于革兰阴性细菌的细胞膜与细胞壁之间的空隙，有丰富的蛋白质和酶类，与营养物质的分解、吸收和运转有关，能破坏某些抗生素的酶（如青霉素酶）也在此间隙内。

（3）细胞质　细胞质又称为原生质，为无色透明黏稠的胶状物，其基本成分是水、糖、蛋白质、脂类、核酸及少量无机盐，是细菌的内环境。细胞质内含有丰富的酶系统，是细菌合成和分解代谢的主要场所，细胞质中还有多种重要的颗粒状结构。

① 质粒　质粒是细菌核质外的遗传物质，游离于细胞质中，为闭合环状双链 DNA 分子，分子量比核质小，约为 1～200kb。质粒携带某些特殊的遗传信息，编码如细菌的耐药性以及产抗生素、色素、性菌毛等一些次要性状。质粒能进行独立复制及转移，是非细菌生存所必需的结构，失去质粒的细菌仍能正常存活。

② 核糖体　又称核蛋白体，是细菌细胞中唯一的细胞器。核糖体无生物膜包裹、呈颗粒状结构，由 70% 的 RNA 和 30% 的蛋白质组成，细胞中约 90% 的 RNA 存在于核糖体中，当 mRNA 与核糖体连成多聚核蛋白体后，就成为合成蛋白质的场所。原核细胞完整的核蛋白体沉降系数为 70S，由 50S 和 30S 两个亚基组成，是许多抗菌药物选择作用的靶点，如链

霉素能与30S亚基结合、红霉素能与50S亚基结合，从而干扰细菌蛋白质的合成而导致细菌死亡。

③ 胞质颗粒　大多数为细菌细胞的营养储藏物，包括多糖、脂类、多聚磷酸盐等。较为常见的是储藏高能磷酸盐的异染颗粒，其嗜碱性较强，用特殊染色法可以看得更清晰。根据异染颗粒的形态及位置，可以鉴别细菌。

（4）核质　核质又称拟核、类核，由裸露的闭合环状双链DNA缠绕而成，长度为0.25～3mm，是细菌遗传变异的物质基础，含细菌生存所必需的遗传信息，决定细菌重要的遗传特征，其严重损伤会导致细菌死亡。细菌的核质多集中在菌体中部，无核膜包裹，不形成核仁，一般呈球状、棒状或哑铃状。

2. 特殊结构

（1）芽孢　某些细菌在不利于生存的环境条件下，核质和胞质脱水浓缩，在细胞内形成一个厚壁、致密、圆形或椭圆形、折光性强的休眠结构，称为芽孢（图1-7），其主要由革兰阳性菌产生。芽孢多于培养后期形成，与营养物质的缺乏、代谢产物的积累等生存不利因素有关，但芽孢能

细菌的特殊结构

否形成是由细菌的芽孢基因决定的。在合适的营养和温度条件下，一个芽孢萌发成一个新的菌体，因此芽孢不是细菌的繁殖体，只是处于代谢相对静止的休眠体。

芽孢的主要功能是抵抗不良环境。芽孢在自然界分布广，抵抗力强，是生物界抗逆性最强的生命体之一，对热力、干燥、辐射、化学药物等理化因素均有强大的抵抗力。有的芽孢在自然界可存活数十年之久，有的可耐100℃沸水煮沸数小时，用一般的方法不易将其杀死，杀灭芽孢最可靠的方法是高压蒸汽灭菌法。当进行培养基、无菌药品、医疗器械、敷料、手术用具等的灭菌处理时，应以杀灭芽孢作为判断灭菌效果的指标。

芽孢对理化因素抵抗力强可能与以下因素有关：①芽孢的含水量少，因此蛋白质受热不易变性。②芽孢壁厚且结构致密，利于抵抗不良因素的侵入和危害。③芽孢体内含有大量耐热性强的2,6-吡啶二羧酸钙盐，能抵抗高温环境。

芽孢的形状、大小以及在菌体中的位置因菌种而异，例如炭疽杆菌的芽孢为卵圆形、比菌体小，位于菌体中央；破伤风杆菌芽孢为正圆形、比菌体大，位于顶端，如鼓槌状，这些形态特点有助于细菌的鉴别（图1-8）。

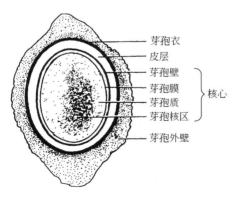

图1-7　芽孢的结构模式

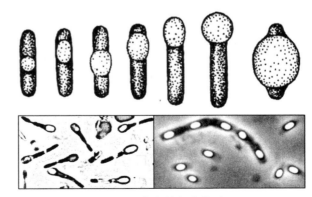

图1-8　芽孢的各种类型

（2）荚膜　荚膜是有些细菌在一定条件下向细胞壁外分泌的一层黏液性物质，厚度在0.2μm以上称为荚膜，染色处理后在普通显微镜下可以看见，如炭疽杆菌荚膜（图1-9）。

厚度在 $0.2\mu m$ 以下的称为微荚膜。荚膜的化学成分因菌种而异，一般为多糖或多肽，如肺炎球菌、脑膜炎奈瑟球菌等的荚膜由多糖组成，少数细菌如炭疽杆菌荚膜为含 D-谷氨酸的多肽。荚膜不易着色，要用墨汁负染色法或特殊荚膜染色法才能看清。

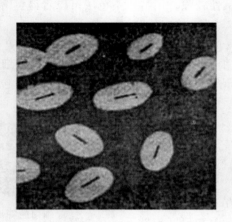

图 1-9　细菌的荚膜

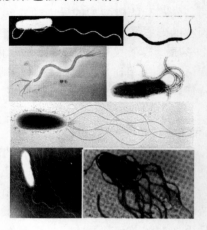

图 1-10　显微镜下的各类鞭毛

一般在机体内或营养丰富的培养基中细菌才能形成荚膜。有荚膜的细菌在固体培养基上形成光滑型（S 型）或黏液型（M）菌落，失去荚膜后菌落变为粗糙型（R）。

荚膜的功能有：①抗吞噬和抗杀菌物质作用，保护细菌免遭吞噬细胞的吞噬和消化，抵抗补体、抗体和抗菌药物的杀伤作用，与细菌的毒力有关。②抗干燥作用，荚膜能贮留水分使细菌具有抗干燥能力。③储存养料，在营养匮乏的环境，荚膜可作为菌体的营养而被分解利用。④可使菌体附着于机体组织的表面，如某些链球菌的荚膜物质黏附于人的牙齿而引起龋齿。

（3）鞭毛　鞭毛是某些细菌伸出菌体外的细长而弯曲的蛋白质丝状物，其数目为一至数十根。鞭毛的长度常超过菌体若干倍，但直径很小，通常为 10～30nm，须用电镜观察，或用特殊的鞭毛染色法，可以在普通光学显微镜下看到（图 1-10），或者不用显微镜，通过细菌在半固体培养基中的培养现象也可判断细菌是否具有鞭毛。

按鞭毛的数目、位置和排列不同，可分为：①偏端单毛菌。一个菌体只有一根鞭毛，位于菌体的一端，如霍乱弧菌。②双毛菌。两端各有一根鞭毛，如空肠弯曲菌。③丛毛菌。在菌体的一端或两端有一丛或两丛鞭毛，如铜绿假单胞菌、红色螺菌。④周毛菌。菌体周身分布鞭毛，如大肠埃希菌、伤寒沙门菌、枯草芽孢杆菌等（图 1-11）。

鞭毛的功能有：①细菌的运动器官，具有运动功能。鞭毛往往具有化学趋向性，常朝向有高浓度营养物质的方向移动，而避开对其有害的环境。没有鞭毛的细菌只能因水分子的撞击而产生原地的颤动。②可用于鉴别细菌。鞭毛蛋白具有很强的抗原性，称为 H 抗原，对某些细菌的鉴定、分型及分类具有重要意义。③与致病性有关。如霍乱弧菌、空肠弯曲菌等的鞭毛运动活泼，可帮助细菌穿过小肠黏膜表面的黏液层，使细菌易于黏附组织而导致疾病发生。

（4）菌毛　菌毛是遍布细菌表面、比鞭毛更为纤细、短而直的蛋白质丝状物，又叫作纤毛，与细菌的运动无关，在光学显微镜下看不见，须用电镜才能观察到（图 1-12）。菌毛主要分布于许多 G^- 菌及少数 G^+ 菌。

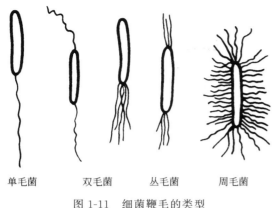

单毛菌　　　双毛菌　　　丛毛菌　　　周毛菌

图 1-11　细菌鞭毛的类型

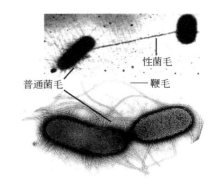

图 1-12　细菌的菌毛

根据形态和功能的不同，菌毛可分为普通菌毛和性菌毛两种。

① 普通菌毛　普通菌毛短、细、直，遍布于菌体表面，能与宿主黏膜表面的受体相互作用，具有黏附细胞（如红细胞、上皮细胞等）和定居于各种细胞表面的能力，与细菌的致病性密切相关，无普通菌毛的细菌则易被黏膜细胞的纤毛运动、肠蠕动或尿液冲洗而被排除，不易引起疾病。

② 性菌毛　性菌毛比普通菌毛粗且长，是中空的管状结构，约 1～4 根。性菌毛由 F 质粒携带的基因编码，又称 F 菌毛，带有性菌毛的细菌称为 F^+ 菌株或雄性菌株，无性菌毛的细菌称为 F^- 菌株或雌性菌株。性菌毛通过其中空的管状结构，可以在细菌之间传递某些遗传物质，如细菌的毒性及耐药性基因即可借此传递，这是某些肠道杆菌容易产生耐药性的原因之一。

三、细菌的繁殖方式与生长规律

1. 细菌的繁殖方式

细菌以无性二分裂方式繁殖。细菌吸收营养物质生长到一定阶段，核质 DNA 复制，各种细胞成分增加，胞体增大，细胞开始分裂。分裂的基本过程是：质膜从中间凹陷成中介质，向两端移动，复制好的 DNA 先拉长呈哑铃形，直至分开，细胞中间逐渐形成横隔，一个母细胞分裂成两个大小相等的子细胞（图 1-13）。分裂形成的子细胞一般很快分离，但有的粘连不分开，则形成多种排列方式，如双球菌、链球菌、葡萄球菌等。

2. 细菌的繁殖速度

细菌分裂倍增的必需时间称为代时，细菌代时的长短取决于细菌的种类，同时又受环境条件的影响。细菌繁殖速度极快，代时一般为 20～30min，个别菌较慢，如结核分枝杆菌繁殖一代需 15～18h。若以大肠埃希菌的代时为 20min 计算，在最佳条件下 8h 后，1 个细胞可繁殖到 1600 多万；10h 后可超过 10 亿；24h 后，细菌繁殖的数量可庞大到难以计算的程度。但实际上，由于细菌繁殖中营养物质的消耗、毒性产物的积聚及环境 pH

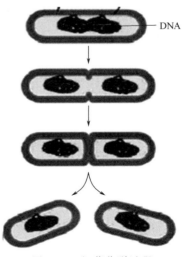

图 1-13　细菌分裂过程

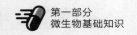
的改变，细菌绝不可能始终保持原速度无限增殖，经过一定时间后，细菌活跃增殖的速度逐渐减慢，死亡细菌增加、活菌数减少。

3. 细菌的生长曲线

将一定数量的细菌接种于适当的培养基，定时取样计数，以培养时间为横坐标、细菌数的对数为纵坐标，可画出一条曲线，称为细菌的生长曲线（图 1-14），它可用来研究细菌生长过程的规律及指导实践工作。

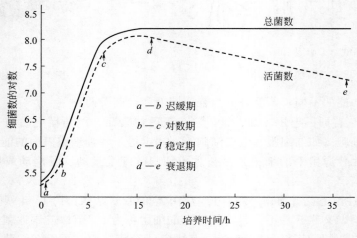

图 1-14　细菌的生长曲线

细菌群体的生长繁殖可分为四个时期。

（1）迟缓期　此为细菌接种至培养基后，适应环境、繁殖前的准备时期，一般为 1～4h。此期的特点是：细菌不分裂，菌数不增加，细胞体积增大，代谢活跃，为细菌的分裂储备了充足的酶、能量及中间代谢产物。

（2）对数期　对数期又称指数期，培养 8～18h。此期的特点是：细菌生长繁殖迅速，菌数以几何级数增长。此期细菌形态、染色性、生物活性都很典型，对外界环境因素的作用敏感，是研究细菌的形态、染色性以及做药敏试验的最佳时期，发酵工业应以对数期培养物作为发酵种子。

（3）稳定期　由于培养基中营养物质消耗、毒性产物（有机酸、H_2O_2 等）积累、pH下降等不利因素的影响，此期细菌繁殖速度渐趋下降，细菌繁殖数和死亡数趋于平衡，细菌的形态和生理特性逐渐发生改变，细菌的芽孢多在此期形成，并产生次级代谢产物，如外毒素、抗生素、有机酸等。

（4）衰退期　由于各种生存条件越来越不利，此期的细菌繁殖越来越慢，死亡数超过繁殖数，菌体细胞变长、肿胀或畸形衰变，甚至菌体自溶，生理代谢活动趋于停滞。

掌握细菌的生长规律，对于研究细菌生理和生产实践有着重要的指导意义，如在生产中可选择适当的菌种、菌龄、培养基以缩短迟缓期；在需做最后灭菌处理的无菌制剂制备中就要把灭菌工序安排在迟缓期以减少热原的污染，培养基制备好后要及时灭菌；在实验室工作中，应尽量采用处于对数期的细菌作为实验材料；在发酵工业上，用处在对数期的菌种缩短迟缓期，为了得到更多的代谢产物，可适当调控和延长稳定期；芽孢在衰退期成熟，有利于菌种的保藏。

四、细菌的致病性

细菌在机体内寄居、增殖并引起疾病的性能称为细菌的致病性或病原性，凡具有致病性的细菌称为病原菌或致病菌。

细菌的致病性与其毒力、侵入机体的数量、侵入机体的途径及机体的免疫力密切相关。

细菌的致病性

1. 毒力

毒力是指细菌致病性的强弱程度。不同细菌的毒力各异，并可因宿主种类及环境条件不同而发生变化，同一种细菌也有强毒、弱毒与无毒菌株之分。细菌的毒力常用半数致死量（LD_{50}）或半数感染量（ID_{50}）表示，其含义是在一定时间内，通过适宜的途径，使一定体重的某种实验动物半数死亡或半数被感染所需的最少的细菌数或细菌毒素量。

构成细菌毒力的主要因素是侵袭力和毒素。

（1）侵袭力 侵袭力是指细菌突破机体的防御机能，在体内定居、繁殖及扩散蔓延的能力。构成侵袭力的主要因素是细菌的表面结构物质、侵袭性酶及细菌抵抗免疫作用的能力。

① 细菌表面结构物质 与致病性有关的表面结构包括菌毛、荚膜、鞭毛、磷壁酸和其他表面成分。这些结构能帮助细菌黏附在宿主细胞表面，避免纤毛运动、肠蠕动及分泌液的清除，利于细菌在宿主内局部定居、繁殖并引起疾病（图 1-15）。

② 侵袭性酶 细菌由侵入部位向周围和深层组织扩散蔓延，必须具备破坏机体组织屏障的能力，细菌的这种能力是通过侵袭性酶（胞外酶）来实现的，细菌的侵袭性酶本身无毒性，但在细菌感染过程中有一定作用，常见的侵袭性酶有以下几种。

a. 血浆凝固酶 大多数致病性金黄色葡萄球菌能产生血浆凝固酶，它可促进血浆中可溶性的纤维蛋白原转变为不溶性的纤维蛋白，使血浆凝固，沉积于菌体表面或病灶周围，保护病原菌不被吞噬或免受抗体的中和。

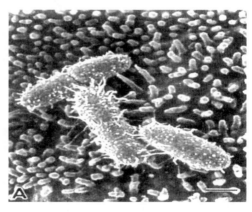

图 1-15 黏附在组织表面的细菌

b. 链激酶 或称链球菌溶纤维蛋白酶。大多数引起人类感染的链球菌能产生链激酶，其作用是激活机体内的溶纤维蛋白酶原成为溶纤维蛋白酶，使具有局部屏障作用的纤维蛋白凝块溶解，从而促进细菌和毒素扩散。

c. 透明质酸酶 是一种可溶解机体结缔组织中的透明质酸，使结缔组织疏松、通透性增加的酶，又称为扩散因子，如 A 型溶血性链球菌、产气荚膜杆菌能分泌透明质酸酶，破坏组织结构，使病原菌及其毒素在深层组织中扩散，易造成全身性感染。

此外，有些病原菌还产生链道酶、胶原酶、卵磷脂酶、SIgA 酶，破坏机体的屏障结构，帮助细菌扩散蔓延。

③ 抗吞噬、抗杀菌及破坏白细胞作用 细菌的荚膜具有抵抗吞噬及抗体液中杀菌物质的作用，有助于细菌在宿主内繁殖扩散。如肺炎球菌、炭疽杆菌、鼠疫杆菌及流行性感冒杆菌的荚膜是很重要的毒力因素，如将无荚膜细菌注射到易感的动物体内，细菌易被吞噬而消

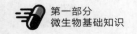
除，有荚膜则可引起病变，甚至死亡。有些细菌含有其他表面成分或类似荚膜物质。如链球菌的微荚膜（透明质酸荚膜）及 M 蛋白，金黄色葡萄球菌的 A 蛋白，具有与荚膜相似的抗吞噬及抗体液中杀菌物质的作用。

致病性金黄色葡萄球菌还可产生杀白细胞毒素，杀死吞噬细胞；链球菌可产生溶血素，杀伤白细胞和红细胞。

(2) 毒素 毒素是指细菌在生长繁殖过程中产生的对宿主细胞结构和功能有损伤作用的毒性物质，按其来源、性质和作用等的不同，可分为外毒素和内毒素两大类（表 1-2）。

表 1-2 外毒素与内毒素的主要区别

区别要点	外毒素	内毒素
细菌种类	以 G^+ 菌多见，少数 G^- 菌	G^- 菌
释放方式 化学组成	主要由活菌合成分泌至菌体外，少数裂解释放 蛋白质	细菌细胞壁成分，菌体裂解后释出 脂多糖
热稳定性	不稳定，60～80℃ 30min 能破坏	耐热，180℃ 2～4h 或 250℃ 30min 被破坏
毒性作用	强，对组织器官有选择性，引起特殊症状	弱，对组织器官选择性不强，引起症状相似
免疫原性	强，可刺激机体产生抗毒素	弱，不能刺激产生抗毒素
甲醛处理	可脱毒成为类毒素，可制成疫苗	不能脱毒成类毒素，不能制成疫苗

细菌的外毒素

细菌的内毒素

① 外毒素 主要由革兰阳性菌合成并分泌到细胞外的毒性蛋白质，少数革兰阴性菌也能产生，个别外毒素在菌体裂解后才释放。外毒素具有以下特点。

a. 成分是蛋白质，性质不稳定，易被蛋白酶破坏，不耐酸、不耐热，60～80℃ 30min 能迅速破坏。如白喉杆菌产生的白喉毒素 58～60℃ 1～2h、破伤风痉挛毒素 60℃ 20min 即可被破坏。

b. 毒性强，小剂量即能使易感机体产生严重危害。如肉毒梭菌产生的肉毒毒素毒性最强，1mg 纯品可杀死 2000 万只小鼠，$0.1\mu g$ 可使成人致死，毒性比 KCN 还强 1 万倍。

c. 有很强的选择性毒性作用。外毒素选择性地作用于某些组织和器官，引起特殊病变。如破伤风痉挛毒素、肉毒毒素及白喉毒素都对神经系统有毒性作用，但作用部位、作用机制不同，临床症状亦不相同。肉毒毒素能阻断胆碱能运动神经末梢释放兴奋性神经递质乙酰胆碱，使肌肉松弛性麻痹，出现眼及咽肌等的麻痹。而破伤风痉挛毒素则阻断运动性神经抑制性冲动传递，使骨骼肌强直性痉挛。白喉毒素抑制外周神经、心肌等组织细胞的蛋白质合成，使外周神经麻痹，并引发心肌炎、肾上腺出血。

d. 免疫原性强，少量的外毒素即可刺激机体产生抗体，即抗毒素，抗毒素能中和毒素起保护作用，临床上抗毒素常用于微生物感染的紧急防治。

e. 外毒素经甲醛处理可制成类毒素，用 0.3%～0.4%的甲醛溶液处理外毒素，可获得去除了毒性而保留免疫原性的类毒素，类毒素可制成疫苗，用于人工自动免疫，如白喉破伤风联合疫苗的成分就是类毒素。

外毒素种类多，根据致病机制不同分为三大类。

a. 神经毒素，作用于神经组织，抑制神经递质的释放，阻断神经冲动的传导。如肉毒毒素、破伤风痉挛毒素。

b. 细胞毒素，干扰靶细胞蛋白质合成，如白喉毒素；破坏或溶解靶细胞，如金黄色葡萄球菌产生的溶血毒素可使白细胞溶解，A 型溶血性链球菌产生的致热外毒素可以破坏毛细血管内皮细胞，引起猩红热皮疹。

c. 肠毒素，作用于肠黏膜细胞或呕吐中枢，引起呕吐、腹泻。如霍乱肠毒素、金黄色葡萄球菌肠毒素。

② 内毒素　内毒素是革兰阴性菌细胞壁成分，细菌在生活状态时不释放出来，只有当菌体死亡自溶或用人工方法使细菌裂解后才释放。内毒素的特点如下。

a. 成分是脂多糖，性质稳定，耐热，不易破坏，121℃高压灭菌不能破坏，180℃干热2～4h 或 250℃干热 30min 才能灭活。用强碱、强酸或强氧化剂煮沸处理 30min 也能灭活。

b. 毒性较弱。

c. 免疫原性弱，不能制成类毒素。不能刺激机体产生抗毒素，甲醛处理也不能制成类毒素。

d. 毒性作用选择性不强，内毒素对组织器官的选择性弱，各种细菌产生的内毒素引起的病理作用和临床症状基本相同，主要引起机体发热、白细胞数量变化、内毒素休克、弥漫性血管内凝血（DIC）等临床症状。无菌制剂、无菌医疗器械及注射用水需要控制内毒素，《中华人民共和国药典》（简称《中国药典》）规定用鲎试剂凝胶法检查内毒素。

2. 细菌侵入的数量

由于正常机体对外来微生物侵入有一定天然免疫力，因此，病原菌引起感染，除要有一定的毒力外，还必须有足够的数量。细菌致病的数量与其毒力呈反比，毒力愈强，致病所需菌量愈少。有些病原菌毒力极强，极少量的侵入即可引起机体发病，如鼠疫杆菌，有数个细菌侵入易感机体即可发生感染。而毒力弱的病原菌，少量侵入，易被机体防御机能所清除，需大量侵入才能致病，如毒性较弱的伤寒沙门菌需要摄入 $10^8 \sim 10^9$ 个才引发伤寒。

3. 细菌的侵入途径

病原菌的侵入部位也与感染发生有密切关系，多数病原菌只有经过特定的途径侵入，并在特定部位定居繁殖，才能造成感染，如痢疾杆菌必须经口侵入，定居于结肠内，才能引起疾病；而破伤风杆菌，只有经伤口侵入，厌氧条件下在局部组织生长繁殖，产生外毒素，才引发疾病。

细菌的侵入途径主要有：①消化道，如伤寒沙门菌、霍乱弧菌、幽门螺杆菌等。②呼吸道，如脑膜炎奈瑟菌、百日咳杆菌、肺炎双球菌等。③皮肤伤口，如破伤风杆菌、产气荚膜杆菌、铜绿假单胞菌等。④皮肤接触，如布氏杆菌、淋球菌等。⑤节肢动物叮咬，如鼠疫杆菌。⑥多种途径，如结核分枝杆菌、金黄色葡萄球菌、炭疽杆菌等。

4. 机体的免疫力

正常机体具有完善的免疫防御机能，包括特异性免疫和非特异性免疫。机体正常的生理屏障，如皮肤、黏膜、正常菌群构成免疫第一道防线，可阻止病原菌的入侵；体内的非特异性免疫细胞和体液中的杀菌物质，如巨噬细胞、嗜中性粒细胞、NK 细胞、溶菌酶、补体、防御素构成了免疫第二道防线，可吞噬和杀伤进入机体的病原菌；T 淋巴细胞介导的细胞免疫和 B 淋巴细胞介导的体液免疫构成机体免疫的第三道防线，通过释放杀菌物质、淋巴因子及产生抗体，直接或间接杀伤病原菌、中和毒素，免除疫患。机体的各种防御机能相辅相

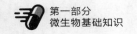
成、密切配合，清除病原微生物，共同完成各种复杂的免疫活动。

5. 感染的来源与类型

病原菌在一定条件下侵入机体，与机体相互作用，引起机体不同程度的病理改变的过程称为感染。

（1）感染的来源

① 外源性感染　是指由来自宿主体外的病原菌所引起的感染。传染源主要包括传染病患者、恢复期病人、健康带菌者，以及病畜、带菌动物、媒介昆虫等。

② 内源性感染　正常菌群寄居于人体体表及与外界相通的腔道内，一般情况下不引起疾病，但当机体免疫力下降，正常菌群失调，或寄居部位发生变化时，正常菌群转变为致病菌，造成的感染称之为内源性感染。

（2）感染的类型

① 隐性感染　当机体免疫力较强，或入侵的病原菌数量不多，毒力较弱时，感染后对人体损害较轻，不出现或出现不明显的临床症状，称隐性感染。通过隐性感染，机体仍可获得特异性免疫力，在防止同种病原菌感染上有重要意义，如流行性脑脊髓膜炎等大多由隐性感染而获得免疫力。在每次传染病流行中，常有较多的人发生隐性感染。

② 显性感染　当机体免疫力较弱，或入侵的病原菌毒力较强，数量较多时，则病原微生物可在机体内生长繁殖，产生毒性物质，经过一定时间相互作用（潜伏期），如果病原微生物暂时取得了优势地位，而机体又不能维护其内部环境的相对稳定性时，机体组织细胞就会受到一定程度的损害，表现出明显的临床症状，称为显性感染，即一般说的传染病。

显性感染有以下多种类型。

a. 按病情缓急分为急性感染和慢性感染。急性感染发病急，病程短，一般持续数日至数周，病愈后病原体从宿主体内消失，如痢疾。慢性感染发病缓，病程长，可持续数月至数年，如结核病。

b. 按感染的部位分为局部感染和全身感染。

（a）局部感染　是指病原菌侵入机体后，在局部定居，生长繁殖，产生毒性产物，引起局部病变，如金黄色葡萄球菌感染引起的疖、痈。机体免疫作用限制了病原菌生长繁殖，阻止了它们的蔓延扩散，如果免疫作用弱，也可引起全身感染。

（b）全身感染　机体与病原菌相互作用中，由于机体的免疫功能薄弱，不能将病原菌限于局部，以致病原菌及其毒素向周围扩散，经淋巴通道或直接侵入血流，引起全身感染。在全身感染过程中可能出现下列情况：

ⓐ 毒血症：病原菌只在入侵部位局部生长繁殖、不侵入血液，但其产生的外毒素可进入血流到达易感的组织和细胞，引起特殊的毒性症状，如白喉、破伤风等。

ⓑ 菌血症：病原菌自局部病灶侵入血流，未大量繁殖，只是一过性或间断性通过血流到达适宜部位后再大量繁殖而致病，如伤寒早期的菌血症，伤寒沙门菌自消化道入侵，在小肠壁的淋巴组织内繁殖，然后进入血流，引发早期菌血症，表现为发热、头痛、乏力、全身酸痛等早期症状，菌体经血流进入肝、胆、脾、骨髓、肾等组织后大量繁殖，产生的大量菌体再次进入血流引起第二次菌血症，同时释放大量内毒素，发展成内毒素血症，加剧全身症状，开始发热，并出现肝、脾大，甚至肠壁坏死等严重症状。

ⓒ 内毒素血症：革兰阴性菌感染时，因细菌在血流或病灶中大量死亡溶解释放出大量内毒素进入血液引发全身症状，如伤寒晚期的内毒素血症。

ⓓ 败血症：病原菌侵入血液，并在血液中大量繁殖，释放毒素，造成机体损害，引起全身严重中毒症状，如不规则高热，皮肤、黏膜现出血点，肝、脾大等临床症状。鼠疫杆菌、炭疽杆菌等可引起败血症。

ⓔ 脓毒血症：化脓性细菌引起败血症时，由于细菌随血流扩散，在全身多个器官（如肝、肺、肾等）引起多发性化脓病灶。如金黄色葡萄球菌、铜绿假单胞菌、A 型溶血性链球菌严重感染时引起的脓毒血症。

③ 带菌状态　在隐性感染或显性感染后，患者未出现症状或治疗后症状消失，但病原菌并未清除，仍在体内继续存在，形成带菌状态。处于带菌状态的人称带菌者，带菌者携带并不断排出病原菌，但没有临床症状，不易引起人们的注意，常成为传染病流行的重要传染源。健康人（包括隐性感染者）体内带有病原菌，叫健康带菌者，例如在流行性脑脊膜炎或白喉的流行期间，不少健康人的鼻咽腔内可带有脑膜炎球菌或白喉杆菌。医护工作者常与病人接触，很容易成为带菌者，在病人之间互相传播，造成交叉感染，因此，及时查出带菌者，加以隔离治疗，能有效防止传染病的流行。

细菌性感染可用青霉素、链霉素、红霉素、磺胺等常用抗菌药物治疗。

第二节　真菌

真菌是一类真核细胞型微生物，它们种群多、分布广，在分类上独成体系，为真菌界。与原核微生物比较，真核细胞型微生物具有以下一些特征：有核膜和核仁，具有完整的细胞核；除核糖体外，还含有线粒体、内质网、液泡等膜性结构的细胞器；少数单细胞，大多数为多细胞结构；多数真菌有无性繁殖和有性繁殖两种繁殖方式；不含叶绿素，营寄生或腐生生活。据估计，全世界已有记载的真菌约 10 万种左右，与人类的生活具有非常密切的关系，真菌在酿造、食品及医药方面给人类带来巨大利益，某些真菌也因为引起人和动植物的疾病，使食品、材料腐败变质而带来危害。

知识链接

来自真菌的药品或保健品

类别	药品或保健品
中药	滋补(冬虫夏草、灵芝、银耳)；止血活血消炎祛痛(麦角、木耳)；利尿渗湿类(猪苓)；降压(草菇)；安神(茯苓)；止咳化痰类(竹黄)
抗生素	青霉素、头孢霉素、灰黄霉素等
提取物及其他发酵产物	真菌多糖类、麦角碱、β-胡萝卜素、维生素 B_2、紫杉醇、γ-亚麻酸

一、真菌的生物学特性

习惯上将真菌分为酵母菌、霉菌和大型真菌三种类型（图 1-16），这些名称不是分类学上的名词。酵母菌是单细胞真菌，没有真菌丝；霉菌是单细胞或简单多细胞丝状真菌的统称，占真菌的大多数；大型真菌是肉眼可见、体积超大的真菌类型。与药品卫生学直接相关的主要是酵母菌和

真菌的分类
与形态结构

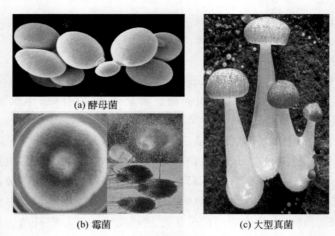

(a) 酵母菌

(b) 霉菌   (c) 大型真菌

图 1-16　各种类型的真菌

霉菌。

真菌细胞由细胞壁、细胞膜、细胞质和细胞核构成。酵母菌与霉菌的细胞壁结构、成分有差异，酵母菌细胞壁主要成分是酵母多糖，大多数霉菌细胞壁主要成分是几丁质，少数低等水生霉菌的细胞壁主要成分为纤维素。真菌细胞膜含有甾醇成分，细胞质内分布有核糖体和多种膜性结构的细胞器，并含有储存营养的颗粒性结构（图 1-17）。

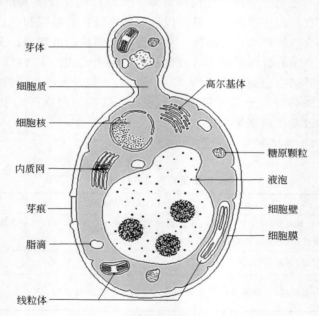

图 1-17　酵母菌的细胞结构模式图

1. 酵母菌的形态结构

酵母菌是一类单细胞、不能形成真菌丝的真菌，个别种出芽形成的子代菌体不分离，以狭小的连接面相连成细胞串，形成形态与菌丝相似的结构，称为假菌丝，如白色念珠菌。酵母菌在自然界分布很广，尤其喜欢在偏酸性和含糖较多的环境中生长，例如在水果、蔬菜、花蜜的表面和果园的土壤中最常见。酵母菌能分解糖类，故又名糖真菌。

酵母菌通常有球形、卵圆形、腊肠形、柠檬形及三角形等多种形态，其细胞直径一般比细菌大 10 倍左右，例如啤酒酵母的细胞宽度为 $2.5\sim10\mu m$、长度为 $4.5\sim21\mu m$，在光学显微镜下可模糊地看到细胞内的种种结构分化。

2. 霉菌的形态结构

霉菌是丝状真菌的俗称，意即"发霉的真菌"，由菌丝和孢子组成。霉菌的突出特点是具有发育良好的分枝状菌丝体，但又不像大型真菌那样形成大型的子实体。霉菌种类繁多，营养要求较低，自然界分布广泛，在潮湿温暖的环境，极易生长繁殖，形成肉眼可见的绒毛状、絮状、毡状或蛛网状菌丝体，生长时间长，还可看到菌丝体顶端形成颜色各异的孢子。

(1) 霉菌的菌丝 霉菌的菌丝呈分枝状，管状结构，直径 $3\sim10\mu m$，比细菌和放线菌的细胞约粗 10 倍。菌丝依靠顶端生长延伸并产生分枝，许多分枝的菌丝相互交织在一起形成菌丝体。

① 根据霉菌的菌丝内部结构不同可分为无隔菌丝和有隔菌丝（图 1-18）。

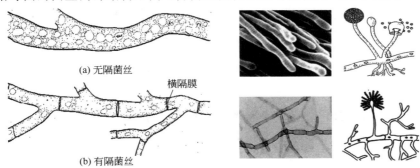

(a) 无隔菌丝

横隔膜

(b) 有隔菌丝

图 1-18　霉菌的菌丝

无隔菌丝呈长管状单细胞，中间没有横隔膜，细胞内有多个细胞核，其生长表现为菌丝伸长，细胞质均匀增加，细胞核分裂增多 [图 1-18(a)]。这种霉菌生长快，能形成旺盛的菌丝体，在固体培养基上呈蔓延生长，不易形成一个菌落，一些低等霉菌如毛霉、根霉、犁头霉即属于这种类型。

有隔菌丝中间被横隔膜分开，相邻两横隔膜之间即为一个细胞，每一个细胞有一个至数个核，是多细胞结构，横隔膜上有小孔，细胞质可以自由流动，细胞的功能都相似 [图 1-18(b)]，青霉、曲霉、镰刀霉等高等霉菌即具有此类型菌丝。有隔菌丝生长时顶端细胞分裂，使细胞增加，菌丝延长，生长相对较慢，在固体培养基上能形成单一菌落。

② 根据菌丝的分化程度不同可将其分为基内菌丝、气生菌丝和繁殖菌丝（图 1-19）。

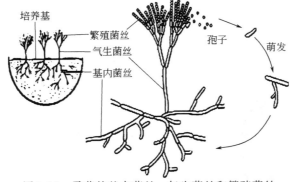

培养基

繁殖菌丝

气生菌丝

基内菌丝

孢子

萌发

图 1-19　霉菌的基内菌丝、气生菌丝和繁殖菌丝

基内菌丝是深入生长在培养基或被寄生组织内的菌丝，其作用是吸收营养和水分，又称为营养菌丝。

气生菌丝是指在培养基表面伸向空气中生长的菌丝。

繁殖菌丝是气生菌丝发育到一定程度，分化成一定结构，用于繁殖，可产生各种孢子的菌丝。

（2）孢子 孢子是真菌的繁殖器官，来自繁殖菌丝，依形成方式不同分为无性孢子和有性孢子。霉菌孢子种类多，形态、着生方式各异，表面结构不同，颜色千差万别，可用于真菌种类鉴别。孢子在适宜的条件可发芽伸出芽管，发育成菌丝体。

二、真菌的繁殖方式

真菌的繁殖方式分为无性繁殖和有性繁殖。无性繁殖是指不经过两性细胞的配合便能产生新个体的繁殖方式。而有性繁殖是经过两个不同性别的细胞配合后发育形成新个体的方式。大部分真菌都能进行无性与有性繁殖，并且以无性繁殖为主，有些真菌只有无性繁殖，如青霉、曲霉。

1. 无性繁殖

真菌的无性繁殖方式有以下四种。

（1）菌丝断裂片段繁殖 霉菌菌丝断裂形成的片段可以生长繁殖，发育成新的菌丝体，大多数丝状真菌都能进行这种无性繁殖，实验室"转管"接种便是利用这一特点来繁殖菌种。

真菌的繁殖方式
与生活史

（2）裂殖 少数酵母菌以无性二分裂的方式产生子代细胞，如裂殖酵母菌无性繁殖即类似细菌，母细胞一分为二产生两个子细胞。

（3）芽殖 芽殖是酵母菌最常见的无性繁殖方式，几乎所有的酵母菌都可以进行芽殖。酵母菌生长到一定阶段，向外凸起形成一个至多个小芽，新产生的细胞器、复制的细胞核和基质成分不断涌进芽体，使芽体逐渐长大，芽体成熟时在芽体与母细胞间形成横隔壁，芽体与母细胞分离形成一个新个体，并在母细胞表面留下一个芽痕，在子细胞表面形成一个芽蒂（图1-20）。有些子细胞来不及与母细胞分离即长出芽体，形成假菌丝。

（4）产生无性孢子 无性繁殖过程中由菌丝自身分化或分裂形成的孢子，称无性孢子，无性孢子有多种类型（图1-21），每个孢子均可萌发为新个体。

① 节孢子 又称关节孢子、粉孢子。菌丝断裂形成的孢子，成串排列，呈圆柱形。菌丝停止生长后，菌丝内从顶端向基部逐渐形成横隔膜，成熟后从横隔膜断裂，形成多个孢子，如白地霉形成的关节孢子。

② 厚壁孢子 又称厚垣孢子，是真菌的休眠孢子，其形成方式类似芽孢，在不良环境下，有些菌丝细胞原生质浓缩、变圆，壁加厚形成圆形或圆柱形的孢子。厚壁孢子对不良环境的抵抗力较强，总状毛霉可以产生这种孢子。

③ 孢囊孢子 有些霉菌的气生菌丝长到一定程度，顶端膨大分化成囊状结构，称为孢子囊，随着孢子囊逐渐长大，囊内积累大量的细胞核和原生质，每个核及周围的一小块原生质被分割开，被以薄膜，并形成细胞壁，最后

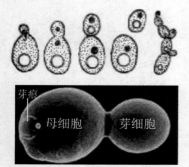

图1-20　酵母菌的芽殖

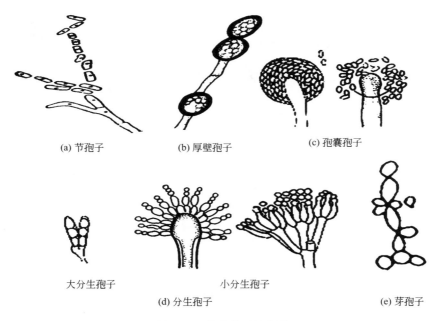

| (a) 节孢子 | (b) 厚壁孢子 | (c) 孢囊孢子 |

大分生孢子　　　　　　小分生孢子

(d) 分生孢子　　　　　　　　　　(e) 芽孢子

图 1-21　真菌的无性孢子

发育成孢囊孢子。成熟后，囊体破裂，大量孢子释放出来，有些孢囊孢子带有鞭毛，可游动，又称游动孢子，根霉、毛霉可以产生孢囊孢子。

④ 分生孢子　分生孢子是霉菌最常见的一种无性孢子，由繁殖菌丝顶端细胞直接分化或由已分化的分生孢子梗顶端细胞特化成的单个或簇生的孢子。有多细胞的大分生孢子和单细胞小分生孢子，分生孢子形态、大小、颜色、着生方式因种而异，可用于霉菌鉴别，如曲霉的分生孢子呈放射状排列，而青霉的则呈扫帚状分布。

⑤ 芽孢子　类似酵母菌的芽殖，以出芽方式产生的孢子。

2. 有性繁殖

有性繁殖是以两个细胞的细胞核结合为特征，分为质配、核配和减数分裂三个阶段（图1-22），形成卵孢子、接合孢子、子囊孢子和担孢子四种类型的有性孢子（图1-23）。

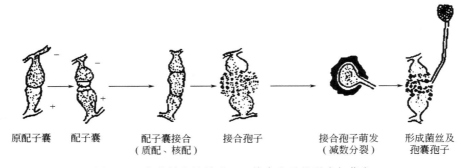

原配子囊　　配子囊　　配子囊接合　　接合孢子　　　接合孢子萌发　　形成菌丝及
　　　　　　　　　　　（质配、核配）　　　　　　　（减数分裂）　　　孢囊孢子

图 1-22　真菌的有性繁殖——接合孢子的形成与萌发

（1）卵孢子　卵孢子呈卵圆形，是由小配子囊与大配子囊内的卵球结合形成的孢子，小配子囊称为雄器，大配子囊称为藏卵器，藏卵器中有多个由原生团组成的卵球。卵孢子形成

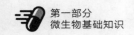

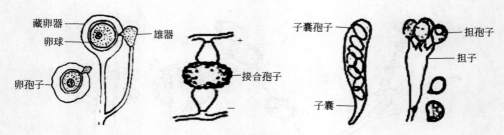

图 1-23　真菌的有性孢子

过程为：雄器中的细胞核和细胞质通过受精管进入藏卵器中的一个卵球，经质配、核配形成二倍体的卵孢子。水霉的有性繁殖可形成卵孢子。

（2）接合孢子　接合孢子是由菌丝分化成结构相似、形态相同或略有差异的两个配子囊接合，经质配、核配形成的二倍体孢子，圆形，壁厚，根霉、毛霉可形成接合孢子。

（3）子囊孢子　两性细胞结合形成的囊状结构称为子囊，在子囊中形成的孢子即为子囊孢子。子囊孢子形成经历了质配、核配和减数分裂三个阶段，是单倍体孢子，一般一个子囊中可形成 8 个子囊孢子，酵母菌和个别霉菌的有性繁殖可产生子囊孢子。

（4）担孢子　两性细胞结合经质配形成双核菌丝，双核菌丝顶端膨大形成担子，担子中经核配、减数分裂产生 4 个单倍体核，进而在担子上形成 4 个担孢子，很多大型真菌如蘑菇、灵芝等可以形成担孢子。

三、真菌的抵抗力

真菌耐干燥，对阳光、紫外线、一般消毒剂的抵抗力较强，但在湿热条件下，60℃ 1h即能杀死菌丝和孢子，对 2％苯酚、2.5％碘酊、0.1％升汞及 10％的甲醛敏感，可用甲醛熏蒸真菌污染严重的空间。真菌对用于治疗细菌性感染的常见抗生素都不敏感，可用两性霉素、制霉菌素、灰黄霉素、克霉唑、酮康唑、伊曲康唑等抗真菌药物治疗真菌性疾病。口服液体药物中可添加苯甲酸、山梨酸等防腐剂达到防霉作用。

四、真菌与人类的疾病

绝大多数真菌对人类是有益的，但也有少数真菌可引起机体浅部和深部组织感染或者是真菌毒素中毒。

1. 浅部真菌感染

浅部真菌主要是寄生性真菌皮肤癣菌（又称皮肤丝状菌），侵犯皮肤、毛发、指甲等角化组织引起各种癣症。皮肤癣菌有毛癣菌、表皮癣菌和小孢子癣菌，癣菌有嗜角质蛋白的特性，可深入角质蛋白，通过机械刺激和产生代谢产物而引起局部病变。癣症病灶可见有隔菌丝和节孢子，菌丝深入角化组织内生成营养菌丝体，纵横交织成网状，孢子可排列成链状或零散分布。在沙氏培养基培养 1～3 周，可生成丝状型菌落，产生各种孢子和菌丝，菌落形态与色泽，菌丝的构造与形态，大分生孢子的形态和小分生孢子的有无及排列形式等，可作为鉴别种属的重要依据。

皮肤癣症重在预防，做好个人皮肤清洁卫生，保持鞋袜干燥，避免直接或间接接触皮肤癣患者。对癣症治疗提倡局部用药为主，可选药物有灰黄霉素、酮康唑、咪康唑、水杨酸制剂等。

2. 深部真菌感染

深部真菌感染包括皮下组织感染和全身性感染。皮下组织感染常经皮肤微小伤口或创伤侵入组织，一般只限于局部组织，引起局部病变，少数可经血液或淋巴管扩散至周围组织或器官，甚至引发全身感染。

全身性感染的真菌能侵入深部组织、器官、内脏和脑膜等处，导致全身感染，引起肉芽肿炎症、溃疡和组织坏死。根据病原真菌的来源不同，全身性感染又分为外源性感染和内源性感染。外源性感染的真菌致病性较强，主要有曲霉、粗球孢子菌、新型隐球菌。内源性感染主要有新型隐球菌、白色念珠菌、曲霉等。近年来因广谱抗生素、激素及免疫抑制剂大量应用，导致这类真菌感染有所增多。

局部组织感染一般局部用药，治疗要持续、彻底，防止反复感染。全身感染主要口服用药，常用的抗真菌药物是两性霉素 B、伊曲康唑、灰黄霉素。

3. 真菌毒素中毒症

真菌毒素是真菌在生长繁殖过程中产生的毒性代谢产物，已发现 100 多种，可侵害肝、肾、脑、中枢神经系统及造血组织，引起急、慢性中毒，还有致癌、致畸和致突变的作用。如黄曲霉毒素是目前发现的毒性最强的真菌毒素，可引起肝脏变性、肝细胞坏死及肝硬化，并致肝癌。实验证明，用含 0.045mg/kg 黄曲霉毒素的饲料连续喂养小白鼠、豚鼠、家兔等可诱生肝癌。黄绿青霉毒素引起中枢神经损害，包括神经组织变性、出血或功能障碍等。农副产品存放过程中易霉变，产生真菌毒素，长期食用会引起中毒现象。毒素耐热性强，不易破坏，因此要严格控制农副产品、中药材的质量，制定毒素检测标准，防止毒素超标的产品流入市场。2020 年版《中国药典》规定某些根类（如远志）、果实类（如柏子仁、大枣等）、动物类（如地龙、蜈蚣等）药材及其制剂需要检查黄曲霉毒素，其限度标准为黄曲霉毒素 B_1 不超过 $5\mu g/kg$；黄曲霉毒素 B_2、黄曲霉毒素 G_1、黄曲霉毒素 G_2 总量不超过 $10\mu g/kg$。

真菌毒素引起的疾病不具传染性，也不能用抗生素治疗。

第三节　病毒

病毒是一类个体微小、结构简单、专性活细胞内寄生的非细胞结构型微生物。病毒在自然界分布广泛，自俄国学者伊凡诺夫斯基于 1892 年发现第一个病毒——烟草花叶病毒（TMV）以来，至今发现的病毒已经有 6450 余种。与细胞型微生物相比，病毒具有以下特点：①个体微小，能通过细菌滤器，需用电子显微镜才能看到。②没有细胞结构，主要由核心和蛋白质外壳组成。③只含一类核酸（DNA 或 RNA）。无论 DNA 或 RNA，都携带病毒的基因组，是病毒的遗传物质。④专性活细胞内寄生，病毒没有独立的代谢体系，缺乏完整的酶系统，只能寄生于活细胞内依靠宿主细胞提供的原料和能量才能进行自身的生命活动。⑤以复制方式增殖，病毒没有生长，也不能以细胞分裂的方式繁殖，而是以自身基因组为模板，通过复杂的生物合成过程进行增殖。⑥对抗生素不敏感，干扰素可抑制其繁殖。

根据宿主不同，病毒可分为动物病毒、植物病毒以及噬菌体等。根据成分差异病毒又分为（真）病毒和亚病毒，（真）病毒至少含有核酸和蛋白质两种成分；亚病毒包括类病毒、卫星病毒和朊病毒，它们的共有特点是只有一种成分核酸或蛋白质，类病毒和卫星病毒只有一个环状 RNA，朊病毒只含蛋白质。

病毒与人体健康密切相关，据统计，临床传染病约 80％由病毒引起，如乙型肝炎病毒、流行性感冒病毒、HIV 等病毒传染性强、危害性大。因目前缺乏治疗病毒性感染的特效药，病毒性疾病对人类健康构成极大威胁。此外，农作物、家禽、家畜等也存在病毒性病害，有的可在人畜之间传播。本节内容主要介绍真病毒的基本生物学特性和某些病毒的传播途径及防治方法。

一、病毒的形态结构及化学组成

1. 病毒的大小及形态

（1）病毒的大小　病毒个体微小，以纳米（nm）作为测量单位。病毒的直径在 20～300nm 之间，大部分在 100nm 左右，较大的如痘病毒，约 300nm；较小的如脊髓灰质炎病毒，仅约 28nm。绝大多数病毒可通过细菌滤器，须用电子显微镜才能观察到。

（2）病毒的形态　病毒的种类繁多，形态多样，主要有球形、杆状、砖形、蝌蚪形及长丝状，动物病毒多数呈球形或近似球形，植物病毒多为杆状（图 1-24）。

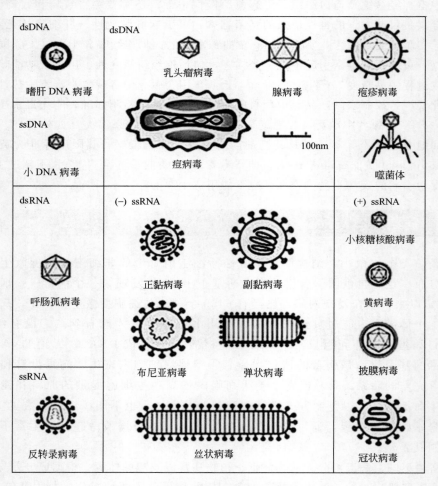

图 1-24　病毒的形态与结构模式图

2. 病毒的结构和化学组成

病毒无细胞结构，单个病毒也称作病毒颗粒或病毒体，专指成熟
的、结构完整的和有感染性的病毒。最简单的病毒体由衣壳和核心组
成，衣壳是病毒外面由蛋白质组成的外壳；衣壳内的结构称为核心，核
心包含病毒的基因组核酸和少量蛋白质。衣壳和核心组成的结构称为核
衣壳，是所有病毒都具有的基本结构，只由核衣壳构成的病毒称为裸露
病毒 [图 1-25(a)]，如脊髓灰质炎病毒、噬菌体。比较复杂的病毒，其衣壳外还包被一种
称为包膜的膜状结构，这类病毒称为包膜病毒 [图 1-25(b)]，如流行性感冒病毒、HIV。

病毒的结构
与化学组成

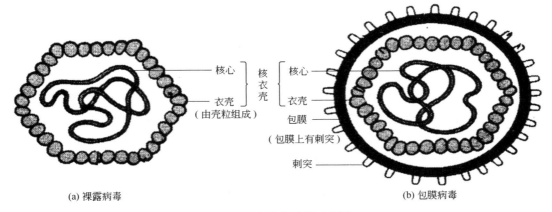

图 1-25　病毒的结构示意图

（1）核心　核心位于病毒的中心部位，其主要成分是核酸：DNA 或 RNA，是病毒的基
因组，包含病毒全部的遗传信息，决定病毒的感染、增殖、遗传和变异，是病毒生命活动的
物质基础。

一种病毒体内只含有一种类型的核酸，据此又可将病毒分为 DNA 病毒和 RNA 病毒，
以 RNA 病毒居多。无论哪类核酸又有单链（ss）和双链（ds）之分，即有双链 DNA
（dsDNA）和单链 DNA（ssDNA）、双链 RNA（dsRNA）和单链 RNA（ssRNA），RNA 病
毒多为单链结构，DNA 病毒则多为双链结构。如乙型肝炎病毒的核酸是 dsDNA；细小病毒
的核酸是 ssDNA；呼肠孤病毒的核酸是 dsRNA；HIV 的核酸是 ssRNA。

除了核酸，有些病毒核心内还含有一些由病毒基因编码的、与感染或复制有关的功能蛋
白，主要是一些酶，如噬菌体核心中的溶菌酶可协助噬菌体进入宿主细胞；HIV 等反转录
病毒的核心中含反转录酶，此酶可催化释放到宿主细胞内的病毒 RNA 反转录产生 DNA；
乙型肝炎病毒核心中的 DNA 聚合酶参与子代病毒 DNA 的复制。

（2）衣壳　衣壳是包绕在病毒核心外的一层蛋白质外壳，由大量相同的蛋白质亚基组
成，这些蛋白质亚基称为壳粒，病毒的衣壳和核心共同组成核衣壳。

① 病毒衣壳的排列方式　主要有三种形式（图 1-26）：a. 螺旋对称型。壳粒有规律地
沿中心轴以螺旋方式叠加上升形成对称的杆状外壳，里面的核酸以旋梯式绕中心轴上升，从
而形成杆状或丝状病毒。b. 二十面体对称型。壳粒聚集排列成具有二十面体对称的结构，
这类病毒外形似球状，腺病毒的衣壳是此类结构的典型代表。c. 复合对称型。壳粒排列既
有螺旋对称又有二十面体对称的称为复合对称，此类病毒的结构较复杂。如噬菌体，它的头

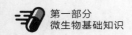

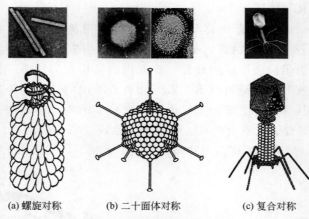

(a) 螺旋对称   (b) 二十面体对称   (c) 复合对称

图 1-26   病毒衣壳的排列方式

部是二十面体对称而尾部是螺旋对称，外形似蝌蚪。

　　② 病毒衣壳的功能　　a. 维持病毒的外形。b. 保护作用。病毒的衣壳包裹在核酸的外面，因而对病毒的基因组起到保护作用，避免受到环境中的核酸酶或其他因素破坏。c. 参与感染过程。衣壳的某些蛋白质成分是病毒的吸附蛋白，易与宿主细胞表面受体结合，完成吸附，使病毒能进入细胞引起感染。d. 具有免疫原性。衣壳蛋白是病毒体的主要抗原成分，可刺激机体产生特异性免疫应答。

　　(3) 包膜　　有些病毒除了核心和衣壳结构之外，在核衣壳的外面还包围着一层弹性膜，叫包膜。包膜由脂类、蛋白质和糖组成，后两者结合成糖蛋白分布在包膜中。包膜是病毒复制过程终结时、以类似出芽方式通过宿主细胞膜时获得（图 1-27），所以具有宿主细胞膜脂类的特性，对脂溶剂如乙醚、氯仿等敏感，包膜中的糖蛋白是病毒基因的产物，在有些包膜表面，还具有向外呈钉状突起的病毒特异性糖蛋白，叫刺突。

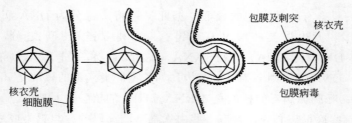

图 1-27   病毒包膜的形成

　　包膜功能：①维持病毒结构的完整性，保护核衣壳。②参与感染过程。与衣壳相似，包膜上有病毒的吸附蛋白，可与宿主细胞表面受体结合、吸附，使病毒能穿入细胞引起感染。此外，包膜具有与宿主细胞膜融合的性能，与病毒的感染有关。③具有免疫原性。包膜的一些蛋白能刺激机体产生免疫应答。

二、病毒的增殖

　　由于病毒缺乏生活细胞所具有的细胞器，缺乏完善的酶系统和能量代谢体系，因而病毒具有严格的活细胞内寄生性，其繁殖必须借助宿主细胞提供的能量和原料，在自身核酸控制下合成子代的核酸和蛋白质，并装配成完整的病毒粒

病毒的增殖

子，以一定的方式释放到细胞外，病毒这种独特的繁殖方式称为复制。从病毒进入易感细胞，经过复制形成子代病毒体，再从宿主细胞释放出来的过程称为一个复制周期。病毒的复制周期可分为吸附、穿入、脱壳、生物合成以及装配与释放五个连续的阶段（图 1-28）。

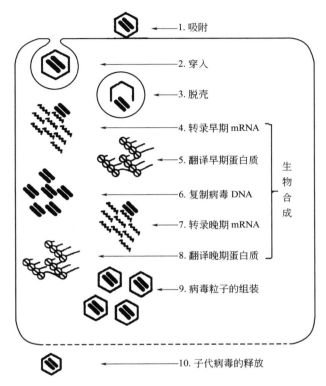

图 1-28　dsDNA 病毒增殖过程示意图

1. 吸附

　　病毒表面具有吸附蛋白，它能特异性地识别并结合易感细胞表面相应受体，当病毒与易感细胞接触，细胞表面受体与病毒吸附蛋白相互作用，发生特异性结合，在一定条件下这种结合紧密、牢固、不可逆，使病毒紧紧吸附在细胞表面，启动病毒感染的第一阶段。病毒的吸附蛋白分布在表面，裸露病毒的在衣壳上，有包膜病毒的则在包膜上。例如流行性感冒病毒必须通过包膜上的血凝素与呼吸道上皮细胞膜上的唾液酸才能牢固结合。病毒的吸附速率与温度、离子浓度、pH 等环境因素有关系，一般在几分钟到几十分钟内完成。

2. 穿入

　　病毒吸附于宿主细胞后，紧接着进入细胞的过程称为穿入，不同的病毒穿入机制不同，主要有三种方式（图 1-29）。

　　（1）直接穿入　裸露病毒才具有的穿入方式，病毒直接通过细胞膜进入细胞，或病毒仅将核酸释放到宿主细胞内，衣壳留在细胞外。

　　（2）胞吞作用　细胞通过内吞作用将完整的病毒吞入，利用溶酶体酶分解包膜或衣壳释放病毒核酸。各种病毒均可以这种方式进入宿主细胞。

　　（3）融合作用　包膜病毒才具有的穿入方式，病毒的包膜直接与宿主细胞膜融合，将核衣壳释放入细胞，利用溶酶体酶分解衣壳释放病毒核酸。

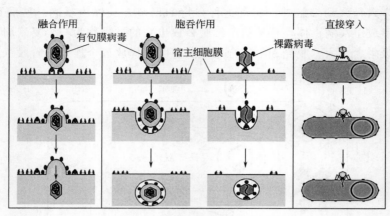

图 1-29　病毒进入宿主细胞的三种方式

3. 脱壳

脱壳是病毒进入细胞后，利用酶的作用去除包膜或衣壳、释放核酸的过程。

4. 生物合成

生物合成是指由宿主细胞提供场所、原料、能量和酶系统，以病毒核酸为模板合成病毒的蛋白质和核酸的过程，是病毒复制最重要的阶段。此阶段病毒已经脱壳释放出核酸，完整的病毒粒子已经不存在，子代病毒还未出现，细胞内检查不出病毒颗粒，称为隐蔽期。

病毒的基因组结构多样，生物合成的过程不完全相同，但都表现出明显的时序性，即蛋白质合成与核酸复制是按一定的先后顺序完成的，主要步骤是：①病毒早期基因的转录与翻译。早期基因是指在病毒核酸复制前进行转录的基因，早期基因所编码的蛋白称为早期蛋白，它们主要是控制宿主代谢、改变或抑制宿主自身大分子合成的调控蛋白及病毒生物合成所需的酶类。早期蛋白不参与子代病毒构成，是非病毒结构蛋白。②子代病毒核酸的复制。以病毒核酸为模板，在早期合成的酶催化下大量复制子代核酸。③病毒晚期基因的转录与翻译。晚期基因是指子代病毒核酸复制后才转录的基因，晚期基因编码病毒的结构蛋白，包括衣壳蛋白、包膜蛋白和核心蛋白。包膜蛋白合成后即整合在宿主细胞的生物膜上。所以病毒的生物合成基本过程依次为：早期 mRNA 转录→早期蛋白翻译→核酸复制→晚期 mRNA 转录→晚期蛋白翻译。

必须强调的是，病毒的生物合成并不是以少数三两个病毒独立进行，而是批量式合成病毒的各组分，即同时合成大量拷贝数的病毒核酸及蛋白质。

5. 装配与释放

（1）装配　指子代病毒的核酸和蛋白质组装成核衣壳的过程。早期蛋白则不被组装，仍存留在宿主细胞内。不同的病毒在宿主细胞内的装配部位不同，DNA 病毒除痘病毒外均在细胞核内组装；RNA 病毒和痘病毒则在细胞质内组装。裸露病毒组装成核衣壳即为成熟完整的病毒体，包膜病毒的包膜则在释放阶段才形成。

（2）释放　组装好的病毒以不同的方式释放到宿主细胞外，主要方式是：①裂解方式释放。病毒组装完毕，宿主细胞发生溶解，成熟病毒颗粒一次性全部释放，称为裂解方式释放。裸露病毒，如腺病毒、脊髓灰质炎病毒等均以此方式释放，释放的同时伴随着宿主细胞死亡。②出芽方式释放。有包膜的病毒以出芽方式逐个释放，释放的同时获得包膜成为成熟的病毒。由于是在一定时间逐渐释放，故不引起宿主细胞的严重破坏或立即死亡，但由于病毒增殖致宿主细胞膜上含有病毒的抗原成分，会引起免疫病理损伤。③通过细胞融合或细胞间隙连接在细胞间传播。有些病毒可使被感染的细胞非常容易地发生细胞融合，使病毒在细胞间传播，也可通过细胞间隙连接从一个细胞转移到相邻细胞，而不直接释放到细胞外，如巨细胞病毒。此外，某些病毒感染细胞后并不立即进入复制周期，而是将自身的基因组整合在宿主细胞染色体中，随宿主染色体一起活动，甚至导致细胞遗传性状发生改变，这种现象称为整合感染，如 HIV、溶原性噬菌体。

病毒的释放标志着一个复制周期的结束，一个感染细胞一般可释放 100～1000 个子代病毒。

三、病毒的抵抗力

采用理化方法使病毒失去感染活性称为灭活。病毒一般耐冷不耐热，室温下存活时间不长，56～60℃30min 可被灭活；紫外线、电离辐射均可灭活病毒。病毒对各种消毒剂敏感，具包膜的病毒还对脂溶性物质如乙醚、三氯甲烷、去氧胆酸盐等敏感，这些物质可溶解包膜从而灭活病毒。病毒在 pH 6～9 环境比较稳定，强酸、强碱则可迅速将其灭活。50％甘油溶液则对病毒具有保护作用。

四、病毒的致病作用

1. 病毒的感染途径

（1）水平传播　出生后，个体之间或来自环境及其他生物的病毒传播，称为水平传播，其导致的感染称为水平感染，如通过呼吸道、消化道以及经皮肤、黏膜、血液等途径感染。

（2）垂直传播　病毒直接从亲代传播给子代的方式，称为垂直传播，导致的感染称为垂直感染，如通过胎盘、分娩过程或哺乳过程由母体传至胎儿或新生儿的传播，如风疹病毒、HIV、乙型肝炎病毒等可通过垂直传播。

2. 病毒的致病机制

（1）感染细胞的损伤和死亡　许多病毒感染细胞的结局为细胞死亡。病毒的感染阻断了细胞自身 RNA 和蛋白质的合成，影响细胞的正常代谢，病毒蛋白质和病毒颗粒大量积聚或形成包涵体（图 1-30），也会损伤细胞器，使感染细胞肿胀变形，溶酶体膜的通透性增高，溶酶体酶逸出，导致细胞自溶、死亡。

（2）细胞膜的改变　病毒能使感染的宿主细胞的细胞膜发生改变，易与邻近未感染细胞发生细胞融合。细胞融合的结果是形成多核巨细胞。另外，病毒感染的细胞膜上常出现由病毒基因编码的新抗原，使感染细胞成为免疫系统攻击的靶细胞。

（3）细胞转化与细胞凋亡　有些病毒基因组可整合在宿主染色体上，使宿主细胞的遗传特性发生改变，这种现象称为细胞转化。细胞转化甚至会导致肿瘤发生，有研究表明乙型肝炎病毒可能引发肝癌，EB 病毒可能引起鼻咽癌，单纯疱疹病毒Ⅱ可引起宫颈癌。病毒感染还可激活细胞自身的凋亡基因，引发细胞凋亡。

（4）病毒感染中的炎症反应和免疫病理损伤　病毒感染使宿主细胞形成新的抗原物质，它会刺激机体产生特异性抗体，抗原抗体结合形成的免疫复合物能够激活补体、活化吞噬细胞和 NK 细胞，引起宿主细胞损伤或溶解死亡。此外，这些抗原还可以活化 T 细胞，产生淋巴因子或具有直接杀伤作用的细胞毒 T 细胞，破坏宿主细胞。

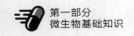
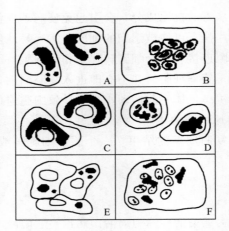

图 1-30　感染病毒的细胞内出现的包涵体（图中黑色团块）

A—牛痘苗病毒：胞质内嗜酸包涵体；B—单纯疱疹病毒：核内嗜酸包涵体；C—呼肠病毒：核周胞质内嗜酸包涵体；
D—腺病毒：核内嗜碱包涵体；E—狂犬病毒：胞质内嗜酸包涵体；F—麻疹病毒：核内和胞质内嗜酸包涵体

3. 病毒感染的类型

病毒感染机体一方面取决于病毒的毒力或致病力、一定的数量和合适的侵入门户；另一方面取决于机体的免疫力。因此，病毒的特性及机体免疫应答状态决定了病毒感染机体的类型和结局。

（1）隐性感染　不出现临床症状的感染称为隐性感染。许多病毒性疾病流行时即为此型感染，是机体获得特异性免疫的主要来源。例如脊髓灰质炎流行时，隐性感染约占 99%，但隐性感染的人仍能向周围环境散布病毒，而传染他人。

（2）显性感染　病毒在宿主细胞内大量增殖引起细胞破坏死亡，组织损伤，机体出现明显的症状，即为显性感染，又分为急性感染与持续性感染两大类。

① 急性感染　临床所见的绝大多数病毒感染，如麻疹、乙型脑炎、流感、脊髓灰质炎、水痘等都为急性感染。病毒侵入机体内，在一种组织或多种组织中增殖，并经局部扩散，或经血流扩散到全身。经 2～3 天以至 2～3 周的潜伏期后，病毒繁殖到一定水平，由于局部或组织广泛损伤，引起临床感染。从潜伏期起，宿主动员了非特异性和特异性免疫力，除致死性疾病外，宿主一般能在症状出现后 1～3 周内，消除体内的病毒。

② 持续性感染　持续性感染包括潜伏感染、慢性感染及慢发性感染。造成持续感染的原因有病毒本身的特性因素，同时也与机体免疫应答异常有关，如免疫耐受、细胞免疫应答低下，以及抗体功能异常、干扰素产生低下等。

a. 潜伏感染　潜伏感染是指病毒的 DNA 或反转录合成的 cDNA 以整合形式或环状分子形式存在于细胞中，造成潜伏状态，无症状期查不到完整病毒，当机体免疫功能低下时病毒基因活化并复制完整病毒，发生一次或多次复发感染，甚至诱发恶性肿瘤。

b. 慢性感染　慢性感染是指感染性病毒处于持续的增殖状态，机体长期排毒，病程长，症状长期迁延，往往可检测出不正常的或不完全的免疫应答。乙型肝炎病毒感染后 10% 的患者血液中持续存在 HBsAg，血清中可检出免疫复合物，而细胞免疫功能低下者，发展成慢性活动性乙型肝炎。

c. 慢发性感染　慢发性感染不同于慢性感染，病毒有很长的潜伏期，可达数年或数十年，此时期机体无症状，也分离不出病毒，一旦发病出现症状多为亚急性进行性加重，最终导致死亡，如艾滋病、疯牛病。

治疗病毒感染性疾病的药物主要有干扰素、核苷酸类似物、金刚烷胺、酶抑制剂及一些中药成分，总体而言，病毒性疾病治疗没有很好的特效药物，接种疫苗是预防病毒性感染最有效的方式，提高机体免疫力也可较有效地预防病毒性感染。

第四节　其他原核细胞型微生物

原核细胞型微生物除细菌外，还有放线菌、螺旋体、立克次体、支原体和衣原体，它们均为单细胞结构型微生物，除放线菌外，都以无性二分裂方式繁殖。

一、放线菌

放线菌是一类分枝状、原核单细胞结构型微生物，介于细菌与真菌之间，因菌落多有呈放射状排列的皱褶得名为放线菌。放线菌广泛分布在自然界，以土壤中最多，放线菌可产生土腥素，赋予泥土以特殊的土腥味。放线菌与人类关系密切，对人类最主要的贡献是合成抗生素，目前使用的抗生素80%来自放线菌，其中90%都来自链霉菌属。此外，放线菌在甾体转化、石油脱蜡、烃类发酵及污水处理方面也发挥着重要作用。有些放线菌也可引起人和动植物的疾病。

1. 放线菌的形态和结构

放线菌呈分枝状，是单细胞结构，基本结构与细菌相似，有细胞壁，细胞壁中含有肽聚糖，革兰染色呈阳性，放线菌由菌丝和孢子组成。

（1）放线菌的菌丝　放线菌的菌丝呈分枝状的丝状物，是孢子在合适的环境下吸收水分出芽，芽管伸长形成的结构。菌丝直径很小，为无隔单细胞，大量的菌丝交织缠绕成为菌丝体。按菌丝着生部位及功能的不同，将其分为基内菌丝、气生菌丝和孢子丝三种（图1-31）。

① 基内菌丝　伸入培养基质表面或伸向基质内部，具有吸收水分和营养的功能，又称为营养菌丝。菌丝横径$0.2\sim1.0\mu m$，无隔膜，多数不断裂，有些还能产生各种色素，将培养基染成各种颜色，色素分为脂溶性和水溶性两类，后者可向培养基内扩散，使之呈现一定的颜色。

② 气生菌丝　基内菌丝不断向空中生长，分化出直径比基内菌丝粗、颜色较深的分枝菌丝，称为气生菌丝。

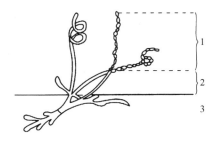

图1-31　放线菌菌丝位置示意图
1—孢子丝；2—气生菌丝；3—基内菌丝

③ 孢子丝　当气生菌丝逐渐成熟，在其顶端分化出可形成孢子的菌丝，即孢子丝。孢子丝具有直形、波形、螺旋状、钩状、轮生等多种形态（图1-32）。孢子丝的形态、着生方向、螺旋方向（左旋或右旋）以及数目等是鉴定放线菌的重要标志。

（2）放线菌的孢子　孢子丝发育到一定阶段即分化形成无性孢子，孢子是放线菌的繁殖器官。孢子的形状多样，有球形、椭圆形、杆状、柱状和半月状等；颜色十分丰富，呈灰、白、黄、红、蓝、绿等色，放线菌孢子的形状、排列方式、表面结构及成熟孢子堆的颜色是菌种鉴定的重要依据。

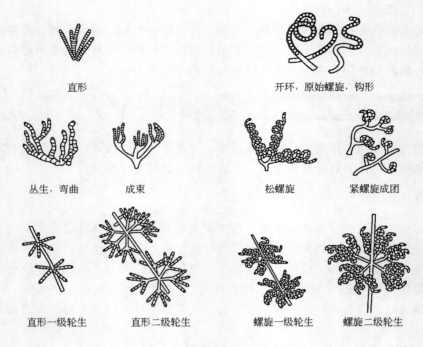

直形

开环，原始螺旋，钩形

丛生，弯曲   成束   松螺旋   紧螺旋成团

直形一级轮生   直形二级轮生   螺旋一级轮生   螺旋二级轮生

图 1-32   链霉菌不同类型的孢子丝

2. 放线菌的繁殖方式和生活史

放线菌可通过断裂的菌丝片段及无性孢子进行无性繁殖。自然状态主要以孢子繁殖，在液体培养基中振荡培养，可产生菌丝片段，每个菌丝片段可长成新的菌丝体，在工业发酵生产抗生素时，常采用搅拌培养以获得大量菌丝体。

放线菌的生活史比较简单，下面以链霉菌的生活史为例来说明放线菌的生活周期（图1-33）：①孢子萌发。在适宜的环境条件下，孢子吸收水分膨大而萌发，长出 1～3 个芽管。②形成基内菌丝，芽管深入培养基质逐渐延长，分枝形成基内菌丝。③产生气生菌丝，基内菌丝发育到一定阶段，向培养基外部空间生长形成气生菌丝。④发育成孢子丝，气生菌丝发育到一定阶段，在顶端形成孢子丝。⑤产生孢子，由孢子丝发育形成孢子。如此循环，构成了放线菌的生活史。

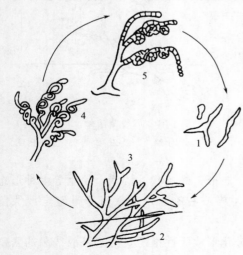

图 1-33   链霉菌生活史
1—孢子萌发；2—基内菌丝；3—气生菌丝；
4—孢子丝；5—孢子丝分化为孢子

二、螺旋体

螺旋体是一类细长而柔软、弯曲呈波曲状或螺旋状、运动活泼的原核单细胞型微生物。其在生物学上的位置介于细菌和原虫之间，它具有与细菌相似的基本结构，如细胞壁中有脂多糖、无细胞核、以无性二分裂方式繁殖等；与原虫相似之处在于细胞壁与外膜之间有鞭毛或称轴丝，能够屈曲与收缩，使螺旋体自由活泼运动。螺旋体生活在有水的环境中，也可存在于人和动物体内。根据其个体大小、螺旋的数目、规则程度以及两螺旋之间的距离，可分为五个属，其中对人类具有致病作用的有疏螺旋体属、密螺旋体属和钩端螺旋体属三个属，引起疾病的主要有钩端螺旋体、梅毒螺旋体和回归热螺旋体。

梅毒螺旋体分类上属苍白密螺旋体苍白亚种，是梅毒的病原体，梅毒是一种危害严重的性传播性疾病。

1. 生物学性状

梅毒螺旋体是小而柔软、纤细的螺旋状微生物，菌体长约 $5\sim12\mu m$、宽 $0.5\mu m$ 左右，螺旋弯曲规则，平均 $8\sim14$ 个，两端尖直，运动活泼（图1-34）。一般细菌染料难以着色，用吉姆萨染色法将其染成桃红色，或用镀银染色法染成棕褐色。梅毒螺旋体是厌氧菌，可在体内长期生存繁殖，只要条件适宜，便以横断裂方式一分为二进行繁殖，但体外人工培养较为困难，需要含血清的柯氏培养基。梅毒螺旋体对冷、热、干燥均十分敏感，离体 $1\sim2h$ 即死亡。对化学消毒剂敏感，$1\%\sim2\%$ 的苯酚中数分钟死亡，苯扎溴铵、来苏水、乙醇、高锰酸钾溶液等都很容易将其杀死。在血液中 $4℃$ 经 3 日可死亡，故在血库冷藏 3 日后的血液就无传染性了。对青霉素、四环素、砷剂等敏感。

2. 致病性

在自然情况下，人是梅毒的唯一传染源。由于传染方式不同可分为先天性梅毒和获得性梅毒。

（1）先天性梅毒 先天性梅毒又称胎传梅毒，由患梅毒的孕妇经胎盘传染给胎儿。梅毒螺旋体在胎儿内脏（肝、肺、脾等）及组织中大量繁殖，造成流产或死胎。如胎儿

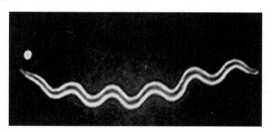

图 1-34　梅素螺旋体

不死则称为梅毒儿，会出现皮肤梅毒瘤、马鞍鼻、骨膜炎、锯齿形牙、先天性耳聋等症状。

（2）获得性梅毒 主要由两性直接接触感染，梅毒病人是传染源。在患者的皮肤、黏膜中含梅毒螺旋体，可通过皮肤或黏膜的极小破损处侵入。梅毒的免疫是有菌免疫，以细胞免疫为主，体液免疫只有一定的辅助防御作用。当螺旋体从体内清除后仍可再感染梅毒，出现相应症状。

3. 防治原则

梅毒是一种性传播疾病，预防的主要措施是加强性健康教育，加强卫生宣传教育，目前无疫苗预防。对确诊的梅毒病人应及早治疗，可使用青霉素治疗 3 个月至 1 年，以血清中抗体转阴为治愈指标。

三、支原体

支原体是一类无细胞壁、能在无生命的人工培养基中生长繁殖的最小的原核单细胞型微生物。支原体在自然界分布广泛，人类、家畜、家禽等体内也能分离到，其中有些株对宿主可造成一定危害。

1. 生物学特性

（1）形态与染色性 因支原体无细胞壁，故可呈现多形性，在液体培养基中可呈环状、

球形、双球形、丝形、分枝状等不规则形态（图1-35）。支原体体积微小，大小为0.2～0.3μm，能通过细菌滤器，是能独立生存的最小生命体。其最外层是细胞膜，与其他原核微生物不同，支原体的细胞膜含有甾醇。支原体不易被革兰染料着色，吉姆萨染色将其染成淡紫色。

（2）培养特性　支原体可人工培养，但营养要求较高。一般采用的培养基是以牛心浸液为基础，添加10%～20%的动物血清和10%的新鲜酵母浸液，以提供生长所需的脂肪酸、氨基酸、维生素、胆固醇等物质。多数支原体在pH 7.0～8.0之间生长良好，最适培养温度为37℃，多数需氧或兼性厌氧。支原体不耐干燥，固体培养时相对湿度在80%～90%的大气环境中生长良好。支原体主要以二分裂方式繁殖，繁殖速度较细菌慢，在液体培养基中生长量较少，不易见到浑浊，只有小颗粒沉于管底和黏附管壁；在固体琼脂平板上培养约2～6天，用低倍镜可观察到"油煎蛋"样微小菌落，菌落呈圆形，边缘整齐、透明、光滑、中心部分较厚、边缘较薄（图1-36）。

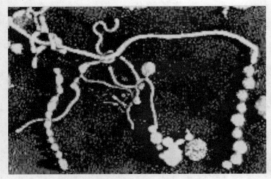

图1-35　支原体电子显微照片

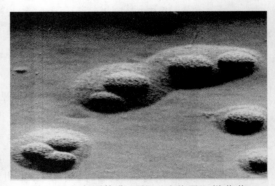

图1-36　支原体典型的"油煎蛋"样菌落

（3）抵抗力　对热抵抗力较弱，一般55℃ 5～15min可杀死，对苯酚、重金属盐、来苏尔等化学消毒剂敏感。支原体对干扰细胞壁合成的抗菌药物不敏感（如青霉素、头孢霉素等），对干扰蛋白质合成的药物敏感，如红霉素、林可霉素。

2. 致病性

支原体在细胞外寄生，很少侵入血液及组织内，多数支原体对宿主无致病性。对人致病的主要有呼吸道感染的肺炎支原体和泌尿生殖道感染的溶脲脲原体。肺炎支原体是人类原发性非典型性肺炎的病原体，主要侵犯呼吸道系统，临床上表现为上呼吸道感染综合征。溶脲脲原体通过性行为传播，可引起泌尿生殖道感染。此外，还可通过胎盘感染胎儿，引起早产、死胎和新生儿呼吸道感染，并且与不孕症有关。

四、衣原体

衣原体是一类专性活细胞内寄生的原核单细胞型微生物，在1970年前曾一直被认为是病毒，其与病毒相同之处有：①具有滤过性，可通过细菌滤器。②专性活细胞内寄生。③在活细胞培养后能形成包涵体。但后来发现衣原体具有以下一些与病毒不同的生物学特性：①含有DNA和RNA两类核酸。②以二分裂方式进行繁殖。③有细胞结构，有细胞壁，革兰染色阴性。④有核糖体。⑤具有一些代谢活性的酶类，能进行简单的代谢活动。⑥多种抗生素可抑制其生长。因此，衣原体具有与细菌相似的生物学特性，属于有细胞结构的生物，由于衣原体没有能量合成系统，需要寄居在活细胞内才能生存。

1. 生物学特性

（1）形态和生活周期　衣原体具有独特的生活周期，在不同的时期可见到原体和始体两种形态（图 1-37）。

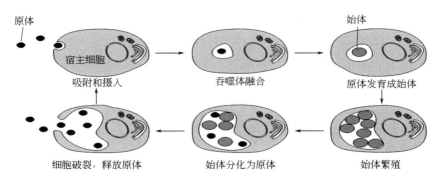

图 1-37　衣原体的发育周期

① 原体　原体颗粒呈球形，小而致密，直径 $0.2\sim0.4\mu m$，在电子显微镜下可观察到中央有致密的类核结构（图 1-38），吉姆萨染色呈紫色。原体主要存在于细胞外，较为稳定，具有高度感染性，可吸附于易感细胞表面，经吞噬、吞饮等作用进入细胞，被宿主细胞包裹形成一个空泡。在空泡里面，原体逐渐延长，演化成无感染力的始体，但原体没有分裂能力。

② 始体　始体体积较原体大，直径为 $0.8\sim1.2\mu m$，球形或卵圆形，始体吉姆萨染色呈蓝色，代谢活泼。始体是衣原体的繁殖方式，无感染性，以二分裂方式形成大量原体。在细胞质中形成的包涵体即由原体组成，一旦宿主细胞破裂便释放出具有感染性的原体，重新感染细胞。

（2）培养特性　衣原体的培养类似于病毒的培养，需提供易感的活细胞。如沙眼衣原体是由我国微生物学家汤飞凡及其助手于1956 年用鸡胚卵黄囊接种法分离出来，对全

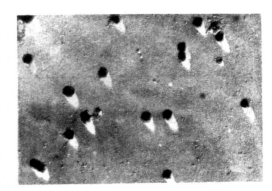

图 1-38　电镜下沙眼衣原体的原体

球防盲的贡献是很大的，并解决了新生儿结膜炎、男性非淋球菌性尿道炎等疾病的病原学问题。

（3）抵抗力　衣原体耐冷不耐热，$56\sim60℃$ $5\sim10min$ 可灭活，$-60\sim-20℃$ 可保存数年。对常用消毒剂，如 75% 乙醇溶液、10% 甲醛溶液等可将其快速杀死。治疗上可选用红霉素、利福平、氯霉素等抗生素。

2. 致病性

对人致病的衣原体有沙眼衣原体、鹦鹉热衣原体和肺炎衣原体。引起人类疾病的沙眼衣原体有两个亚种，即沙眼亚种和性病淋巴肉芽肿亚种。鹦鹉热衣原体主要使动物感染，也可使人感染，首先从鹦鹉体内分离，人可因吸入病禽的感染性分泌物而致病，引起呼吸道症状

及肺炎，临床上称为鹦鹉热或鸟疫。人类是已知的肺炎衣原体的唯一宿主，可经呼吸道传播。感染结果中，最常见的是无症状或有轻微症状，部分感染者可出现肺炎和支气管炎。

3. 防治原则

预防上应加强卫生宣传教育，注意个人卫生，提倡健康性行为。加强疫鸟的管理。治疗上可用四环素类抗生素、红霉素、利福平等药物。

五、立克次体

立克次体是一类专性活细胞内寄生的原核单细胞型微生物。1909 年美国医师 Taylor Ricketts 首次发现落基山斑疹伤寒的病原体，并以 1910 年不幸感染而献身，为了纪念他，将此类微生物命名为立克次体。迄今已知对人致病的立克次体约 20 余种，它们大多在嗜血节肢动物和自然界哺乳动物之间保持循环传染。

1. 生物学特性

（1）形态与染色性 立克次体大小约 $(0.3\sim0.6)\mu m\times1.2\mu m$，呈球杆状、双球状、丝状等（图 1-39）。革兰染色阴性，但较难着色，常用吉姆萨染色呈紫红色。在电镜下可以见到立克次体有多层结构的细胞壁，由肽聚糖和外膜组成，与革兰阴性菌相似。

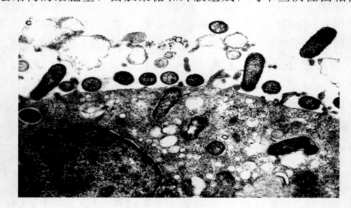

图 1-39　吸附在细胞表面的立克次体

（2）培养特性 立克次体的细胞膜通透性大，在无生命培养基中不能生存，需细胞内寄生，以活细胞培养。立克次体像细菌一样以横二分裂方式繁殖，一般培养温度以 32～35℃为宜，繁殖一代需要的时间约为 8～10h。

（3）抵抗力 除 Q 热立克次体对热的抵抗力较强外，一般 56℃ 30min 可杀死，对化学消毒剂敏感，在 0.5% 苯酚或煤酚皂溶液中约 5min 可被灭活。立克次体离开宿主细胞后会很快死亡，但在干燥的虱粪中可保持传染性半年以上。对氯霉素、四环素类抗生素敏感，应特别注意的是磺胺类药物不仅不能抑制反而能刺激其生长。

2. 致病性

立克次体通过虱、蚤、蜱等节肢动物叮咬或粪便污染伤口侵入机体，在血管内皮细胞及网状内皮系统中繁殖。因立克次体能产生内毒素和磷脂 A 等致病物质，引起细胞肿胀、坏死、微循环障碍、DIC 及血栓的形成，患者出现皮疹和肝、脾、肾、脑等实质性脏器的病变，其毒性物质随血液遍及全身可使病人出现严重的毒血症。我国主要的立克次体病有斑疹伤寒、恙虫病和 Q 热。

3. 防治原则

预防重点是保持环境卫生，注意个人卫生，控制和消灭立克次体的传播媒介和储存宿主，采取灭鼠、灭虱、灭蚤等措施。特异性预防可接种灭活疫苗和减毒活疫苗，治疗可使用四环素类抗生素、氯霉素等。

第五节　常见的病原微生物

一、常见病原性细菌

1. 金黄色葡萄球菌

金黄色葡萄球菌是葡萄球菌属中最主要的致病细菌，常引起化脓性炎症，是最常见的化脓性球菌；也可引起败血症及脓毒血症，是医院感染的主要病原菌。

（1）形态　革兰染色为阳性，球形，直径约 $1\mu m$，排列成葡萄串状，无芽孢，无鞭毛，不能运动，除少数菌株外，一般不形成荚膜（图 1-40）。

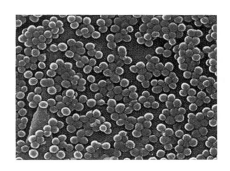

图 1-40　金黄色葡萄球菌

（2）培养特性　需氧或兼性厌氧。营养要求不高，在普通培养基中，37℃生长良好，在营养丰富的培养基中生长更佳，在普通琼脂平板上形成圆形光滑、边缘整齐、不透明的凸起菌落，直径在 2mm 左右。菌落呈现金黄色，色素为脂溶性，故培养基不着色。

（3）致病性

① 化脓性感染　以脓肿形成为主的各种化脓性炎症，一般发生在皮肤组织（主要有疖、毛囊炎、脓痤疮、蜂窝组织炎、伤口化脓等），也可发生于深部组织器官（如肺炎、脓胸、中耳炎、脑膜炎、心包炎、心内膜炎等），甚至波及全身（如败血症、脓毒血症等）。

② 毒素性疾病　由金黄色葡萄球菌产生的多种外毒素引起，主要有食物中毒、假膜性肠炎、烫伤样皮肤综合征、毒性休克综合征等。

（4）微生物学检测　采集标本直接涂片，革兰染色后镜检，根据细菌形态、排列和染色性可作出初步诊断。将标本接种于血琼脂平板，经 37℃培养 18～24h，挑选可疑菌落进行革兰染色镜检，然后做必要的鉴定试验。

2. 大肠埃希菌

大肠埃希菌俗称大肠杆菌，是人体最重要的正常菌群，一般情况下不致病，当菌群失调、机体免疫力下降或该菌侵入肠道外组织时可引起疾病，属于条件致病菌。某些血清型菌株毒力强，可引起肠内感染，称致病性大肠埃希菌。

(1) 形态 革兰阴性短杆菌，大小（0.4～0.7）μm×（1～3）μm，大多数菌株有周鞭毛，有菌毛，无芽孢（图1-41）。

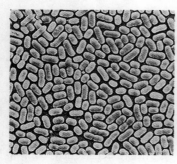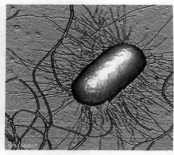

图1-41 大肠埃希菌

(2) 培养特性与生化反应 在肠道选择性培养基上形成有颜色、直径2～3mm的光滑型菌落。大部分菌株发酵乳糖产酸产气，并发酵葡萄糖、麦芽糖、甘露醇等产酸产气。典型大肠埃希菌的吲哚、甲基红、V-P和枸橼酸盐（IMViC）试验结果为"＋＋－－"，个别为"－＋－－"。

(3) 致病性 ① 肠道外感染 以泌尿系统感染（如尿道炎、膀胱炎、肾盂肾炎等）和化脓性感染（如腹膜炎、胆囊炎、阑尾炎等）最为常见。大肠埃希菌常来源于病人肠道，为内源性感染。

② 肠道感染（急性腹泻） 某些血清型大肠埃希菌能引起人类腹泻。根据其致病机理不同，分为肠产毒性大肠埃希菌、肠致病性大肠埃希菌、肠侵袭性大肠埃希菌、肠出血性大肠埃希菌和肠集聚性大肠埃希菌五种类型。

(4) 微生物学检测 寄居于肠道中的大肠埃希菌不断随粪便排出体外，可污染周围环境、水源、食品等，取样检测时，样品中检出这种菌越多，表示被粪便污染越严重，也间接表明可能有肠道致病菌污染。在环境卫生学、药品、医械、食品卫生学中以细菌总数和大肠菌群作为粪便污染的检测指标。

3. 沙门菌

沙门菌属是一群寄生于人类和动物肠道内的革兰阴性杆菌，目前已知有2000多个血清型，但对人致病的仅占少数，主要有伤寒沙门菌、甲型副伤寒沙门菌等十余种。

(1) 形态 革兰阴性杆菌，大小（0.6～1.0）μm×（2～4）μm，有菌毛，无芽孢，一般有周鞭毛，无荚膜（图1-42）。

(2) 培养特性及生化反应 兼性厌氧菌，营养要求不高，在肠道选择性培养基上形成中等大小、无色半透明菌落。不发酵乳糖和蔗糖，发酵葡萄糖、麦芽糖和甘露醇，除伤寒杆菌产酸不产气外，其他沙门菌均产酸产气。不产生吲哚，不分解尿素，V-P试验阴性，大多产生 H_2S。

(3) 致病性 ① 伤寒与副伤寒 又称肠热症，伤寒沙门菌引起伤寒，甲型副伤寒沙门菌、肖沙门菌和希沙门菌（以往称乙型、丙型副伤寒沙门菌）引起副伤寒。伤寒和副伤寒的致病机制、临床表现及治疗方法基本相似，只是副伤寒的病情较轻，病程较短。

② 急性肠炎（食物中毒） 是最常见的沙门菌感染，因食入污染大量鼠伤寒沙门菌、猪

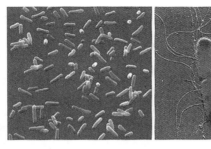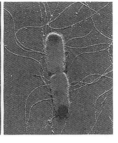

图 1-42　沙门菌

霍乱沙门菌、肠炎沙门菌等的食物引起。

③ 败血症　常由猪霍乱沙门菌、希氏沙门菌、鼠伤寒沙门菌、肠炎沙门菌等引起。病菌进入肠道后，迅速侵入血流，出现高热、寒战、厌食、贫血等症状，常伴有组织器官感染。

二、常见病毒

1. 流行性感冒病毒

流行性感冒病毒简称流感病毒，是流行性感冒的病原体。该病毒属于正黏病毒科，分甲（A）、乙（B）、丙（C）三型，对人类健康危害较大的是甲型流感病毒。

（1）形态结构　流感病毒一般为球形，直径约为 80～120nm，初次从体内分离出的病毒有时呈丝状或杆状。

流感病毒由衣壳、核心和包膜构成，核心内包含 7～8 段单链 RNA（图 1-43）。其包膜上分布有与感染密切相关的两种刺突成分，分别是呈柱状的血凝素（HA）和呈蘑菇形的神经氨酸酶（NA），HA 和 NA 变异性强，免疫原性不稳定，是划分流感病毒亚型的主要依据，其中 HA 有 1～16 种亚型、NA 有 1～9 种亚型。

（2）致病性　流感为冬春季呼吸道传染病，传染源主要是患者。病毒主要经飞沫传播，病

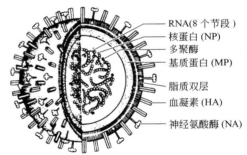

RNA(8 个节段)
核蛋白 (NP)
多聚酶
基质蛋白 (MP)
脂质双层
血凝素 (HA)
神经氨酸酶 (NA)

图 1-43　流感病毒结构示意图

毒进入呼吸道上皮细胞后，大量增殖，导致细胞变性、坏死、脱落，黏膜水肿、充血等病理改变，随后患者出现发热、头痛、全身酸痛、乏力、鼻塞、流涕等症状。流感属于自限性疾病，无并发症患者通常 5～7 天即可自愈。并发症的发生多见于婴幼儿和免疫力较差的老年人，一般为继发细菌性感染（肺炎链球菌、金黄色葡萄球菌和流感嗜血杆菌等）所引起的肺炎，病死率较高。

流感病毒抵抗力较弱，不耐热，56℃ 30min 即被灭活。室温下传染性很快丧失，对干燥、日光、紫外线以及乙醚、甲醛等化学药物均比较敏感。

2. 乙型肝炎病毒

乙型肝炎病毒（HBV）是乙型肝炎的病原体，属于嗜肝 DNA 病毒科。HBV 在全世界范围内传播，估计全球有乙型肝炎患者及无症状携带者约 3.5 亿，我国是乙型肝炎的高流行区，携带乙肝病毒人数约有 1.2 亿。乙型肝炎的危害性比甲型肝炎大，约 10% 乙型肝炎可转变为慢性乙肝，部分慢性活动性肝炎转变为肝硬化、肝癌，婴幼儿感染后易成为持续病毒

携带者。

（1）形态结构 电镜下 HBV 感染者血清可见三种不同形态的病毒颗粒，即 Dane 球形颗粒、小球形颗粒和管形颗粒（图 1-44、图 1-45）。

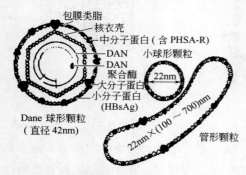

图 1-44 乙型肝炎病毒的形态与结构示意图

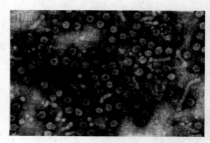

图 1-45 乙型肝炎病毒电镜图

Dane 球形颗粒为完整的乙型肝炎病毒，直径 42nm，具有感染性，由双层衣壳和核心构成，内层衣壳呈二十面体对称，外层衣壳相当于包膜，核心内分布双链 DNA 和 DNA 聚合酶。小球形颗粒和管形颗粒只由蛋白质组成，不具有感染性。

（2）HBV 抗原组成 Dane 球形颗粒含三种重要抗原：外层衣壳上的乙肝表面抗原（HBsAg）、内层衣壳上的 e 抗原（HBeAg）和核心抗原（HBcAg），三种抗原可刺激机体产生三种对应抗体，其中只有抗-HBs 具有保护作用。临床上可通过检测乙肝两对半（或称乙肝五项）判断乙肝病毒的免疫情况或辅助诊断乙肝病情的发展和预后（表 1-3）。

表 1-3 HBV 抗原、抗体检测结果的临床意义

HBsAg	HBeAg	抗-HBs	抗-HBe	抗-HBc	结果分析
+	−	−	−	−	感染 HBV，结合肝功能判断有无肝炎
+	+	−	−	−	急性或慢性乙肝或无症状携带者（传染性强）
+	+	−	−	+	急性或慢性乙肝或无症状携带者（传染性强）
−	−	+	+	+	乙肝恢复期
−	−	+	+	−	乙肝恢复期
−	−	−	−	+	感染过 HBV
−	−	+	−	−	接种乙肝疫苗或感染乙肝病毒已恢复

（3）致病性 传染源主要是患者和无症状 HBV 携带者。传播途径主要有血液、血制品等非胃肠道传播和母婴垂直传播及性接触传播。

乙型肝炎病毒感染的临床表现呈多样性，可表现为无症状病毒携带者、急性肝炎、慢性肝炎、重症肝炎、肝硬化和肝细胞癌等。

（4）微生物学检测 一般采用电镜或免疫电镜检测血液中的 Dane 球形颗粒。乙肝的治疗至今尚无特效方法，联合应用抗病毒药物、调节机体免疫功能和改善肝功能的药物效果较好。如干扰素、核苷酸类似药或活血化瘀的中草药等对部分患者有一定的疗效。

3. 人类免疫缺陷病毒

人类免疫缺陷病毒（HIV）是获得性免疫缺陷综合征（AIDS）即艾滋病的病原体。HIV 有两型：HIV-1 和 HIV-2，结构和致病性相似。全球大多数的 AIDS 由 HIV-1 引起，HIV-2 则仅在西非和西欧呈地区性流行。HIV 呈球形，直径 100~120nm（图 1-46）。

HIV 对理化因素的抵抗力较弱，煮沸 100℃ 20min、高压蒸汽灭菌 121℃ 20min 均可被灭活，但在 20~22℃ 可存活 7 天，37℃ 可存活 10~15 天。对紫外线不敏感。0.1％漂白粉、0.3％ H_2O_2、0.5％次氯酸钠、0.5％来苏儿、2％戊二醛、70％乙醇等对病毒均有灭活作用。

AIDS 的传播途径主要有三种：①性接触传播，包括同性和异性间的性行为，是最为常见的传播方式。②血液传播，包括输入被 HIV 污染的血液或血制品，接受 HIV 感染的器官移植，使用被 HIV 污染的注射用具、手术器械等。静脉毒品成瘾者以及常接受输血和用血制品的血友病患者等是高危人群。③母婴传播，可经胎盘、产道及哺乳等方式传播。

三、常见致病性真菌

1. 白假丝酵母菌

白色假丝酵母又称白色念珠菌，呈卵圆形，单细胞结构，革兰染色阳性，着色不均匀，以出芽方式繁殖，可形成假菌丝，病灶中可见芽孢子和假菌丝（图 1-47）。在普通琼脂、血琼脂和沙保培养基上均生长良好，需氧，室温或 37℃ 下培养 1~3 天即可长出表面光滑、灰白色，有酵母气味的类酵母型菌落。

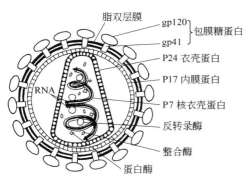

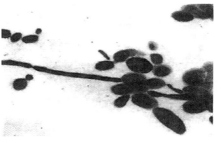

图 1-46　HIV 的结构模式图　　　　图 1-47　白色念珠菌涂片

白色念珠菌通常存在于正常人口腔、上呼吸道、肠道及阴道黏膜，在正常机体中数量少，不引起疾病，当机体免疫力下降或菌群失调时，该菌则大量繁殖，并改变生长形式侵入细胞引起疾病。白色念珠菌引起的主要疾病有皮肤黏膜感染、内脏器官感染、中枢神经系统感染及过敏性疾病，临床症状包括鹅口疮、阴道炎、肺炎、气管炎、肠炎、肾盂肾炎、膀胱炎、脑膜炎、脑脓肿及呼吸、消化道过敏。

2. 新型隐球菌

新型隐球菌又名溶组织酵母菌，圆形，有丰厚的荚膜，折光性强，一般染色法不易着色，难被发现，故称隐球菌，以芽殖方式繁殖，无假菌丝。在沙保或血琼脂培养基上于 25℃ 和 37℃ 下均可生长，表面黏稠，棕褐色。

新型隐球菌广泛分布于自然界，也可存在于人口腔及肠道中，带菌的鸽粪中含菌量大，鸽粪干燥后，菌体可散布于空气中，人通过呼吸污染的空气而感染此菌，多为外源性感染，机体免疫力低的人为易感人群，大部分感染者不会出现明显症状，可自愈，部分可引起支气

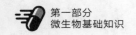

管炎、肺炎，还有些患者体内病菌可随血液散播至皮肤、黏膜、骨、心脏，最易受侵犯的是中枢神经系统，可引起慢性脑膜炎。

小　　结

微生物种类	形态	主要结构特征	繁殖方式	致病性
细菌	球形、杆状、螺旋状为主	原核单细胞,基本结构:细胞壁、细胞膜、细胞质、核质;特殊结构:芽孢、荚膜、鞭毛、菌毛,各具功能。G^+菌和G^-菌的细胞壁结构与组成、染色性、毒力、对药物敏感性等有较大差异	无性二分裂法	与毒力、侵入数量、侵入途径及机体免疫力有关
真菌	球形、卵圆、腊肠形、分枝状	真核,由细胞壁、细胞膜、细胞质和细胞核构成。酵母菌为单细胞,无真菌丝;霉菌为单细胞或多细胞,有真菌丝,由菌丝和孢子组成	孢子、菌丝、裂殖、芽殖	浅部感染、深部感染、真菌毒素
病毒	球形、杆状为主	非细胞结构,专性活细胞寄生,只有一种核酸,对抗生素不敏感。基本结构是核衣壳,个别具有包膜	复制	引起人类传染病的主要微生物
放线菌	分枝状	原核单细胞,由菌丝和孢子组成,产抗生素最多的微生物	孢子、菌丝	个别有致病性
螺旋体	螺旋状	原核单细胞,柔软,无鞭毛,能运动	无性二分裂法	个别有致病性
支原体	多形性	原核单细胞,无细胞壁,能独立生存的最小生命体	无性二分裂法	个别有致病性
衣原体	圆形、椭圆形	原核单细胞,专性活细胞寄生,有原体和始体两种生命形式	无性二分裂法	个别有致病性
立克次体	球杆状为主	原核单细胞,专性活细胞寄生	无性二分裂法	个别有致病性

目标检测

一、名词解释

荚膜、芽孢、细菌的生长曲线、致病性、毒力、侵袭力、毒素、无性繁殖、有性繁殖、核衣壳、复制、复制周期、水平传播、垂直传播

二、填空题

1. 测量细菌大小的单位是_____；测量病毒大小的单位是_____。

2. 细菌细胞内的遗传物质有_____和_____两种存在形式，其中细菌生命活动所必需的是_____，控制次要性状的是_____。

3. 细菌的基本形态有_____、_____和_____。

4. 细菌的基本结构有_____、_____、_____和_____等，特殊结构有_____、_____、_____和_____等，必不可少的结构是_____。

5. G^+菌细胞壁是由主要成分_____和特有成分_____组成，前者由

_____、_____与_____构成。

6. G⁻菌细胞壁的特有成分是_____，此外还含有_____，内毒素成分是_____。

7. 芽孢具有很强的_____能力，判断灭菌是否彻底的标准是_____。

8. 菌毛有_____和_____两种，前者与_____有关，后者具有_____作用。

9. 鞭毛是细菌的_____器官，_____（是/不是）所有细菌都有的结构。

10. 细菌的繁殖方式是_____。

11. 细菌的致病性与_____、_____、_____和_____有关。

12. 细菌的毒力包括_____和_____。

13. 细菌的毒素分为_____和_____，其中毒性强的是_____；耐热性强的是_____；有特异性的是_____；主要由细菌裂解释放的是_____；能制成类毒素的是_____；化学成分是蛋白质的是_____；可引起机体发热的是_____。

14. 真菌是_____细胞型微生物，有完整的_____，多数为_____细胞，少数是_____细胞，繁殖方式有_____和_____。

15. 酵母菌是_____（单/多）细胞结构的真菌，它_____（有/没有）真菌丝。酵母菌最常见的无性繁殖方式是_____。

16. 真菌的细胞由_____、_____、_____及_____等结构组成。

17. 有些真菌能产生毒素，其中毒性最强的是_____。

18. 按分化程度及功能不同，霉菌菌丝分为_____、_____和_____三种，其中用于吸收水分和营养物质的菌丝是_____。

19. 病毒的基本结构是_____，由_____和_____两部分构成。

20. 依核酸不同病毒分为_____和_____两大类。

21. 病毒的基本化学成分是_____和_____，有包膜的病毒还含有_____和_____两种成分，病毒对_____不敏感，但对_____敏感。

22. 病毒的繁殖方式是_____；它包括_____、_____、_____、_____和_____五个阶段，其中最重要的阶段是_____。

23. 病毒在宿主个体间的传播途径有_____传播和_____传播。其中由哺乳传播属于_____；由食物传播属于_____。

24. 放线菌是_____型微生物，_____（单/多）细胞结构，形态呈_____，由_____和_____组成，以_____和_____方式繁殖。

25. 产生抗生素最多的微生物是_____。

26. 流感病毒变异性强的成分是_____和_____。

三、选择题（每空只有一个最佳答案）

1. 下列与细菌的致病性有关的结构是（　　）。

A. 细胞壁　　　　　B. 荚膜　　　　　C. 普通菌毛　　　　　D. 以上均是

2. 细菌细胞壁的功能不包括（　　）。

A. 维持细菌固有形态　　　　　　　　B. 保护细菌抵抗低渗环境

C. 具有抗吞噬作用　　　　　　　　　D. 与细胞膜共同完成细胞内外物质交换

3. 荚膜的化学组分主要是（　　　）。

A. 多糖或多肽　　　B. 脂类和核酸　　　C. 蛋白质和核酸　　　D. 多糖或脂类

4. 与细菌抗吞噬作用有关的结构是（　　　）；赋予细菌以动力的结构是（　　　）；具有抵抗外界不良环境的结构是（　　　）。

A. 芽孢　　　　　　B. 荚膜　　　　　　C. 鞭毛　　　　　　D. 普通菌毛

5. 维持细菌的外形主要靠（　　　）；细菌染色体外的遗传物质是（　　　）；与呼吸作用有关的细菌结构是（　　　）；形成中介体的细菌结构是（　　　）。

A. 细胞壁　　　　　B. 菌毛　　　　　　C. 质粒　　　　　　D. 细胞膜

6. 具有传递遗传物质能力的结构是（　　　）；可作为灭菌是否彻底的检测标准是（　　　）；能增强细菌的侵袭力，与细菌的黏附作用有关的结构是（　　　）。

A. 芽孢　　　　　　B. 鞭毛　　　　　　C. 性菌毛　　　　　D. 普通菌毛

7. 革兰阴性菌细胞壁中的毒性成分是（　　　）；革兰阳性菌在代谢过程中产生的毒性代谢产物为（　　　）。

A. 内毒素　　　　　B. 外毒素　　　　　C. 两者均有　　　　D. 两者均无

8. 肽聚糖存在于（　　　）；脂多糖存在于（　　　）；磷壁酸存在于（　　　）。

A. 革兰阳性菌　　　B. 革兰阴性菌　　　C. 两者均有　　　　D. 两者均无

9. 关于溶菌酶的溶菌作用，下列叙述正确的是（　　　）。

A. 对 G^- 菌、G^+ 菌的细胞壁都有很强的裂解作用

B. 抑制细胞壁四肽侧链与聚糖骨架的联结

C. 抑制细胞壁四肽侧链与五肽交联桥之间的联结

D. 溶解细菌聚糖骨架的 β-1,4-糖苷键

10. 关于芽孢的叙述，错误的是（　　　）。

A. 一般只在机体外才能形成　　　　　　B. 芽孢形成受基因控制

C. 一个细菌只形成一个芽孢　　　　　　D. 是细菌的繁殖器官

11. 下列不属于真核细胞型微生物的是（　　　）。

A. 酵母菌　　　　　B. 链霉菌　　　　　C. 青霉菌　　　　　D. 毛霉

12. 霉菌细胞壁的主要成分是（　　　）；酵母菌的是（　　　）。

A. 肽聚糖　　　　　B. 几丁质　　　　　C. 酵母多糖　　　　D. 脂多糖

13. 以下不是以孢子形式进行繁殖的微生物是（　　　）。

A. 细菌　　　　　　B. 链霉菌　　　　　C. 青霉菌　　　　　D. 酵母菌

14. 以下不是以无性二分裂形式繁殖的微生物是（　　　）。

A. 支原体　　　　　B. 立克次体　　　　C. 螺旋体　　　　　D. 放线菌

15. 某些酵母菌分裂后不分离，多个细胞相连接形成的结构称为（　　　）。

A. 有隔菌丝　　　　B. 无隔菌丝　　　　C. 假菌丝　　　　　D. 菌丝

16. 裸露病毒体的结构是（　　　）。

A. 核酸＋包膜　　　　　　　　　　　　B. 核心＋衣壳＋包膜

C. 核衣壳＋刺突　　　　　　　　　　　D. 核心＋衣壳

17. 病毒体中最关键的物质是（　　　）。

A. 包膜　　　　　　B. 核酸　　　　　　C. 衣壳　　　　　　D. 刺突

18. 下列不是病毒体特征的是（　　　）。

　　A. 非细胞结构　　　　　　　　　　　B. 对干扰素敏感

　　C. 只含一种类型核酸　　　　　　　　D. 可在任何活细胞内增殖

19. 关于病毒核酸的描述，错误的是（　　　）。

　　A. 可控制病毒的遗传和变异　　　　　B. 可决定病毒的感染性

　　C. 每个病毒只有一种类型核酸　　　　D. 决定病毒包膜所有成分

20. 对病毒包膜的叙述有误的是（　　　）。

　　A. 化学成分为蛋白质、脂类及多糖　　B. 对脂溶性药物不敏感

　　C. 与病毒的感染性有关　　　　　　　D. 包膜溶解可使病毒失去感染性

21. 下列有关病毒的叙述有误的是（　　　）。

　　A. 以复制方式繁殖　　　　　　　　　B. 对干扰素敏感

　　C. 抗生素可治疗病毒性疾病　　　　　D. 是专性活细胞内寄生物

22. 关于病毒的致病机制，下列叙述错误的是（　　　）。

　　A. 病毒在宿主细胞内复制，致细胞功能紊乱、病变或溶解

　　B. 病毒合成的侵袭性酶类溶解宿主细胞

　　C. 细胞膜发生改变融合

　　D. 受感染细胞诱发机制的免疫应答，引起病理作用

23. 病毒与衣原体、立克次体的相同点是（　　　）。

　　A. 无细胞结构　　　　　　　　　　　B. 专性活细胞内寄生

　　C. 只含一种核酸　　　　　　　　　　D. 以复制方式增殖

24. 放线菌具吸收营养功能的菌丝是（　　　）。

　　A. 基内菌丝　　　　　B. 气生菌丝　　　　　C. 孢子丝　　　　　D. 孢子

25. 下列关于细菌和放线菌的叙述错误的是（　　　）。

　　A. 都为原核细胞型微生物　　　　　　B. 对抗生素的敏感性相同

　　C. 都以二分裂法繁殖　　　　　　　　D. 都为单细胞微生物

26. 以下没有细胞壁的微生物是（　　　）；能在无生命培养基中生长繁殖的最小微生物是（　　　）；具有特殊发育周期的微生物是（　　　）；没有鞭毛能运动的是（　　　）。

　　A. 螺旋体　　　　B. 衣原体　　　　　C. 支原体　　　　　D. 立克次体

27. 衣原体发育周期中的感染型是（　　　）；繁殖型是（　　　）。

　　A. 原体　　　　　B. 始体　　　　　　C. 两者均有　　　　D. 两者均无

28. 引起沙眼的微生物是（　　　）；引起梅毒的微生物是（　　　）；引起 2003 年的非典型肺炎的微生物是（　　　）；引起乙型肝炎的微生物是（　　　）；引起斑疹伤寒的微生物是（　　　）；引起痢疾的微生物是（　　　）；引起艾滋病的微生物是（　　　）；引起疯牛病的微生物是（　　　）。

　　A. 病毒　　　　　B. 细菌　　　　　　C. 放线菌　　　　　D. 真菌

　　E. 支原体　　　　F. 衣原体　　　　　G. 螺旋体　　　　　H. 立克次体

29. 下列具有保护作用的乙肝抗体是（　　　）。

　　A. 抗-HBs　　　　B. 抗-HBe　　　　　C. 抗-HBc　　　　　D. 以上三种均有

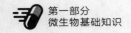
四、简答题

1. 细菌有哪些基本结构和特殊结构？简述各自的生理功能。

2. G^+ 菌细胞壁和 G^- 菌细胞壁有何异同？青霉素类药物的作用机制是什么？

3. 细菌进入人体后，是否一定会引起疾病？为什么？

4. 简述病毒的特征。

5. 病毒感染的途径有哪些？病毒感染的类型有哪些？

五、分析与应用

试从微生物类型、细胞类型、形态、有无细胞壁、是否需活细胞培养、繁殖方式、遗传物质、对常见抗生素敏感性等方面比较各类微生物之间的差异。

第二章　微生物的人工培养与鉴别

知识目标

1. 掌握微生物的营养物质。
2. 掌握细菌、真菌、放线菌的培养条件。
3. 掌握培养基的概念、必备条件和种类。
4. 掌握微生物的生长现象。
5. 熟悉培养基的质量控制及微生物鉴别的方法。
6. 了解微生物的营养吸收方式。

技能目标

1. 能进行细菌、真菌、放线菌的人工培养。
2. 能区分细菌、真菌、放线菌的生长现象。
3. 能完成细菌常用鉴别试验并准确判断结果。

思政与职业素养目标

1. 通过微生物鉴别方法，理解生物学科的严谨性和复杂性。
2. 结合微生物营养特点，认识微生物在污水治理中的应用及环境保护的重要性。

　　微生物的人工培养是根据微生物生长繁殖的营养及环境要求，人工提供各种适宜条件，获得所需微生物的方法。微生物的人工培养应用广泛，凡是与微生物相关的生产、科研、检查鉴定、传染病诊断与防治、工农业方面的应用，均需要人工培养微生物。

第一节　微生物的营养

一、微生物的化学组成

　　微生物的化学成分主要是水和固形物质。水是生物细胞维持正常生命活动所必需的成分，一般可占细胞重量的 $70\%\sim90\%$，固形物质主要包括蛋白质、核酸、糖类、脂类、无机盐等。

二、微生物的营养物质

　　微生物必须从外界环境吸收各种物质，合成自身的细胞组分及代谢物，并从中获取生命活动所必需的能量，这些能够满足微生物生长繁殖所需的物质称为营养物质，微生物所需的营养物质包括水、碳源、氮源、无机盐和生长因子等。

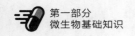
1. 水

水是一切生物不可缺少的成分。水的主要作用有：①作为溶剂与运输介质，营养物质的吸收与代谢产物的分泌要以水为媒介才可以完成。②为代谢提供液体环境，参与生化反应，提供氢、氧元素。③有效散发代谢过程中释放的热量，调节细胞温度。④维持细胞正常的形态。

2. 碳源

碳源是合成微生物细胞成分必需的原料，同时也是微生物的主要能量来源。根据微生物对碳源的需求不同，可分为自养型和异养型两大类。自养型微生物可以二氧化碳作为唯一的碳源，以光能或无机物作为能源合成自身成分、获取生存所需能量。而异养型微生物主要从外界摄取现成的有机物作为碳源和能源物质，通过代谢转变成自身的组分，并储存能量。异养型微生物的种类繁多，一般营腐生或寄生方式，通过降解有机物养活自己。两大类型微生物的最大区别在于对有机物的依赖性不同。

各类微生物中，以细菌的营养类型最复杂，有自养型和异养型的，如硫细菌、硝化杆菌等是自养型，而大肠埃希菌、铜绿假单胞菌等是异养型。真菌和放线菌属于异养型微生物。

知识链接

微生物的营养类型

营养类型	能源	碳源	代表微生物
光能自养型	光	CO_2	蓝细菌
光能异养型	光	有机物	红色螺菌
化能自养型	无机物	CO_2	硝化细菌
化能异养型	有机物	有机物	绝大多数细菌、真菌

碳源分为无机碳源和有机碳源两大类，除自养型微生物能以无机碳作为唯一碳源外，大多数微生物以有机含碳化合物作为碳源和能源，微生物利用的有机碳源物质主要有糖、有机酸、醇、脂、烃和含氮的化合物，最好的碳源是糖类，如单糖（葡萄糖、果糖）、双糖（蔗糖、麦芽糖、乳糖）、淀粉、糖蜜、麸皮、米糠等，因绝大部分微生物都可以利用葡萄糖，因此葡萄糖是培养基中最常见的碳源。不同微生物利用碳源物质的能力有差异，有些微生物能广泛利用各种碳源物质，有些则比较单一，如假单胞菌中的某些菌可以利用 90 种以上的碳源物质，而某些甲基营养型细菌只能利用甲烷或甲醇等一碳化合物作为碳源。

3. 氮源

氮源是为微生物提供氮素的含氮物质，从分子态氮到复杂的含氮化合物都可被不同种类的微生物所利用，用于合成自身的蛋白质、核酸以及其他含氮化合物。微生物可利用的氮源物质包括蛋白质及其不同程度的降解产物、分子氮、铵盐、硝酸盐、碱基、胺类、脲等。多数病原菌利用氨基酸、蛋白胨等作为氮源，少数细菌（如固氮菌）能以空气中的游离氮为氮源，硝酸盐、铵盐能被大多数微生物很好地吸收利用，蛋白胨、牛肉膏、酵母浸出膏是培养基中主要的氮源物质，发酵工业中可以鱼粉、玉米浆、豆饼粉作为氮源。

4. 无机盐

钾、钠、钙、镁、硫、磷、铁、锰、锌、钴、铜、钼等是微生物生长代谢中所需的无机盐成分，除磷、钾、钠、镁、硫、铁需要量较多外，其他只需微量，不同微生物对各种无机盐的需求量不尽相同，有些需在培养基中添加，有些微量元素混合在培养基的其他营养成分和水中，不必额外增加。无机盐的主要功能有：①构成菌体成分。②调节菌体内外渗透压。③促进酶的活性或作为某些辅酶组分。④某些元素与细菌的生长繁殖及致病作用密切相关，如白喉杆菌产毒菌株其毒素产量明显受培养基中铁含量的影响，培养基中铁浓度降至 $7mg/L$ 时，可显著增加毒素的产量。

5. 生长因子

生长因子是微生物生长过程中必需的，需要量少但自身不能合成或合成量不足的一类小分子有机物质。生长因子必须从外界补充，主要包括维生素、某些氨基酸、脂类、嘌呤、嘧啶等。不同微生物对生长因子需求情况有差异，如大肠埃希菌不需要外源生长因子也能生长，而肠膜明串珠菌则需要提供氨基酸等33种生长因子才能生长。实际工作中常在培养基中加入牛肉膏、酵母浸出粉、血清等以满足不同微生物对生长因子的需求。

三、微生物营养物质的吸收方式

微生物吸收营养物质的方式包括单纯扩散、促进扩散、主动运输和基团转移。

1. 单纯扩散

物质借助细胞内外的浓度梯度，由浓度高的一侧通过物理扩散到浓度低的一侧的过程。运输的动力是胞体内外物质的浓度差，不需要载体蛋白，也不消耗能量。运送的物质主要是 O_2、CO_2、水、甘油等分子，该方式转运的物质有限，不是细胞吸收营养的主要方式。

2. 促进扩散

促进扩散与单纯扩散相似，都是顺物质的浓度梯度由高浓度胞膜侧转运到低浓度一侧，不需要耗能，主要区别在于促进扩散需要特异性载体蛋白协助物质转运，对转运物质有选择性，转运速度快。促进扩散存在浓度差，且在细胞需要时才会发生，当细胞内外物质浓度达到平衡时，运输终止。促进扩散主要运输氨基酸、单糖、维生素、甘油、无机盐等营养物质。

3. 主动运输

主动运输是物质逆浓度梯度由低浓度的一侧跨膜转运到高浓度一侧的过程，需要消耗代谢能量，同时还要膜上的特异性载体蛋白参与，对转运物质有选择性，转运速度快。主动运输是微生物吸收营养物质的主要方式，运送的物质主要有氨基酸、葡萄糖、乳糖、麦芽糖、Na^+、K^+ 等。

4. 基团转移

基团转移是物质逆浓度梯度跨膜转运，间接耗能，需要特异性载体蛋白参与，它与主动运输不同之处在于物质在运输过程中进行基团修饰，通常是增加了一个磷酸基团，从而发生分子结构的变化，因而不同于主动运输。运输的物质主要有葡萄糖、果糖、核苷、碱基等物质。

第二节　微生物的人工培养

一、微生物的培养条件

微生物的生长繁殖受营养、pH、温度及气体等因素的影响，人工培养微生物需提供适

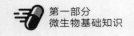
宜的条件。

1. 细菌的培养条件

（1）营养物质 所有微生物都需要适宜的营养物质，包括水、无机盐、碳源、氮源和生长因子，这些营养物质为微生物的生长繁殖及新陈代谢提供了必需的原料和足够的能量。细菌所需营养C/N较低，实验室常用蛋白质丰富的牛肉膏蛋白胨培养基（即营养肉汤或营养琼脂培养基）或 LB 培养基培养细菌。

（2）温度 温度会影响微生物细胞膜的稳定性、酶活性和营养物质的溶解性，从而对微生物的生长繁殖带来影响，每种微生物都有一个最适宜的温度，过高或过低都不利于其生长。根据各类细菌对温度的要求不同，分为嗜冷菌，最适生长温度小于 20℃；嗜温菌，最适生长温度为 20～40℃；嗜热菌，在高至 56～60℃ 生长最好。病原性细菌均为嗜温菌，最适温度为 37℃，与人体体温相近，实验室一般在 37℃ 下培养细菌。培养箱是实验室用于培养各类微生物的最常用设备。

知识链接

培养箱

比较项目	恒温培养箱	生化培养箱
控温系统	制热系统	制热和制冷两套系统
控温范围	室温 5～65℃	5～60℃
控温精确度	高，温度波动≤±0.5℃	低，温度波动≤±1℃
温度均匀度	≤±0.5℃	≤±1℃
密闭性	高，具双层门	较差，单层门
保湿性能	好，带保湿系统	相对较差，一般不带保湿系统
适用范围	较窄，用于高于环境温度的培养条件，如细菌培养	较广，可用于高于或低于环境温度的培养条件，如细菌、真菌、动植物细胞的培养

（3）pH 微生物代谢是由一系列酶促反应组成，pH 会影响酶活性，在一定范围内酶活性最高，反应速率最快，此外 pH 对微生物细胞膜结构的稳定性和通透性、对营养物质的溶解度、电离度、对细胞表面电荷平衡及胞质的胶体性质等方面均会造成重大影响，因此每种微生物都有一个生长最适的 pH 范围，此时生长繁殖速度最快，超出这个范围，则受到抑制。细菌生长的 pH 范围是 pH2～10，绝大多数最适 pH 为 6.8～7.4。人类血液、组织液的 pH 为 7.4，细菌极易生存；胃液偏酸，绝大多数细菌可被杀死；少数细菌在碱性条件下生长良好，如霍乱弧菌在 pH 8.4～9.2 时生长最好；也有的细菌最适 pH 偏酸，如乳酸杆菌最适 pH 为 5.5。细菌代谢过程中分解糖产酸，pH 下降，影响细菌生长，所以培养基中通常加入缓冲剂以保持 pH 稳定。

（4）气体环境 对微生物影响较大的气体主要是氧气和二氧化碳，在培养不同的微生物时，应采取有效的措施保证微生物对气体条件的不同需求，保证其正常生长。一般细菌代谢中都需 CO_2 作为合成碱基的原料，大多数细菌自身代谢所产生的 CO_2 即可满足需要。

不同的微生物对氧气的需求差异较大，根据细菌对氧气的需要不同可分为：①专性需氧菌，必须在有氧的环境下才能生长繁殖的细菌，如结核分枝杆菌、枯草芽孢杆菌。专性需氧菌通过有氧氧化产生大量的能量，满足机体生长需要，但同时也产生毒性代谢产物，如超氧负离子（O_2^-）和过氧化氢（H_2O_2），这些毒性物质通过体内的超氧化物歧化酶（SOD）和过氧化氢酶的催化作用转化为无毒的产物，消除对微生物生长的不良影响。②兼性厌氧菌，在有氧或厌氧环境下均能生长繁殖的细菌，大多数病原菌都是兼性厌氧菌。③专性厌氧菌，在无氧环境下才能生长繁殖的细菌，如破伤风杆菌、双歧杆菌。专性厌氧菌在无氧条件下生长良好，而在有氧条件下则不能生长，甚至死亡，其原因一是专性厌氧菌缺乏细胞色素与细胞色素氧化酶，因此不能氧化那些氧化还原电势较高的氧化型营养物质；二是专性厌氧菌缺乏过氧化氢酶和超氧化物歧化酶（SOD），不能清除有氧环境下所产生的毒性物质 O_2^- 和 H_2O_2，因而难以存活；三是有氧条件下，细菌某些酶的—SH 被氧化为—S—S，失去活性，使细菌生长受到抑制。总之，专性厌氧菌的厌氧原因可有多种因素与机制。

细菌生长繁殖速度快，大部分细菌在适宜的条件下培养 18～24h 即可形成肉眼可观察到的生长现象。

2. 真菌的培养条件

(1) 营养物质 真菌对营养要求不高，比较容易培养，有的真菌在任何有机物基质上都可生长，但在含糖量高、相对湿度大的环境中更容易生长，表现为好糖、好湿。实验室常用于培养真菌的培养基是沙堡培养基，主要由葡萄糖或麦芽糖等组成；常用于培养霉菌的培养基是查氏培养基；常用于培养酵母菌的培养基是麦芽汁培养基。

(2) pH 真菌对酸碱性不敏感，大多数真菌在 pH 2～9 范围内均可生长，酸性环境生长良好，最适 pH 为 4～6。

(3) 温度 真菌的最适温度为 22～28℃，有些致病真菌在 37℃ 生长良好，个别真菌可在 0℃ 下生长，使冷藏食品霉变。实验室一般在 28℃ 条件下培养真菌。

(4) 气体环境 大多数真菌为需氧菌，需要较充足的氧气，少数属于兼性厌氧菌，如白色念珠菌。

真菌繁殖能力强，但生长速度比细菌慢，多数真菌需培养 3～7 天才能长成菌落。

3. 放线菌的培养条件

(1) 营养物质 放线菌对碳源、氮源、生长因子要求不高，对无机盐的要求较高，在普通培养基上即能生长。由于放线菌分解淀粉能力强，故培养基中常含有一定量的淀粉，同时需加入如钾、钠、硫、磷、铁等多种元素。常用于培养放线菌的培养基是高氏一号培养基。

(2) pH 放线菌对酸敏感，酸性条件下生长不良，最适 pH 为中性偏碱，pH 7.2～7.6 生长良好。

(3) 温度 放线菌生长的最适温度一般为 28～32℃，但寄生型放线菌的温度为 37℃，高温放线菌在 50～60℃ 也能生长。

(4) 气体环境 大多为需氧菌，所以在抗生素生产过程中一般需要通气搅拌以增加发酵液中溶解氧的含量进而提高产量，少数致病性的是兼性厌氧。

放线菌生长缓慢，约需 3～7 天才能形成典型的菌落，放线菌菌种保藏可将孢子混入砂土管内，4℃ 下可保存 1～5 年。

二、培养基

培养基是人工配制的、适合微生物生长繁殖及积累代谢产物的营养基质。实际工作中，

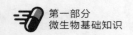

人们需要根据微生物的营养特点、培养目的，选择合适的培养基。

培养基

1. 培养基必备条件

（1）合适的营养物质 微生物生长繁殖需要营养，但不同类型微生物的营养要求差别很大，即使同一微生物在不同生理生化过程中对营养物质的需求也不尽相同，实际工作中应根据微生物的营养特点和培养目的制备适宜的培养基，如一般实验室用牛肉膏蛋白胨培养基或 LB 培养基培养细菌；用高氏一号培养基培养放线菌；用沙堡培养基培养真菌。对于营养需求特殊的微生物，还要在培养基中添加一些生长因子，如肺炎球菌需要在含血液或血清的培养基中才能生长良好。

除了考虑营养物质种类外，还要注意培养基中各种物质的浓度及比例，浓度过低不能满足微生物生长繁殖的需要，浓度过高则抑制其生长。营养物质浓度比例，尤其是 C/N 摩尔比，直接影响微生物的生长繁殖及代谢产物的合成，总体而言细菌的培养基 C/N 比值较低，而真菌需要 C/N 比值较高的培养基。

（2）适宜的 pH 各种微生物生长繁殖或合成代谢产物的最适宜 pH 各不相同，在制备培养基过程中需提供适宜的酸碱性满足其需求。细菌和放线菌适宜在弱碱性的环境中生长，真菌则喜偏酸性环境。同时，微生物在分解利用营养物质过程中也会合成某些代谢物质，改变培养基的酸碱性，抑制微生物的生长繁殖或影响产物合成，为此常在培养基中添加酸碱缓冲剂如磷酸盐或碳酸盐调节 pH，有些培养基自身的某些组分如氨基酸、蛋白胨也可起到酸碱缓冲剂的作用。

（3）适当的物理状态 根据使用目的的不同，培养基中可添加不同含量的凝固剂，制备成固体、半固体或液体等不同物理状态。如药品无菌检查一般用液体培养基，而总数检查一般用固体培养基。

（4）经灭菌处理 制备培养基的营养组分并非无菌物质，本身即含许多微生物，培养基制备过程也会带来微生物的污染，因此，配好的培养基应立即进行灭菌处理，使其保持无菌状态，使用时才能避免杂菌污染，不干扰目的菌株的正常培养。培养基一般采用高压蒸汽灭菌，0.1MPa、121.3℃维持 15～30min，对含有不耐热组分的培养基可适当降低灭菌温度或用滤过除菌法处理。

此外，培养基还要考虑渗透压、氧化还原电位和水的活度。与微生物细胞内渗透压相当的等渗环境最适宜微生物生长；高渗环境会引起细胞质壁分离导致微生物死亡；低渗环境易使细胞壁脆弱或缺壁的微生物细胞膨压过大，甚至引起胞体膨胀破裂而死亡。对氧气需求不同的微生物对培养基的氧化还原电位要求亦不相同，需氧菌大于厌氧菌，兼性需氧菌在不同的氧化还原电位条件下，其代谢途径会有所变化。

2. 培养基的种类

培养基种类繁多，按不同的分类标准分为多种类型。

（1）根据培养基成分来源不同分类

① 天然培养基 含有天然物质或天然物质经人工降解所得产物的培养基。含有纯天然成分，对其中的组分不甚清楚或各组分的含量具有不恒定性，如牛肉膏蛋白胨培养基、麦芽汁培养基。天然培养基来源广泛、营养丰富、种类多、价格低，但组分或含量不确定，适用于实验室一般增菌培养及大规模的工业发酵。

② 合成培养基 用化学成分及含量完全明确的物质组成的培养基，又称组合培养基，如高氏一号培养基、查氏培养基。其优点是组分清楚、含量确定、重现性好，但成本较高、

制备麻烦、微生物在其中生长较慢，适用于微生物营养、代谢、分类鉴定、遗传育种等方面的研究工作。

（2）根据培养基物理状态不同分类（图 2-1）

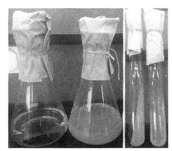

图 2-1　培养基

① 固体培养基　含有凝固剂而呈固体状态的培养基称为固体培养基。常用的凝固剂是琼脂，它是一种从海藻中提取的多糖类物质，熔点为 96℃，冷却到 40℃ 以下即可凝固，绝大部分微生物不能分解琼脂，所以培养基中的琼脂不是微生物的营养物质，仅作为凝固剂。一般在液体培养基中加入 1.5%～2.0% 的琼脂即可制成固体培养基。固体培养基最早由科赫发明，它推动了纯培养技术的发展，也推动了微生物学的发展，在科学研究和生产实践上具有广泛的用途。除琼脂外，明胶也可用作凝固剂，但由于许多细菌可以分解利用明胶，且其凝固点较低，不能广泛使用。实验室中的固体培养基可制成平板和斜面，用于微生物的增菌、分离、鉴别、计数、育种及保藏等。

② 半固体培养基　半固体培养基中的琼脂加入量约为 0.2%～0.5%，硬度比固体培养基要低，半固体培养基主要用于鉴别细菌有无鞭毛（即检查细菌有无运动能力）及某些生化试验。

③ 液体培养基　液体培养基中不加琼脂，培养基组分分布均匀，微生物能充分利用培养基中的养料，可用于微生物的增菌、生理生化研究、产品的无菌检查及大规模的工业生产。

（3）根据培养基用途不同分类

① 基础培养基　含有大部分微生物所需的基本营养物质，能满足一般微生物生长繁殖的培养基，如营养肉汤培养基，其成分是牛肉浸膏、蛋白胨、氯化钠和水，可用于一般细菌的培养。

② 加富培养基　又称富营养培养基，在基础培养基中加入一些特殊的营养物质如血液、血清、酵母浸膏、动植物组织液等制成的一类营养丰富的培养基质，以满足营养要求较高或有特殊营养要求的微生物的生长，如溶血性链球菌需要在血琼脂平板上才能生长。加富培养基可富集在其中呈优势生长的微生物，还能选择、分离微生物。

③ 选择培养基　利用不同微生物对化学药物敏感性不同，在培养基中加入一定的化学物质以抑制杂菌、利于目标菌株生长，从而将目标菌株从混杂的微生物群体中分离出来，如在培养基中加入胆酸盐，能选择性地抑制革兰阳性菌的生长，有利于革兰阴性菌的生长，常用于肠道致病菌的分离筛选。

④ 鉴别培养基　利用微生物的酶种类不同，生化反应能力不同，在培养基内加入特殊的底物和指示剂，某种微生物在这种培养基中生长后能产生特殊的代谢产物，与培养基成分

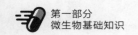
或某种试剂发生特定的化学反应，产生明显的、特征性的现象，这些现象可以将该微生物与其他微生物区别开来，从而达到鉴别的目的。如糖发酵试验常用于肠道致病菌的鉴别，它就是借助不同肠道致病菌对不同糖类分解能力的差异，通过能否产酸产气及指示剂的变色情况不同而作出判断。

实际工作中，有些培养基兼有选择和鉴别双重功能，如可用于金黄色葡萄球菌鉴别的甘露醇氯化钠琼脂培养基含盐量高，耐盐的金黄色葡萄球菌可在此培养基中生长，形成特征性的菌落，而其他非耐盐菌的生长则受到抑制。

⑤ 厌氧培养基　专供厌氧菌培养、鉴别用的培养基。常用的厌氧培养基有庖肉培养基、巯基乙酸钠培养基等，两者均含有还原性的成分，能降低培养基的氧化还原电位以利于厌氧菌的生长。

除以上分类方法外，还可按照培养对象不同分为细菌培养基、放线菌培养基和真菌培养基。

3. 培养基的质量控制

培养基是微生物赖以生存的营养基质，其质量直接影响微生物的生长繁殖及其代谢过程，因此控制培养基的质量，保证培养结果符合要求具有重要的意义。

（1）培养基制备过程中各个环节的质量控制　制备培养基的基本过程是称量各组分、溶解、补水、调 pH、分装包扎、灭菌。

① 培养基的各种组分　制备培养基的化学试剂要求达到化学纯（CP）以上规格，不能含对微生物有害的物质，要用蒸馏水配制，不能用饮用水或其他天然水，避免水中的离子或其他有害物质对微生物的生长繁殖造成影响。

② pH 测定　制备培养基时，pH 波动范围应在规定 pH±0.2 之内，还要注意高压灭菌后的 pH 变化，含糖培养基灭菌后 pH 通常会下降 0.2 左右。

③ 记录必要的信息　记录每批培养基的制备信息，如名称、制备量、制备人、制备日期及有效日期。

④ 培养基的无菌试验　每批培养基灭菌后需进行无菌试验，确定无菌后方可使用。

⑤ 培养基的保藏　制备好的培养基应在 2～25℃避光保藏，保藏在非密闭容器内，一般在三周内使用；保藏在密闭容器中，一般可在 1 年内使用。

（2）培养基适用性检查　用于微生物检查或种类鉴别的培养基，在进行供试品检查之前都必须用规定的标准菌株对其进行适用性检查，符合要求者方可使用。常见的培养基适用性检查有灵敏度试验、促生长能力检查、抑制能力检查及指示特性检查等。

三、微生物的生长现象

将微生物以一定的方式移植到培养基上的操作技术称为接种，常用的接种工具有接种环、接种针、吸量管、移液枪等。接种后的培养基，置适宜的温度及气体条件下培养，微生物即可生长繁殖，一定时间后形成肉眼可观察到的生长现象，微生物的生长现象常用于微生物鉴别及检验结果判断。

1. 微生物在液体培养基中的生长现象

（1）细菌在液体培养基中的生长现象 （图 2-2）

① 均匀浑浊　细菌在液体培养基中分散均匀，培养基呈均匀浑浊状态，大多数兼性厌氧菌都呈这种现象。

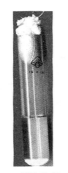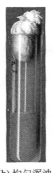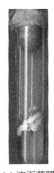

(a) 沉淀生长 (b) 均匀浑浊 (c) 液面菌膜

图 2-2　细菌在液体培养基中的生长现象

② 液面菌膜　某些专性需氧菌如枯草芽孢杆菌在液面形成一层白色的菌膜，有些则形成液面菌环。

③ 沉淀生长　厌氧菌和有些链状细菌（如链球菌）在液体培养基中生长后，在试管底部形成沉淀，而上层的液体仍较透明。

（2）真菌在液体培养基中的生长现象　酵母菌在液体培养基中的生长现象与细菌相似。霉菌在液体培养基中静置培养，菌丝一般在液面生长，形成液面菌膜；摇床振荡培养会出现菌丝球。

2. 微生物在固体培养基中的生长现象

（1）微生物在琼脂斜面上的生长现象　将微生物划线接种在斜面琼脂培养基表面，培养后可看到连成一片的培养物，称为菌苔。

（2）微生物在琼脂平板上的生长现象　将微生物在平板上划线分离或稀释分离，微生物浓度大的部位也可形成菌苔，浓度极稀的部位可得到由单个微生物在固体培养基上生长繁殖形成的肉眼可见的微生物集团，称为菌落，一个菌落通常是由单个微生物不断分裂增殖堆积而成的纯种，将它转接在新鲜培养基上培养即得到该微生物的纯培养，纯培养是只含一种微生物的培养物。不同类型微生物形成的菌落，其大小、形状、边缘、隆起、色泽、质地、透明度、湿润度、表面光泽度等特征各不相同；同种微生物在同一培养条件形成的菌落有一定的稳定性和专一性，而在不同的培养条件，如培养基、温度、培养时间改变，形成的菌落则存在差异，所以菌落特征可用于微生物的鉴别（图 2-3，图 2-4）。

① 细菌的菌落特征　较小、较薄，多呈圆形，边缘整齐或不规则，扁平或凸起，表面湿润、黏稠有光泽，质地均匀，多为半透明，颜色多样且正反两面相同，易挑起，常有臭气。

② 霉菌的菌落特征　较大，质地疏松，呈绒毛状、棉絮状、毡状或粉粒状，个别呈蔓延生长，不透明，颜色多样、正反两面不同，与培养基结合紧密、不易挑起，常有霉味。

③ 酵母菌菌落特征　早期酵母菌菌落与细菌较相似，但较细菌菌落大、厚，呈油脂状或蜡滴状，多为圆形乳白色，少数红色，质地均匀，表面湿润、光滑，有些种的菌落可因培养时间过长而表面皱缩，易挑起，常有酒香味。

④ 放线菌的菌落　多为圆形，表面干燥、多皱、坚实、致密牢固，不易挑起，常有呈放射状排列的沟纹，不透明，正、反两面常呈现不同的色泽，常有土腥味。

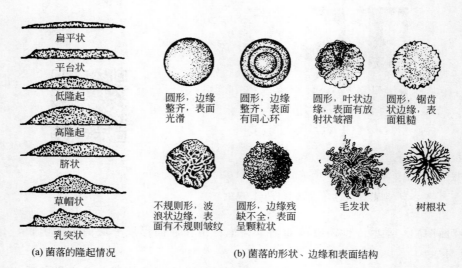

图 2-3　菌落特征

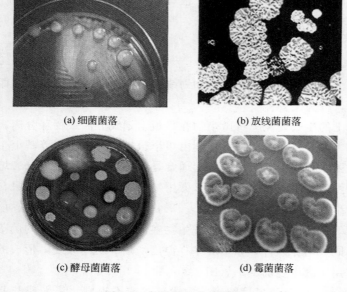

(a) 细菌菌落　　　　　　　　　　(b) 放线菌菌落

(c) 酵母菌菌落　　　　　　　　　　(d) 霉菌菌落

图 2-4　各类微生物的菌落

3. 半固体培养基中的生长现象

　　用接种针取细菌在半固体培养基中穿刺接种培养后，有鞭毛的细菌能沿着穿刺线周围扩散生长，穿刺线模糊不清，呈云雾状、羽毛状生长，培养基浑浊；无鞭毛的细菌只能沿着穿刺线生长，周围培养基仍较透明。将细菌穿刺接种在半固体状的明胶培养基中培养，能产生明胶酶的细菌则能分解明胶，使培养基液化，此现象可用于该细菌鉴别。

第三节　微生物鉴别的一般方法

　　进行微生物研究、微生物检验、疾病诊断及治疗时，经常要对微生物进行分类鉴定，鉴定方法一般是从个体形态结构、群体培养特征、染色性、生化试验、血清学检测等方面着手，对检验现象综合分析，得出正确的结论。

一、个体形态结构特征

微生物的个体形态结构特征是用于分类鉴别的重要依据之一。原因：一是它易于观察比较；二是许多形态学特征受多基因控制，在一定的培养条件下，具有相对的稳定性。常用于分类鉴别的形态结构特征包括细菌的形状、大小、排列方式、特殊结构（如芽孢、鞭毛、荚膜）、超微结构（如细胞壁结构、细胞内含物等）；放线菌及真菌的菌丝、孢子（形态、颜色、表面状况、着生方式、数量）、超微结构等。

显微镜是观察微生物形态结构最重要的工具，根据使用的光源不同分为光学显微镜和电子显微镜，前者以可见光为光源，最大有效放大倍数是 $1000 \sim 1500$ 倍；后者以电子束为光源，目前最大放大倍数可达 300 万倍。光学显微镜分为普通光学显微镜、实体显微镜、偏光显微镜、倒置式显微镜、暗视野显微镜、相差显微镜、干涉差显微镜和荧光显微镜等；电子显微镜又分为透射式电子显微镜、扫描式电子显微镜、反射式电子显微镜和发射式电子显微镜等。一般微生物实验室使用的是普通光学显微镜，其最大分辨力是 $0.25\mu m$，最大放大倍数是 1000 倍，可看清细菌、放线菌及真菌的外形。随着科技的发展，显微镜的种类也越来越多，这对推动微生物学研究起着重要作用。

二、群体培养特征

微生物的群体培养特征是指微生物在培养基上所表现的群体形态和生长现象，包括平板上的菌落特征、斜面上的菌苔特征和液体、半固体培养时的生长现象，一定培养条件下，不同微生物的培养特征有差异，而同一微生物则具有典型的培养特征，它是微生物鉴别的又一主要依据。

三、染色特性

微生物个体微小，特别是细菌，属单细胞结构，菌体细胞呈无色半透明状，在显微镜下难于辨识，一般进行染色处理，使其与背景形成色差，便于观察。结构不同的细菌染色结果不同，也是细菌分类鉴别常用的依据之一。

用于微生物染色的染料种类繁多，根据染料在溶液中电离后带电情况的不同分为碱性染料、酸性染料和中性染料，碱性染料带正电荷，包括亚甲蓝、结晶紫、甲紫、碱性复红及孔雀绿等；酸性染料染色带负电荷，如伊红、酸性复红或刚果红；中性染料是前两者的结合物又称复合染料，如伊红亚甲蓝、伊红天青等。

细菌染色多用碱性染料，由于细菌在正常生理条件下的等电点为 pH $2 \sim 5$，在接近中性的溶液中带负电荷，易与碱性染料的着色基团（带正电荷）结合而着色。当细菌分解糖类产酸使培养基 pH 下降时，细菌所带正电荷增加，此时可用带负电荷的酸性染料染色。

细菌染色方法有多种，按微生物是否死亡分为活菌染色法和死菌染色法，多用死菌染色。根据染色对象不同死菌染色又分为正染色法和负染色法，前者是对观察目标染色，背景不染，如革兰染色法；后者是对观察的背景染色，而观察目标不染，如荚膜负染色法。根据正染色法步骤不同，分为单染色法和复染色法。

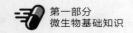
1. 单染色法

只用一种染料、使菌体一步着色，其操作过程如下：

涂片 → 干燥 → 固定 → 染色 → 镜检

单染色法可观察细菌的形态、大小、排列方式等，但鉴别作用不大。

2. 复染色法

复染色法使用两种或两种以上的染料、分步着色，可将不同种类的细菌或同种细菌的不同结构染成不同的颜色，不仅可以观察细菌的形态和结构，还有助于细菌的鉴别，故又称鉴别染色法。复染法种类很多，有革兰染色法、抗酸染色法、特殊染色法等，其中应用最广泛、最经典的是革兰染色法。

（1）革兰染色法 该方法由丹麦医生 Christian Gram 于 1884 年首创，一直沿用至今，是细菌学上最常用的染色方法，其操作过程如下：

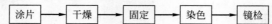

涂片 → 干燥 → 固定 → 草酸铵结晶紫初染 → 卢戈碘液媒染 → 95%乙醇溶液脱色 → 沙黄复染 → 干燥 → 镜检

结果：染成紫色的细菌称为 G^+ 菌，如金黄色葡萄球菌、枯草芽孢杆菌等；染成红色的称为 G^- 菌，如大肠埃希菌、伤寒杆菌等。两类细菌的革兰染色结果不同与细胞壁成分和结构、细胞内的成分及细菌的等电点等因素有关，细胞壁成分和结构差异是造成染色性不同的主要原因，G^+ 菌细胞壁肽聚糖层数多，厚而致密，脂质含量少，乙醇不易脱色，故呈紫色；而 G^- 菌刚好相反，所以染成红色。

革兰染色的意义：①有助于细菌的鉴别。通过革兰染色，将细菌分为革兰阳性（G^+）菌和革兰阴性（G^-）菌两类。②有助于了解细菌的致病性。G^+ 菌大多产生外毒素；G^- 菌大多产生内毒素。③指导临床用药。例如多数 G^+ 菌对青霉素较敏感，而多数 G^- 菌不敏感；反之多数 G^- 菌对链霉素敏感，而 G^+ 菌敏感性较差。

（2）抗酸染色法 该方法用来鉴别抗酸性细菌和非抗酸性细菌，过程如下：

涂片 → 干燥 → 固定 → 石炭酸复红加热初染 → 3%盐酸乙醇脱色 → 美蓝复染 → 干燥 → 镜检

结果：染成红色的细菌称为抗酸性细菌，如结核分枝杆菌、麻风分枝杆菌等；染成蓝色的细菌称为非抗酸性细菌。

（3）特殊染色法 细菌的有些结构需要用特殊的染色方法才能着色观察，如荚膜染色法、芽孢染色法、鞭毛染色法等。

四、生化试验

在进行微生物的分类鉴别时，仅凭以上结果有时难于作出判断，通常需要结合生理生化反应现象，综合分析，再得出准确的结论。不同的微生物具有不同的酶系统，对同一物质的代谢途径和代谢产物各不相同，可以利用生物化学反应检测代谢产物，进而对微生物进行分类鉴定，这些可用于微生物鉴别的生物化学反应称为生化试验。

生化试验对微生物的分类鉴定，尤其在肠道菌科细菌属和种的分类鉴定方面具有重要意义。常用的生化试验有糖发酵试验、IMViC 试验（即吲哚试验、甲基红试验、V-P 试验和枸橼酸盐试验）等。

1. 糖发酵试验

不同细菌分解糖类的能力和代谢产物不同。例如大肠埃希菌能分解利用葡萄糖和乳糖；

而伤寒杆菌能分解利用葡萄糖，但不分解乳糖。即使两种细菌均可分解葡萄糖，其产物也不尽相同，大肠埃希菌有甲酸解氢酶，能将分解葡萄糖生成的甲酸进一步分解为 CO_2 和 H_2，故结果是产酸并产气；而伤寒杆菌缺乏甲酸解氢酶，分解葡萄糖仅产酸不产气。

$$C_6H_{12}O_6 \xrightarrow[\text{大肠埃希菌}]{\text{伤寒杆菌}} CH_3COCOOH \longrightarrow HCOOH$$
葡萄糖　　　　　　　　　　　丙酮酸　　　　　甲酸

$$HCOOH \xrightarrow[\text{大肠埃希菌}]{\text{甲酸解氢酶}} CO_2 + H_2$$

常用于糖发酵试验的糖类有：葡萄糖、甘露糖、乳糖、麦芽糖、蔗糖、阿拉伯糖等。由于糖发酵的大多数终产物是酸和气体，可使用 pH 指示剂观察培养液的 pH 变化，判断是否产酸，pH 指示剂有酸性品红（pH 6.0～7.4，红→黄）、溴甲酚紫（pH 5.2～6.8，黄→紫）和溴麝香草酚蓝（pH 6.0～7.6，黄→蓝）。在培养管内加入倒置的杜氏管，观察培养后杜氏管内是否出现气泡，判断是否产气。借助单糖分解情况来鉴别细菌的方法，在肠道细菌的鉴定中应用最多，它也是鉴定细菌的生化反应中最主要和最基本的试验。

方法：取待检菌的新鲜培养物，接种于糖发酵管中，一支作空白对照。培养 24～48h，观察结果。杜氏管中有气泡（无论气泡大小），判为产气；培养液中 pH 指示剂显酸色，判为产酸。试验结果只产酸者以"＋"表示；产酸并产气者以"⊕"表示；不产酸不产气者以"—"表示。

2. 吲哚试验（靛基质试验Ⅰ）

有些细菌含有色氨酸酶，能分解蛋白胨中的色氨酸生成吲哚（靛基质）。吲哚本身没有颜色，不能直接观察，当加入对二甲氨基苯甲醛试剂时，该试剂与吲哚作用，形成红色的玫瑰吲哚。

方法：取待检菌的新鲜培养物接种于蛋白胨水培养基中，于 37℃恒温培养 24～48h，沿管壁加入靛基质试液数滴，轻轻摇动试管，液面呈玫瑰红色为阳性反应（＋）；呈试剂本色为阴性反应（—）。

本试验常用于肠杆菌科种属鉴别，98％大肠埃希菌、变形杆菌呈阳性反应，沙门菌、产气克雷伯菌呈阴性反应。

3. 甲基红试验（M）

肠杆菌科各菌属都能发酵葡萄糖产生丙酮酸，在丙酮酸进一步分解中，由于糖代谢的途径不同，有的可将丙酮酸转化为乳酸、琥珀酸、醋酸和甲酸等大量酸性产物，使培养基 pH

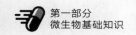
值下降至 4.5 以下，使甲基红（pH 4.4～5.2，红→黄）指示剂变红。但有的肠道菌则使部分丙酮酸脱羧转化为中性的乙酰甲基甲醇，生成的酸类减少，培养基的 pH 值下降不多，使甲基红指示剂显黄色或橘黄色。

方法：取待检菌的新鲜培养物，37℃恒温培养 48h±2h，在约 2ml 培养液中加入 2 滴甲基红指示液，轻轻摇动，立即观察，呈鲜红色或橘红色为阳性（＋）；呈黄色或橘黄色为阴性（－）。大肠埃希菌呈阳性，产气杆菌呈阴性。

4. V-P 试验

细菌能分解葡萄糖产生丙酮酸，某些细菌能将 2 分子丙酮酸缩合，脱羧生成一分子的乙酰甲基甲醇。在强碱环境下，乙酰甲基甲醇被空气中的氧气氧化形成二乙酰，二乙酰与蛋白胨中精氨酸的胍基生成红色化合物，称 V-P 试验阳性，试验中加入 α-萘酚，可促进反应出现。

$$2CH_3COCOOH \longrightarrow CH_3COCHOHCH_3 + 2CO_2$$
$$\text{丙酮酸} \qquad\qquad\qquad \text{乙酰甲基甲醇}$$

$$CH_3COCHOHCH_3 \xrightarrow[+KOH]{-2H} CH_3COCOCH_3$$
$$\text{乙酰甲基甲醇} \qquad\qquad\qquad \text{二乙酰}$$

$$\begin{array}{c} O=C-CH_3 \\ | \\ O=C-CH_3 \end{array} + HN=C\begin{array}{c} NH_2 \\ \diagdown \\ \diagup \\ NH_2 \end{array} \longrightarrow HN=C\begin{array}{c} N=C-CH_3 \\ | \\ N=C-CH_3 \end{array} + 2H_2O$$
$$\text{二乙酰} \qquad\qquad \text{胍基} \qquad\qquad\qquad\qquad \text{红色化合物}$$

方法：取待检菌的新鲜培养物，接种于磷酸盐葡萄糖胨水培养基内，培养 48h±2h，在 2ml 培养液中加入 α-萘酚乙醇试液 1ml，混匀，再加入 40％的氢氧化钾试液 0.4ml，充分摇匀，在 4h（通常在 30min）内出现红色者，判为阳性（＋），无红色反应为阴性（－）。

产气杆菌为阳性，大肠埃希菌为阴性。

5. 枸橼酸盐试验（C）

有些细菌可利用枸橼酸钠为唯一碳源，能在枸橼酸盐培养基上生长，分解铵盐产生氨，分解枸橼酸钠产生碳酸盐，使培养基的 pH 升高，由中性变为碱性，在培养基中加入指示剂溴麝香草酚蓝，培养基由浅绿色变为深蓝色，即为枸橼酸盐利用试验阳性。不能利用枸橼酸钠的细菌，在此培养基上不能生长，培养基仍为浅绿色。

方法：取待检菌的新鲜培养物接种于枸橼酸盐斜面培养基上，置 37℃恒温培养 2～4 天，培养基斜面有菌苔生长，培养基由绿色变为蓝色，判为阳性（＋）；培养基斜面无菌生长，培养基仍呈绿色者为阴性（－）。

此试验主要用于肠杆菌科细菌的鉴别。埃希菌属、志贺菌属、爱德华菌属为阴性，沙门菌属、克雷伯菌属、产气杆菌、某些变形杆菌为阳性。

IMViC 试验常用于肠道杆菌的检验，大肠埃希菌的 IMViC 试验结果是"＋＋－－"，少数"－＋－－"；产气荚膜杆菌的是"－－＋＋"。

6. 明胶液化试验

明胶是一种胶原蛋白，不具有一般蛋白质加热凝固的特性，其水溶液在 24℃以下会凝固成固体，高于 30℃左右即熔化。有些微生物由于具有胶原酶可以直接将明胶分解为氨基酸，分解后的明胶，凝固力降低，低于 20℃时不再凝固，呈液化状态。

方法：取待检菌的新鲜培养物穿刺接种于明胶培养基管内，穿刺深度接近于培养基底部，置 20℃恒温培养 2～5 天，判断结果前，取出放置 0～4℃冰箱内 10～30min，如有菌生长，明胶表面无凹陷，且为稳定的凝块，则为明胶水解阴性；如明胶呈液体状，则明胶水解阳性；如有菌生长，明胶未液化，但明胶表面菌落下出现凹陷小窝（需与对照管比较，因培养过久的明胶也会因水分散失而凹陷）也是轻度水解，按阳性对待。

本试验为细菌鉴定的常规试验法。铜绿假单胞菌、荧光假单胞菌、腐败假单胞菌等为阳性反应，肠杆菌科细菌多数为阴性反应。

生化试验种类很多，可以是根据酶作用的特异性，测定酶的存在，如鉴别沙门菌的赖氨酸脱羧酶试验、鉴别铜绿假单胞菌的氧化酶试验、鉴别金黄色葡萄球菌的血浆凝固酶试验。也可根据细菌对理化条件和药物试剂的敏感性，观察细菌的生长情况，如鉴别铜绿假单胞菌的 42℃生长试验、鉴别沙门菌的氰化钾试验。

五、血清学检测

对同种而不同型的微生物，即使利用生化试验往往也无法区分，需借助血清学技术才易于区别。同种不同型的微生物其抗原物质不同，与相应的抗体可以发生特异性的识别与结合，这种结合可以通过多种检测方法进行测定，从而划分不同血清型的菌株或毒株，沙门菌鉴别采用的血清学凝集试验即为此例。

随着现代科学技术的发展，对微生物代谢活动的认识不断深入，新的快速、自动化的检测手段不断出现，如气相色谱分析、分子生物学技术等已经用于微生物分类鉴定。

小　结

主要内容	重点小结			
微生物的营养物质	水、碳源、氮源、无机盐和生长因子			
微生物培养条件	常用培养基	温度	pH	气体
细菌	牛肉膏蛋白胨培养基	37℃	6.8～7.4	需氧、厌氧、兼性厌氧
真菌	沙堡培养基	22～28℃	4～6	需氧、兼性厌氧
放线菌	高氏一号培养基	30～32℃	7.2～7.6	需氧、兼性厌氧
培养基	必备条件：营养、pH、物理状态、无菌 种类：按物理状态不同分固体、液体、半固体培养基 质量控制：成分、无菌性、保藏、信息记录、适用性			
生长现象	固体：菌落与菌苔 液体：均匀浑浊、液面菌膜、沉淀生长 半固体培养基主要用于观察鞭毛和生化试验			
鉴别方法	形态结构、群体培养特征、染色性、生化试验、血清学等方面的比较判断结果			

 目标检测

一、名词解释

生长因子、专性需氧菌、专性厌氧菌、兼性厌氧菌、培养基、接种、纯培养、菌苔、菌落、生化试验、IMViC

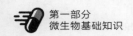
二、填空题

1. 微生物的营养物质包括_____、_____、_____、_____和_____。

2. 微生物吸收营养物质的方式是_____、_____、_____和_____。

3. 培养基按用途不同分_____、_____、_____、_____和_____，其中能培养大部分微生物的是_____，能从环境中分离目标微生物的是_____。

4. 制备培养基的最常用的凝固剂是_____，一般微生物_____（能/不能）利用它。

5. 一般实验室培养细菌的温度是_____；培养真菌的温度是_____。

6. 细菌生长最适的 pH 是_____；放线菌生长最适的 pH 是_____；真菌生长最适的 pH 是_____。

7. 细菌常用培养基是_____；放线菌常用培养基是_____；真菌常用培养基是_____；酵母菌常用培养基是_____。

8. 不用显微镜可用于直接观察细菌是否有鞭毛的培养基是_____。

9. 液体培养基中能观察到的细菌生长现象是_____、_____和_____。专性厌氧菌的液体培养现象是_____，兼性厌氧菌的液体培养现象是_____。

10. 细菌革兰染色性不同的主要原因是_____。

11. 革兰染色的主要步骤是_____、_____、_____、_____、_____、_____和_____，其中关键步骤为_____；染色过程中草酸铵结晶紫用于_____；卢戈碘液用于_____；95％乙醇用于_____；复红用于_____，革兰染色结果 G^- 菌为_____色、G^+ 菌为_____色。

三、选择题（每空只有一个最佳答案）

1. 一般细菌生长繁殖所需的条件不包括（　　）。

A. 营养　　　　　　B. 光线　　　　　　C. 温度　　　　　　D. 酸碱度

2. 制备培养基要用（　　）。

A. 饮用水　　　　　B. 蒸馏水　　　　　C. 生理盐水　　　　D. 无菌水

3. 不能在液体培养中观察到的细菌生长现象是（　　）。

A. 液面菌膜　　　　B. 沉淀生长　　　　C. 均匀混浊　　　　D. 菌落

4. 培养基最常用的灭菌方法是（　　）。

A. 滤过除菌法　　　　　　　　　　　　B. 煮沸消毒法

C. 高压蒸汽灭菌法　　　　　　　　　　D. 间歇蒸汽灭菌法

5. 革兰染色法采用的初染试剂是（　　）；媒染试剂是（　　）；复染试剂是（　　）；脱色试剂是（　　）。

A. 卢戈碘液　　　　B. 95％乙醇　　　　C. 沙黄染液　　　　D. 草酸铵结晶紫

6. IMViC 依次代表（　　）四种生化反应。

A. 吲哚试验、V-P 试验、枸橼酸盐利用试验和甲基红试验

B. 吲哚试验、单糖发酵试验、甲基红试验和枸橼酸盐利用试验

C. 甲基红试验、吲哚试验、V-P 试验和硫化氢生成试验

D. 吲哚试验、甲基红试验、V-P 试验和枸橼酸盐利用试验

7. 最适宜放线菌生长的温度是（　　）。

A. 28～32℃　　　　B. 22～28℃　　　　C. 30～35℃　　　　D. 32～37℃

四、简答题

1. 列表比较细菌、真菌的培养条件及菌落特征。

2. 培养基必须具备哪些条件？按物质状态不同培养基分为哪几种类型？可用于分离单菌落的是哪种？

3. 如何控制培养基的质量？

4. 简述革兰染色的原理和意义。

5. 微生物哪些方面的检查可作为分类鉴定的依据？

6. 常用于肠道杆菌检查的生化试验有哪些？

五、分析与应用

因操作不当，某实验室使用的金黄色葡萄球菌标准菌株被杂菌污染了，请你设计一方案对金黄色葡萄球菌进行分离、纯化和形态、染色性方面的简单鉴定。

第三章 消毒与灭菌

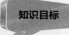

知识目标

1. 掌握消毒灭菌的基本概念。
2. 掌握常用物理、化学消毒方法及其作用机理。
3. 掌握高压蒸汽灭菌法、辐射灭菌法、滤过除菌法的灭菌条件、适用对象及其注意事项。
4. 掌握医药行业常用化学消毒剂的使用方法及适用对象。
5. 熟悉化学消毒剂的作用机制及影响因素。

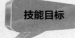

技能目标

1. 能进行高压蒸汽灭菌、紫外线消毒、过滤除菌的操作。
2. 能正确配制和使用常用的化学消毒剂。
3. 能根据物品的特点选用适当的消毒灭菌方法。

思政与职业素养目标

1. 培养学生善于分析，灵活应用知识的能力。
2. 通过新冠疫情期间涌现的新型防护措施和消毒方法，激发学生学以致用、开拓创新的精神。

微生物广泛分布于土壤、水体、空气等自然环境中，也存在于人和动植物的体表及与外界相通的腔道，适宜条件下，它们能快速生长繁殖；若环境条件不利，其生长繁殖则受到抑制，甚至死亡。无处不在的微生物可导致生产和生活资料腐败变质，产品污染，使人和动植物发生病变，因此，在实际工作中需采取有效的方法加以控制，消毒灭菌就是通过一定的物理、化学或生物学方法改变微生物生长繁殖条件、破坏微生物的结构、影响其生理，从而抑制或杀死微生物，减少或防止微生物带来的危害。以下介绍消毒灭菌方法中常用的术语。

（1）消毒 采用理化方法杀死物体或介质中的病原微生物。消毒的主要对象是病原微生物，对芽孢及非病原微生物不一定有致死作用，消毒的目的是达到无害化处理。

（2）灭菌 采用理化方法杀死或除去物体及介质中的所有微生物。灭菌对象包括芽孢和繁殖体、有致病性和无致病性的各类微生物，灭菌后的物品没有活的微生物存在称为无菌。灭菌和无菌是绝对概念，但在实际工作中一般规定将灭菌物品的微生物存活概率为 10^{-6}，即百万件灭菌物品中允许不超过一件仍有活的微生物存在即认为达到灭菌要求。

（3）防腐 采用理化方法抑制或防止微生物生长繁殖，微生物一般不死亡。用于防腐的化学试剂称为防腐剂。同一化学药品在高浓度时为消毒剂，低浓度时常为防腐剂。

（4）无菌操作 防止微生物进入机体或操作对象的方法。例如微生物学实验中要注意防止污染和操作人员感染，进行外科手术时防止微生物进入创口，用无菌法制药工艺生产非最终灭菌的无菌制剂部分关键工序都称为无菌操作。

消毒灭菌方法有物理方法、化学方法和生物学方法三大类，在实际工作中应根据消毒灭菌的对象和目的要求不同，选择适宜的方法。

第一节　物理方法

物理方法是通过物理因素去除微生物或破坏微生物的成分和结构，影响其代谢，损害其生理功能，从而达到杀灭微生物的目的。物理方法效果好，无残留，是实践中常用的消毒灭菌方法，主要包括热力法、辐射（照）灭菌法、滤过除菌法、超声波消毒法、微波消毒法、渗透压法及低温抑菌法等。

一、热力法

高温可使菌体蛋白质凝固变性、酶失活，核酸断裂，核糖体解体，细胞膜结构破坏，从而导致菌体死亡。热力法是最可靠而普遍应用的方法，热力灭菌法包括干热灭菌法和湿热灭菌法两大类，在同一温度下，后者的灭菌效力比前者大。这是因为：①湿热有水条件下菌体蛋白较易凝固变性。②湿热蒸汽的穿透力比干热空气强，容易到达灭菌物体的内部。③湿热的蒸汽有潜热存在。水由气态变为液态时放出的潜热，可迅速提高被灭菌物体的温度。湿热条件下各类微生物对热力的抵抗力为绝大多数病毒 56～60℃ 30min 灭活；不形成芽孢的细菌一般 55～60℃ 30～60min 死亡；80℃ 持续 5～10min 几乎可杀死所有的细菌繁殖体和真菌；细菌芽孢耐热性最强，需 121℃ 持续 15～30min 才死亡。

1. 干热灭菌法

干热灭菌是没有水分参与的灭菌过程，其原理是通过干热作用使微生物机体脱水干燥、大分子变性、炭化，致其死亡。

（1）焚烧　将灭菌物品直接点燃或置焚烧炉内烧毁，将其变为无害的灰烬。焚烧是一种最彻底的灭菌方法，但仅用于处理废弃的病原微生物污染物品或携带病原微生物的动、植物尸体。

（2）灼烧　灼烧是直接用火焰加热物品表面，杀死微生物，是无菌操作的辅助灭菌手段。适用于微生物学实验室的接种操作器材及急救处理器械，如接种环、接种针、试管口、锥形瓶口、手术刀、手术剪、金属镊子等，灭菌物品为金属、玻璃、陶瓷等耐高温、不可燃的制品。

（3）烘烤　烘烤也称为干烤，是将物品置于烘箱中，利用干热空气杀菌，因空气传热慢，灭菌时间较长。将物品包装后置烘箱中，一般加热至 160～170℃ 持续 2h 即可灭菌；180℃ 2h 或 250℃ 30min 可去除热原。适用于高温下不变质、不损坏、不蒸发、怕湿的物品，一般为玻璃、瓷器、金属等材质，如培养皿、试管、锥形瓶、吸量管、玻质注射器、剪刀、金属镊子、研钵等，某些耐干热的药粉、滑石粉、油性物质（如凡士林、注射用油、石蜡等）等也可用此法灭菌，在无菌药品生产时，也可用 350℃ ≥5min 对输液瓶、西林瓶等内包装容器进行快速灭菌。热原及细菌内毒素检测所用的器材常用此法处理去除热原的干扰。烘烤灭菌时，烘箱内装入物品不宜过密，应留有空隙，利于热空气流动；过密，则箱内温度不均，会导致部分物品灭菌不彻底。

（4）红外线　利用红外线产生的热效应进行灭菌。红外线是一种 $0.77～1000\mu m$ 波长的

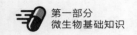
电磁波，有较好的热效应，尤以 1～1000μm 波长热效应最强。物品吸收红外线即可转化为热能，不需要空气传导，加热速度快，红外线一般只照到表面，受热不均匀，适用于餐具、医械消毒。人受红外线照射时间过长会感觉眼睛疲劳及头疼，长期照射会造成眼内损伤，因此，工作人员应佩戴能防红外线伤害的护目镜。

生物安全柜中不能使用酒精灯，用于接种环灭菌的红外线灭菌器也是利用远红外线的热效应灭菌。

2. 湿热灭菌法

湿热灭菌法是以水或水蒸气作为热的传导介质，使蛋白质变性、凝固从而杀灭微生物的方法。

(1) 煮沸法 煮沸法是将物品浸没水中加热煮沸从而杀死微生物的方法。1 标准大气压（atm，1atm=101325Pa）下煮沸（100℃）5～10min 能杀死细菌繁殖体、真菌、病毒等，但不能杀灭芽孢，需煮沸数小时才能杀死芽孢。在水中加入 2% 碳酸钠可提高其沸点达 105℃，既可促进芽孢的杀灭，又能防止金属器皿生锈。煮沸法主要用于饮水、餐具、刀、剪、注射器等物品的消毒。

(2) 流通蒸汽法 此为采用流通蒸汽杀死微生物的方法。100℃蒸汽持续 15～30min 可杀死细菌繁殖体，此法设备简单，操作方便，但不能完全杀灭芽孢。常用于餐具、口服液、小容量不耐高温的注射剂、输送管道以及大容器等物品的消毒。因不能保证完全灭菌，故用此法消毒的药品生产过程要尽量避免污染，消毒时物品的包装不宜过大、过紧以利于蒸汽穿透。

(3) 间歇蒸汽灭菌法 利用反复多次的蒸汽间歇加热杀死微生物的方法。用流通蒸汽加热 15～30min 可杀死物品中的繁殖体，但芽孢尚有残存，取出后放 37℃恒温箱过夜，使芽孢发育成繁殖体，次日再蒸一次，如此连续三次以上可达灭菌效果。本法适用于不耐高温的物品、营养液、培养基的灭菌，如含血清、糖、牛奶的培养基。

(4) 巴氏消毒法 巴氏消毒法亦称低温消毒法，是一种利用较低的温度杀死液体中的病原微生物或杂菌的消毒方法。常用方法是 63℃维持 30min 或 72℃维持 15s，后者较常用。适用于牛奶、酒类、糖浆、果汁等不耐高温的食品的消毒，此法消毒的同时又能保持食品原有的营养和风味。巴氏消毒法也可用于注射用水的循环储存，在生物制品生产中还可通过加热 60℃维持 10h 灭活病毒。

(5) 高压蒸汽灭菌法 此法是利用高压饱和水蒸气灭菌，在专门的高压蒸汽灭菌器中进行，将灭菌物品置灭菌器内，排净冷空气后，灭菌器内的温度随着蒸汽压力的增加而升高，在一定温度下持续适当的时间即可杀灭包括芽孢在内的所有微生物，它是热力灭菌法中使用最普遍、灭菌效果最好的一种方法。适用于普通培养基、生理盐水、药品生产原辅料、耐热大容量注射剂、玻璃容器、胶塞、管道、医疗器械、医用敷料、手术用具及无菌工作服等耐高温高压及耐湿物品的灭菌。一般物品的灭菌条件为 0.1MPa（1.05kgf/cm²）、121.3℃维持 15～30min；含糖培养基高温易炭化，采用 0.069MPa（0.703kgf/cm²）、115℃维持 15～30min 灭菌。实际工作中的灭菌参数可视灭菌对象的性能作出调整，并通过灭菌效能验证。

常用的高压蒸汽灭菌器有手提式、立式和卧式三种类型，可根据不同的需要作出选择。使用高压蒸汽灭菌器的注意事项有：①定期检测仪表的灵敏度及监测灭菌效果。②合理放置物品，不宜过满、过密，装载量以不超过灭菌器容积的 85% 为宜，物品间应留有空隙，利于蒸汽流通。③加热初期要排净冷空气，灭菌器内冷空气是否排净极为重要，由于空气的膨胀压大于水蒸气的，在同一压力下含有空气的蒸汽温度低于饱和蒸汽的温度，若空气未排净，可达到灭菌的压力，但达不到灭菌的温度。④合理计算灭菌时间，应在排净空气后达到规定温度才开始计时。⑤压力降至 0 时，方可打开排气阀，开盖取物，趁热烘干包扎材料。

二、辐射灭菌法

辐射灭菌法是利用电磁辐射产生的电磁波杀死微生物的一种方法。用于杀菌的电磁波可分为非电离辐射和电离辐射，前者如微波、紫外线（UV）等，后者如 X 射线、γ 射线、高速电子束等，它们都能通过特定的方式影响微生物生长或杀死微生物。

1. 紫外线

紫外线是介于紫光和 X 射线间的光波，波长 240～280nm 的紫外线具有很强的杀菌作用，其中以 253.7nm 的作用最强。紫外线主要作用于 DNA，使 DNA 链上相邻的两个胸腺嘧啶共价结合形成二聚体，干扰 DNA 的复制与转录，导致微生物变异或死亡。此外，紫外灯照射后还可以产生 O_3，具有协同消毒的作用，其中以波长 184.9nm 的紫外线产生 O_3 最多，可用于制高臭氧紫外灯。紫外线具广谱的杀菌作用，对各类微生物均有效果，由于日光照射对紫外损伤的微生物具有修复作用，因此进行紫外消毒时不要同时打开日光灯。

紫外线穿透力较弱，不能穿过普通玻璃、塑料薄膜、纸张，对能直接照射到的微生物杀伤作用强，因此消毒时必须使消毒部位保持干净、充分暴露于紫外线下。紫外线能透过石英，常用石英制作紫外灯罩。利用紫外消毒的装置有固定于室内的紫外消毒灯和可移动的紫外消毒器，后者主要用于局部消毒，便于移动或携带，适用于局部近距离或小物件的消毒（图 3-1）。

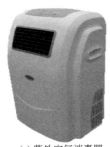 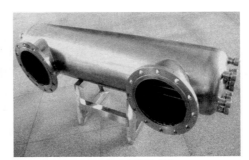

(a) 紫外空气消毒器　　　　　　　(b) 紫外水体消毒器

图 3-1　紫外线消毒器

紫外线消毒适用于空气（如生产洁净车间、微生物实验室、手术室、病房的空气）、物品表面（如洁净车间及病房台面、地面、天花板、设施）、水体及其他液体的消毒。紫外线对人体皮肤、眼睛有损伤作用，不能在有人的情况下直接照射使用，测定紫外线强度时应穿戴防护眼镜和防护服装。

影响紫外线消毒效果的因素有：①辐照剂量，辐照剂量是所用紫外线灯在照射物品表面处的辐照强度和照射时间的乘积，对杀菌效果起决定性的作用。不同的微生物对紫外线的敏感性不同，致死的辐照剂量也有很大的差异，微生物对紫外线抵抗力由强到弱依次为真菌孢子、细菌芽孢、抗酸杆菌、病毒、细菌繁殖体，实际工作中可根据杀菌所需的辐照剂量及紫外线光源的辐照强度，计算出需要照射的时间。另外，紫外消毒器的辐照强度随使用时间延长而下降，使用期间需定期检测，根据检测的结果调整照射时间，必要时则需更换紫外灯管，紫外灯的寿命一般为 1000h。②照射距离，室内固定消毒时，紫外灯装在天花板或墙面，应离地 2.5m 左右；对污染表面消毒时，灯管离污染表面不宜超过 1m；用于水体消毒时，紫外灯可装在水内或水外，水内紫外光源应装有石英玻璃保护罩，无论哪种方式，水层厚度不应超过 2cm。③消毒环境，消毒环境的温度、湿度以及灯管外、空气中的尘埃和水中的粒子会影响其杀菌效果，紫外线杀菌的适宜温度范围是 20～40℃，相对湿度 40%～60%；灯上的灰尘和油污、空气中的灰尘、水中的颗粒杂质都会降低其消毒效果，应经常（一般可两周一次）用酒精棉球擦拭清洁灯管外表，紫外灯与消毒物品间不应有其他物品相隔。

2. 电离辐射灭菌

高速电子束、X 射线和 γ 射线等能使作用物质直接或间接地发生电离现象，称为电离辐射，在足够剂量时，电离辐射对各种微生物均有致死作用，可用于物体的消毒灭菌即为辐射灭菌。其杀菌机制是：①高能射线直接作用于微生物的 DNA 链，导致 DNA 断裂。②高能射线作用使物质产生自由基（H·、OH·、HO_2·等），间接破坏微生物的核酸、蛋白质和酶，从而杀死微生物。常用于灭菌的辐射源是利用电子加速器产生的高速电子束、X 射线及利用放射性元素 ^{60}Co、^{137}Cs 产生的 γ 射线。

辐射灭菌的优点有：①穿透力强，可透过各种包装材料，适用于封装物品的灭菌。②不使物品升温，称为冷灭菌，适用于不耐热物品的灭菌。③灭菌效果可靠，操作简单。④无环境污染，无毒性残留。辐射灭菌已广泛运用于原料药、药品、医疗器械、食品及生物组织的消毒灭菌。目前我国规定中药辐射灭菌时 ^{60}Co 辐照最高剂量为片剂、散剂 3Gy；丸剂 5Gy；中药原料粉 6Gy。有研究表明，辐射灭菌对固体药物质量影响较小，对液体药品的质量影响较大，反复多次辐射灭菌，会破坏药品的成分，使其质量下降。

三、过滤除菌法

过滤除菌法是利用过滤器通过物理阻留方法去除液体或空气中的微生物和其他颗粒成分，达到除菌、除尘的目的。此法不能杀死微生物，主要用于一些不耐热的药液（如血清、生物制品、抗生素）、水以及空气等的除杂、除菌，过滤法一般不能除去病毒、支原体及 L 型细菌。过滤除菌的原理主要有拦截、惯性碰撞、重力沉降、静电吸附、布朗运动等作用方式，实践中往往多种方式联合使用。

过滤介质种类很多，主要有垂熔玻璃、砂滤棒、多孔陶瓷、石棉、微孔滤膜、活性炭、硅藻土、无纺布、超细玻璃纤维等。液体常用过滤介质有垂熔玻璃、微孔滤膜、砂滤棒、多孔陶瓷、硅藻土、石棉等。微孔滤膜是以硝酸纤维素酯或醋酸纤维素酯为主要原料制成，具有操作简单、无脱落、吸附小、滤速快的特点，广泛用于药品、食品、化工、环保等领域及微生物检验中，常见的滤膜孔径范围为 0.1～10μm，用于除菌的滤膜孔径为 0.22～0.45μm，孔径 3～15nm 的超滤膜可用于除热原。洁净车间、无菌室、发酵工业等其他净化空间的空气或其他气体可通过棉花、无纺布、活性炭、聚丙烯纤维滤纸、聚酯纤维滤纸、超细玻璃纤维纸和静电纺纳米纤维网等过滤介质的联合过滤作用，达到除尘、除菌的目的。

四、微波消毒法

微波是一种波长为 1～1000mm、频率在 300MHz～300GHz 之间的电磁波，可穿透玻璃、塑料薄膜与陶瓷等物质，但不能穿透金属表面。消毒常用的微波有 2450MHz 与

915MHz 两种，目前微波消毒设备可用于食品、药品、医疗器械的消毒，制药行业主要用于中草药材、药粉、药丸等的干燥及消毒，还可用于口服液的消毒灭菌。

微波的杀菌原理有热效应和非热效应：①热效应是微波作用使物质内的极性分子（如水分子）高速运动引起分子相互摩擦，从而使温度迅速升高，导致微生物死亡。微波加热时产热均匀，凡是微波能达到的地方，介质均能吸收微波并很快将其转化为热能，使温度升高，微波产生的热效应是其杀菌的主要原因。②非热效应是指除热效应以外的其他效应，如电效应、磁效应及化学效应等。在微波电磁场作用下，生物体内的一些分子将会产生变形和振动，使细胞膜的通透性增加，细胞膜的功能受到影响，细胞内蛋白质、酶、核酸等受到破坏，从而影响微生物的生长代谢。

物品的水分越多，微波灭菌的效果越好。微波的优点是作用时间短，被消毒物品几乎里外同时加热，加热均匀，对包装较厚或导热性差的物品也可进行加热，便于自动化流水线上的物品消毒。

五、超声波消毒法

超声波是不被人耳感受、频率高于 20kHz 的声波。超声波可裂解多数细菌，其中以革兰阴性菌尤为敏感，但不彻底。目前超声波主要用于细胞破碎以及西林瓶和输液瓶等内包装容器、胶塞、医疗器械的清洗消毒。超声波杀菌及清洁机制是利用它在液体中产生的空化作用，即超声波在液体中传播时会产生无数气泡，这些气泡快速形成并瞬间爆裂或内爆，产生高温、高压及强烈的冲击力，使微生物细胞破碎，物品表面的污物剥落，从而达到杀菌及清洁的目的。

超声波清洗技术具有洁净度高、速度快、效率高、自动化程度高、不受结构限制等优点，被广泛用于药品的包装容器及医疗器械的清洁和消毒中。

六、低温抑菌法

低温可使微生物的酶活性下降，新陈代谢减慢，从而抑制其生长繁殖，可用于特殊中药材、食品的防腐防霉。当温度回升至适宜范围时，微生物又能恢复正常生长繁殖，因此低温也常用于微生物菌种的保藏。为避免解冻时对微生物的损伤，可在低温状态下真空抽去水分，此法称为冷冻真空干燥法，是目前保存菌种的最好方法，一般可保存微生物数年至数十年。

第二节　化学方法

许多化学药物能影响微生物的化学组成、物理结构和生理活动，从而发挥防腐、消毒甚至灭菌的作用，利用化学药物杀死或抑制微生物的方法称为化学方法，用于消毒的化学药物称为消毒剂。一般消毒剂在常用浓度下只能杀死细菌繁殖体，有些消毒剂在提高浓度和延长作用时间的情况下可杀死所有微生物，这类消毒剂又称为灭菌剂，如甲醛、戊二醛、环氧乙烷等。

化学消毒剂种类繁多，分为醛类、醇类、酚类、氧化剂、表面活性剂、烷化剂、重金属盐类、酸碱类和染料等。化学消毒剂的作用原理是：①促进微生物蛋白质变性，如酚类、醇类、醛类、重金属盐类、酸碱类。②干扰微生物的酶系统，影响其代谢，如氧化剂、重金属

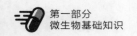

盐类可与细菌的巯基酶结合使有关酶失去活性。③破坏微生物的表面结构，改变细胞膜的通透性，如酚类、表面活性剂等。

一、常用消毒剂

1. 醛类消毒剂

常用的醛类消毒剂有甲醛和戊二醛，它们均能杀死细菌繁殖体、芽孢、真菌、病毒等各类微生物，是一类很好的灭菌剂，其作用机制是与微生物蛋白质反应，使蛋白质分子变性凝固，导致微生物死亡。甲醛和戊二醛对人体均有毒性，对皮肤、黏膜具有强烈的刺激性，会引起人体过敏，因此使用时要采取防护措施，避免直接接触，必要时要戴呼吸道防护器。

（1）甲醛 常以熏蒸或喷雾的方式对洁净区、微生物实验室、无菌室等场所的空气消毒。进行空气消毒时，可将 $10ml/m^3$ 37％甲醛溶液倒入蒸汽加热发生罐使甲醛蒸气随空调送风系统进入洁净区，60min 后停止送风，密封系统熏蒸消毒 12～24h，然后再打开新风口，开启风机换风至室内无甲醛气味残留。为了加快消除甲醛，在消毒结束后可在进风口或室内放 25％氨水以中和甲醛。因甲醛有毒性及刺激性，不可用于皮肤消毒，也不宜用于食品、药品存放处的空气消毒，此外，甲醛有腐蚀性，长期使用会损坏室内的墙面、设备，因此尽管甲醛的消毒效果较好，也不宜经常使用。市售 37％～40％的甲醛溶液称为福尔马林，可用于处理动物和人体标本。

（2）戊二醛 戊二醛是一种广谱、高效的灭菌剂，比甲醛的腐蚀性小，常用于塑料、橡胶、金属制品、不耐热的医疗器械及精密仪器的消毒灭菌，特别是内窥镜的消毒灭菌，以 2％戊二醛溶液浸泡物品密闭作用 10～30min 可消毒，10h 可灭菌。戊二醛在碱性（pH 7.6～8.5）条件下杀菌效果好，常用 0.3％的碳酸氢钠溶液配制，但此 pH 条件下稳定性差。由于戊二醛有刺激性和一定的毒性，配制与使用时，应采取保护措施，避免与皮肤直接接触，消毒灭菌后的医疗器械需用无菌水冲洗干净后方可使用。

2. 醇类消毒剂

醇类消毒剂中最常用的有乙醇和异丙醇。醇类的渗透力较强，脂溶性强，可进入微生物体内，使蛋白质变性凝固，导致微生物死亡。醇类可杀灭细菌繁殖体，破坏多数亲脂性病毒，但对真菌孢子作用较弱，对芽孢没有作用，多用于皮肤、直接接触药品的制药设备及医疗设备表面的消毒。乙醇常用的消毒浓度是 70％～75％，高于或低于此浓度消毒效果均不佳。异丙醇的杀菌作用强于乙醇，浓度 65％～80％消毒作用最强，常用浓度为 70％。醇类杀微生物作用亦可受温度和有机物影响，而且易挥发，应采用浸泡消毒或反复擦拭以保证其作用时间。此外，乙醇和异戊醇与其他消毒剂混合具有协同作用，国内外有许多用于手部皮肤快速消毒的复合醇消毒剂。

3. 酚类消毒剂

酚类常用的有苯酚和煤酚皂。两者都能使微生物的蛋白质变性、失活，能杀死细菌繁殖体，但对芽孢作用弱。

（1）苯酚 苯酚又名石炭酸，浓度为 3％～5％的溶液可用于器具、地面、墙面、家具及空气的消毒。由于苯酚对组织有腐蚀性、刺激性和毒性，目前已较少使用。0.1％～0.5％的苯酚可用作生物制品、注射剂的防腐剂。

（2）煤酚皂 煤酚皂又名来苏尔，是甲基苯酚和肥皂水的混合物，有一定毒性，能杀死细菌繁殖体，对芽孢作用效果差，以喷雾、擦拭、浸泡等方式消毒，浓度为 2％的溶液可用于皮肤消毒，3％～5％的溶液可用于器具、地面、墙面、家具及空气的消毒，作用时间30～60min。不用于直接接触药品、食品的物品消毒。

4. 含氯消毒剂

含氯消毒剂是指溶于水后能产生次氯酸的消毒剂，它包括无机氯消毒剂（如液氯、次氯酸钠、漂白粉、二氧化氯等）和有机氯消毒剂（如二氯异氰尿酸钠、三氯异氰尿酸等），其杀菌有效成分常以有效氯表示（有效氯：不是指氯的含量，指含氯消毒剂的氧化能力与多少氯气的氧化能力相当，常用 mg/L 表示）。含氯消毒剂杀菌作用很强，可迅速杀灭细菌繁殖体，对真菌和病毒也有作用，二氧化氯、二氯异氰尿酸钠等还可杀灭芽孢。其杀菌原理是：①次氯酸是强氧化剂，它能直接进入细菌的胞体内，氧化磷酸脱氢酶，导致糖代谢紊乱而致细菌死亡。②次氯酸分解产生氧化性极强的新生态氧，使微生物的蛋白质等物质氧化变性。③氯与细胞膜结合形成氮氯化合物，干扰微生物的代谢，从而导致微生物死亡。

含氯消毒剂因其高效、速效、广谱、无残余毒性、价廉，广泛用于水体、餐具、物品表面、预防性、疫源性及医院的消毒，常用的杀菌浓度为含有效氯 100～1000mg/L，作用方式有浸泡、擦拭、喷雾及干粉消毒，作用时间 10～30min。由于含氯消毒剂稳定性差，有刺激性和漂白作用，易受有机物影响，对金属有腐蚀性，浸泡消毒时物品要清洗干净，需加盖密封，并及时更换或补充有效氯，且不宜用于金属器械、皮肤、黏膜的消毒，应现配现用。

5. 过氧化物类消毒剂

过氧化物具有强氧化能力，能破坏各种微生物的蛋白质，使微生物死亡。这类消毒剂包括过氧化氢、过氧乙酸和臭氧等。它们具有广谱、高效、速效、无残余毒性的优点。但不稳定、易分解，分解前有刺激性和毒性，对物品有漂白或腐蚀作用。

(1) 过氧乙酸 过氧乙酸属强氧化剂，极不稳定，易分解，具较强挥发性，浓度大于45％即有爆炸性，有毒性和刺激性。过氧乙酸的杀菌能力强，可用作灭菌剂，常用于耐腐蚀物品、环境、空气的消毒。0.2％～0.5％的溶液可用于浸泡、擦拭及喷雾消毒；1.0％的溶液浸泡物品 30min 以上可杀死芽孢；1～3g/m³ 熏蒸 30min 以上可用于环境及空气消毒。过氧乙酸应现配现用。

(2) 过氧化氢 3％过氧化氢水溶液俗称双氧水，是一种强氧化剂，消毒效果好，无残留，适用于皮肤、伤口、设备表面、空气及食品消毒，使用方式有擦拭、冲洗、喷雾、浸泡等。

常温下过氧化氢气体比溶液杀菌作用更强。气体过氧化氢灭菌器可将过氧化氢溶液闪蒸为过氧化氢蒸气，气体过氧化氢可解离生成有高活性的羟基，破坏微生物的细胞成分，如脂类、蛋白质和 DNA，可杀死细菌、真菌、病毒及芽孢，达到消毒或灭菌的目的，作用后的气态过氧化氢分解为无毒的水和氧气。气态过氧化氢消毒灭菌技术因其高效、安全环保、无残余毒性，逐步用于药品、医疗器械、食品生产车间、微生物实验室及医院手术室的环境消毒。

(3) 臭氧 臭氧是强氧化剂，可以杀灭各种微生物，并可破坏肉毒杆菌毒素，可用于水、空气、物品表面、设备的消毒。臭氧在水中杀菌速度较氯快，消毒后无残余毒性，且能除去水中的异味和颜色，是一种比较理想的水消毒剂。

6. 环氧乙烷

环氧乙烷（EO）是一种简单的环氧化合物，分子式为 C_2H_4O，分子量为 44.05，常

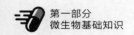
温、常压下是无色气体，易燃、易爆、有毒，空气中含量高于 3%（体积分数）即有爆炸的危险。环氧乙烷是使用最多的气体灭菌剂之一，其杀菌能力强，杀菌范围广，可杀灭所有微生物，是一种低温灭菌剂。其杀菌机制主要是使微生物的蛋白质烷基化，使蛋白质变性，酶失活，导致微生物死亡。环氧乙烷的穿透力强，对物品的破坏小，常用于医疗器械、卫生用品及精密仪器的消毒与灭菌，几乎所有医疗用品均可用 EO 灭菌，此方法是目前国内无菌器械及一次性使用的医疗卫生用品中最常用的消毒灭菌方法。

7. 碘伏

碘可作用于微生物的蛋白质，使蛋白质变性，酶失活，导致微生物死亡。碘伏是碘与表面活性剂（如聚乙烯吡咯烷酮、聚乙氧基乙醇）的不定型结合物，表面活性剂既是碘的载体又兼有助溶作用，使碘逐步释放，延长碘的作用时间。碘伏对人体的刺激性和过敏作用小，杀菌范围广，可杀灭细菌繁殖体、真菌和部分病毒、芽孢。有效碘 0.5%～1.0% 的碘伏可用于物品表面、皮肤、黏膜、创面的擦拭或冲洗消毒，也用于医院病人手术部位的消毒。

8. 季铵盐类消毒剂

季铵盐类消毒剂属于阳离子表面活性剂，可改变细菌细胞膜的通透性，使细菌裂解死亡，常用于消毒的表面活性剂有新洁尔灭、杜灭芬等。

新洁尔灭又称苯扎溴铵，是一种低毒、无刺激性气味、无腐蚀性、性质稳定、可长期储存的消毒剂，对革兰阳性菌作用较强，对革兰阴性杆菌及肠道病毒作用弱，对结核分枝杆菌及芽孢无效。浓度 0.1%～1.0% 的新洁尔灭溶液可用于洁净车间环境设施、皮肤、黏膜、医用器械等的消毒。

9. 其他化学消毒剂

高锰酸钾是强氧化剂，可使蛋白质、酶变性，浓度 0.1% 的溶液可用于皮肤、黏膜、器械、果蔬消毒。强酸、强碱可干扰微生物代谢，甚至导致微生物死亡，$1～1.5ml/m^3$ 的乳酸可用于房间空气的熏蒸消毒，20% 的石灰水可用于地面、排泄物的消毒。

二、影响消毒效果的因素

化学消毒剂的消毒灭菌效果受环境、微生物种类及消毒剂本身等多种因素的影响。

1. 消毒剂的性质、浓度与作用时间

各种消毒剂的理化性质不同，对微生物的杀灭效果也有差异。例如用不同的化学消毒剂浸泡杀灭炭疽芽孢杆菌的芽孢，0.5% 过氧乙酸 5min，10% 甲醛溶液 15min，新配 5% 石炭酸溶液则需 5 天。

同一种消毒剂浓度不同，消毒效果存在差异，绝大多数消毒剂在高浓度时杀菌作用大，当降至一定浓度时只有抑菌作用，但醇类例外。

消毒剂在一定浓度下，作用时间越长，消毒效果也越好。如以 2% 戊二醛溶液浸泡物品，持续 30min 达到消毒效果，用于灭菌则需作用 10h。

2. 微生物的种类、生理状况与数量

同一消毒剂对不同微生物的杀灭效果不同，与细菌的数量、菌龄及是否形成芽孢等也有关系，一般幼龄菌比老龄菌敏感，芽孢抵抗力最强；菌量越多，所需消毒时间越长，微生物污染特别严重时，应加大消毒剂的浓度和（或）延长作用时间。例如新洁尔灭对革兰阳性菌的杀灭能力比革兰阴性菌强，对结核分枝杆菌、真菌的杀灭效果差，不能杀灭芽孢。70% 的

乙醇可杀死一般的细菌繁殖体、结核分枝杆菌，但对芽孢作用不大。甲醛、环氧乙烷熏蒸，作用时间长则可杀死芽孢。

3. 温度

一般温度升高消毒剂的消毒效果可随之提高，如5％的甲醛溶液杀灭炭疽杆菌的芽孢，20℃时需32h，37℃条件下只需1.5h。但对有挥发性的消毒剂，温度高易造成浓度降低。

4. 酸碱度

消毒剂的杀菌作用受酸碱度的影响，如戊二醛在碱性（pH 7.6～8.5）时杀菌能力强，pH 9以上易聚合失效；含氯消毒剂在碱性条件下稳定，杀菌最适pH为6～8，pH＜4时易分解。

5. 有机物

环境中有机物的存在会影响消毒剂的效果，被感染病人病原菌常随同排泄物、分泌物一起存在，这些物质可阻碍消毒剂与病原菌的接触，并消耗药品，因而减弱消毒效果，如5％石炭酸在无痰时30min可杀死结核分枝杆菌，有痰时需要24h；5％来苏尔，无痰时5min杀死结核分枝杆菌，有痰时需1～2h。

6. 相对湿度

空气的相对湿度对气体消毒剂影响较大，环氧乙烷消毒相对湿度一般以80％为宜，小于60％则无效；甲醛熏蒸相对湿度以80％～90％为宜；臭氧用于物品表面消毒时，相对湿度≥70％才能达到消毒效果。

三、化学消毒剂在药品生产中的应用

化学消毒剂广泛应用于药品生产各环节的消毒，使用方法有熏蒸、喷雾、表面擦拭、浸泡及防腐等。

1. 气态消毒剂

以气态或蒸汽形式使用的消毒剂有甲醛、环氧乙烷、臭氧、气态过氧化氢、丙二醇、乳酸、过氧乙酸等，适用于药品生产洁净车间、传递窗、无菌室等密闭空间的消毒，通过熏蒸方式对其中的空气、设施、地面、墙壁、天花板、门窗表面等进行彻底的消毒，可消除死角处的微生物污染，但熏蒸后要确认消毒剂的残留水平，保障产品及操作人员的安全。

2. 擦拭或浸泡消毒

用于洁净车间设备表面擦拭以及生产工具、工作服、清洁工具浸泡消毒的消毒剂种类繁多，常用的有0.2％～0.5％过氧乙酸、0.1％新洁尔灭、2％来苏尔（煤酚皂）、0.5％84消毒液、5％～10％漂白粉、70％～75％乙醇、0.1％洗必泰、2％戊二醛、5％石炭酸，这些消毒剂也可以喷雾的方式用于室内空气和设施的消毒。0.1％新洁尔灭、2％来苏尔（煤酚皂）、70％～75％乙醇、0.1％洗必泰常用于操作人员的皮肤消毒。

3. 防腐剂

某些通过低温灭菌、过滤除菌及无菌操作法制备的药剂，如口服液体制剂、外用制剂及多剂量包装的生物制品，因灭菌方法的限制可能带来微生物污染，为了弥补其消毒方法的不足，可在产品中添加适宜的防腐剂，抑制微生物的生长繁殖，消除安全隐患。

（1）口服制剂常用防腐剂 口服固体制剂含水量低，微生物不易生长繁殖，不需添加防腐剂；含中药原料的口服液体制剂，成分复杂，营养较丰富，易污染微生物，可根据药品的

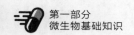
特性添加防腐剂，常用的有对羟基苯甲酸酯、苯甲酸、苯甲酸钠、山梨酸、山梨酸钠（钾）等。

① 对羟基苯甲酸酯，俗称尼泊金，常用的有甲酯、乙酯、丙酯和丁酯，对细菌、霉菌及酵母菌均有抑制作用，但对霉菌及酵母菌作用较强，对细菌特别是革兰阴性菌及乳酸菌作用较弱。尼泊金酸性环境时作用最强，碱性最弱，单独使用时常用乙酯，联合使用有协同效应，以乙、丙酯混合物（1∶1）或乙、丁酯混合物（4∶1）较常用，用量不超过 0.05%，如化积口服液、丹红化瘀口服液等。

② 苯甲酸及苯甲酸钠，分子形式易进入微生物细胞，抑制其生长，离子几乎无抑菌作用，酸性条件时防腐作用较强，碱性时易解离，防腐作用较弱，最适抑菌 pH 为 2.5～4。苯甲酸、苯甲酸钠对细菌、霉菌及酵母菌均有抑制作用，但对产酸菌抑菌作用较弱，用量不超过 0.3%，与尼泊金（0.03%～0.05%）混合使用对霉菌的抑制作用强，适用于中药水性制剂，如小儿清热止咳合剂、清热镇咳糖浆。

③ 山梨酸及山梨酸盐，对霉菌、酵母菌和需氧菌均有抑制作用，但对厌氧菌几乎没有作用，最适抑菌 pH 为 4.5 左右以下。用量不超过 0.15%～0.2%，可与苯甲酸联合使用，如消咳喘糖浆、急支糖浆等。

（2）外用制剂常用防腐剂　外用制剂可用尼泊金、乙醇等防腐，如化痔栓、妇康宁膏中尼泊金，消肿止痛酊、生发搽剂中乙醇。滴眼剂中可加苯扎氯（或溴）铵作防腐剂，如盐酸卡替洛尔滴眼液。

（3）生物制品常用防腐剂　可用于生物制品的防腐剂有 0.01% 的硫柳汞、0.5% 的苯酚、0.3% 的甲酚、0.5% 的三氯叔丁醇、2-苯氧乙醇等。多糖类疫苗可用苯酚，如伤寒 Vi 多糖疫苗；吸附类毒素疫苗、抗毒素、抗血清常用硫柳汞或间甲酚，如吸附百白破联合疫苗、破伤风抗毒素、抗眼镜蛇血清等。

眼科手术用药、一次注射量大于 15ml 的注射剂、静脉给药或在脑池内、硬膜外、椎管内使用的注射剂均不得添加防腐剂。

消毒灭菌方法除物理方法和化学方法外，还可采用生物抗菌法，如利用噬菌体选择性裂解宿主菌，利用抗生素干扰微生物代谢，利用细菌素抑制敏感菌株生长等，均可达到抑菌或杀菌作用。

第三节　高压蒸汽灭菌法的灭菌效能验证

高压蒸汽灭菌法是从事微生物相关工作及制药工业中最常用的灭菌方法，其灭菌效果直接影响到微生物试验的成败及灭菌药品的卫生质量，为此实践中除了应定期对高压蒸汽灭菌器各仪器物理参数进行验证外，还要进行灭菌效能验证。灭菌效能验证的基本原理是采用灭菌指示剂法测定在设定的灭菌参数下经过一个灭菌周期，灭菌对象是否达到无菌要求，以此评价其灭菌效能是否符合规定。

1. 试验器材

（1）基准被灭菌物品　无论哪种灭菌方法，首先都必须选择和确定基准被灭菌物品。选取的基准被灭菌物品应接近于可代表最难达到灭菌的物品组合，以此物品满载模式作为验证时的装载模式。基准被灭菌物品可以是灭菌标准包或准备灭菌的物品，如培养基、注射剂等，若以培养基等待灭菌物品进行测试，则要选择组合方法最复杂、风险较大、最难灭菌的作基准被灭菌物品，其装载方式要能代表其余物品的任何方式的混合装载。

（2）高压蒸汽灭菌法灭菌指示剂 ① **化学指示剂** 121℃高压蒸汽灭菌化学指示卡，灭菌前黄色，灭菌后黑色；或121℃灭菌指示管，管内装苯甲酸（熔点121～133℃），灭菌前后苯甲酸的形状发生改变。化学指示剂不够准确，主要用于日常监控。

② **生物指示剂** 嗜热脂肪芽孢杆菌（ATCC 7953）芽孢，菌片含菌量为（1.0～5.0）×10^6CFU/片或自含式高压蒸汽灭菌生物指示剂。生物指示剂能真实反映灭菌是否彻底，用于灭菌效能验证或日常监控。

（3）培养基 溴甲酚紫葡萄糖蛋白胨水培养基，自含式高压蒸汽灭菌生物指示剂已经自带培养基。

（4）40～150℃留点温度计

> **知识链接**
>
> 灭菌方法与对应的生物指示剂
>
> | 灭菌方法 | 生物指示剂常用菌株 |
> | --- | --- |
> | 湿热灭菌法
甲醛熏蒸法
过氧化氢灭菌法 | 嗜热脂肪芽孢杆菌（ATCC 7953）的芽孢菌片 |
> | 干热灭菌法
环氧乙烷灭菌法 | 枯草芽孢杆菌黑色变种（ATCC 9372）的芽孢菌片 |
> | 辐射灭菌法 | 短小芽孢杆菌 E601（ATCC 27142）的芽孢菌片 |

2. 确定灭菌参数

基准被灭菌物品、装载方式（达满载要求）、生物指示剂放置数量和方式、灭菌参数（灭菌温度、压力、时间）。

3. 验证步骤

（1）装料 按设定的装载方式放置基准被灭菌物品，同时放置灭菌指示剂，单层灭菌器放5份，每份含1片嗜热脂肪芽孢杆菌芽孢菌片（或自含式生物指示剂），分别在上、中、下、左、右位置各放一份；双层的则放10份，靠近蒸汽出口、出水口、底部排气口，灭菌物品最难达到灭菌条件的位置可以视情况增加放置点。

（2）灭菌 按高压蒸汽灭菌器的说明或设定的参数（包括装载方式、装载量、灭菌温度、压力和时间）及操作规程操作，运行一个灭菌周期。

（3）灭菌结果检查 灭菌结束后，降压至0即可取出物品，收集指示芽孢片。将芽孢片分别接种于含溴甲酚紫葡萄糖蛋白胨水培养基管中，置56℃培养48h至5天，培养基紫色未变，且未灭菌阳性对照菌片的回收菌量达（1.0～5.0）×10^6CFU/片，只含培养基的阴性对照无菌生长，说明培养基中无菌生长，芽孢已完全杀灭，在设定条件下灭菌器灭菌效果符合要求。若培养基由紫色变黄色，说明培养基中有菌生长，芽孢未完全杀灭，灭菌效果不符合要求。

自含式高压蒸汽灭菌生物指示剂由芽孢菌片、溴甲酚紫葡萄糖蛋白胨水培养基（密封在玻璃管内）及塑料外壳组成，灭菌后挤破塑料管内含培养基的玻璃管即可培养，不需另配培养基，参考说明条件培养，结果判断与芽孢片相同。

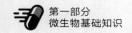
（4）**验证结果评价** 若各芽孢片培养结果均无菌生长，说明设定的灭菌参数下灭菌器灭菌效能符合规定。若任一芽孢片培养结果有菌生长则说明该灭菌参数下灭菌器的灭菌效能不符合规定。

4. 注意事项

高压蒸汽灭菌法灭菌效能验证试验注意事项：①所用生物指示物和菌片须经卫计委认可，并在有效期内使用。②灭菌效果观察，样本检测稍有污染即可将灭菌成功的结果全部否定，故试验时必须注意防止环境的污染和严格遵守无菌操作技术规定。③灭菌器内满载与非满载，结果差别较大，故正式试验时必须在满载条件下进行。

小　结

消毒灭菌方法	种类		适用范围
物理方法	热力灭菌法	灼烧	接种环、剪刀、金属镊子、试管口、锥形瓶口
		干热灭菌（160～170℃ 2h）	玻璃、金属、陶瓷制品、耐热忌湿的药粉、油类
		煮沸法（100℃ 5～10min）	餐具、饮水、刀具、剪刀等
		流通蒸汽消毒（100℃ 30～45min）	口服液、小容量注射剂
		高压蒸汽灭菌（121℃ 15～30min）	耐高温、耐湿物品，培养基、生理盐水、管道、输液、工作服
		巴氏消毒法（63℃ 30min 或 72℃ 15s）	奶制品、糖浆、酒类、果汁
	滤过除菌法	滤材：颗粒性、纤维状、微孔滤膜	空气、水体、不耐热药液
	辐射杀菌法	紫外线	空气、水体、物体表面
	超声波	辐射灭菌（^{60}Co）	对辐照不敏感的物品，中药原料、制剂
			组织细胞破碎、容器清洗消毒
化学方法	气体消毒剂	甲醛、环氧乙烷、气态过氧化氢、臭氧、丙二醇、乳酸等	车间环境、空气、设施、医械
	表面擦拭或浸泡消毒剂	新洁尔灭、过氧乙酸、戊二醛、来苏尔、乙醇、84 消毒液、漂白粉、石炭酸、高锰酸钾	车间环境、空气、设施、工作服、洁具、人员
	防腐剂	苯甲酸及其盐、山梨酸、尼泊金、硫柳汞等	口服液、外用制剂、滴眼液、生物制品
灭菌效能验证	高压蒸汽灭菌法灭菌效能验证		

 目标检测

一、名词解释

消毒、灭菌、防腐、无菌、无菌操作

二、填空题

1. 消毒灭菌方法分为_____、_____和_____三大类。

2. 实验室常用的接种环、试管口灭菌方法是_____；常用于一般培养基的灭菌方法是_____；常用于玻璃器皿的灭菌方法是_____和_____。

3. 紫外线主要影响微生物的_____，但由于其穿透力_____，所以适用于_____、_____和_____消毒。

4. 湿热灭菌法中效果最好的是_____。

5. 杀灭细菌芽孢最常用而有效的方法是_____。

6. 酒精消毒最适宜浓度是_____。

7. 用于饮水、游泳池水消毒的常用消毒剂是_____。

8. 判断灭菌是否彻底的主要依据是_____被完全杀死。

9. 用于过滤除菌的滤膜孔径是_____。

10. 可添加防腐剂的制剂有_____、_____和_____。

三、选择题（每空只有一个最佳答案）

1. 防腐是指（　　）；消毒是指（　　）；灭菌是指（　　）。

A. 杀死物体上所有微生物的方法

B. 杀死物体上病原微生物的方法

C. 抑制微生物生长繁殖的方法

D. 灭活病毒的方法

2. 关于辐照灭菌不正确的是（　　）。

A. 杀菌能力强，适用于所有药品灭菌　　　B. 可进行冷灭菌

C. 可用于带包装物品灭菌　　　　　　　　D. 穿透力强

3. 化学消毒剂作用原理是（　　）。

A. 使菌体蛋白变性　　　　　　　　　B. 破坏细菌细胞膜

C. 使菌体酶失去活性　　　　　　　　D. 以上均正确

4. 高压蒸汽灭菌法常用的条件是（　　）；巴氏消毒法常用的条件是（　　）；烘烤灭菌常用的条件是（　　）。

A. 63℃，30min　　　　　　　　　　B. 121℃，15～30min

C. 160～170℃，2h　　　　　　　　　D. 100℃，30min

5. 无菌工作服可用（　　）灭菌；牛奶、果汁消毒可用（　　）；血清采用（　　）灭菌；药用油料可用（　　）灭菌。

A. 巴氏消毒法　　　B. 烘烤灭菌法　　　C. 滤菌器过滤　　　D. 高压蒸汽灭菌

6. 实验室不用烘烤法灭菌的器材是（　　）。

A. 试管　　　　　　B. 锥形瓶　　　　　C. 培养皿　　　　　D. 量筒

7. 下列一般不用于皮肤消毒的化学试剂是（　　）。

A. 乙醇　　　　　　B. 甲醛　　　　　　C. 新洁尔灭　　　　D. 碘伏

8. 下列各种消毒灭菌方法中，不用于洁净车间空气消毒的是（　　）。

A. 甲醛熏蒸　　　B. 来苏尔喷雾　　　C. 过氧化氢熏蒸　D. 碘酒喷雾

9. 下列一般不用于水体消毒的方法是（　　）。

A. 臭氧　　　　　　B. 紫外线　　　　　C. 戊二醛　　　　　D. 含氯消毒剂

10. 下列不用于口服液的防腐剂是（　　）。

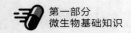
A. 苯甲酸　　　　B. 硫柳汞　　　　C. 尼泊金　　　　D. 山梨酸

四、简答题

1. 试举例说明灭菌、消毒、防腐的差别及实际应用。

2. 相同条件下，为什么湿热灭菌的效果比干热灭菌好？

3. 简述化学消毒剂的作用机制及影响化学消毒剂作用效果的因素。

4. 简述化学消毒剂在医药生产中的应用。

五、分析与应用

无菌药剂常用的灭菌方法是高压蒸汽灭菌法、辐照灭菌法及滤过除菌法，试比较三种方法的适用范围和优缺点。

第四章 微生物的遗传变异与菌种保藏

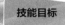

1. 掌握微生物的保藏技术和复壮技术。
2. 熟悉遗传与变异的物质基础、微生物的变异现象。
3. 了解基因突变与基因重组。

能根据微生物特点和现有条件选择合适的菌种保藏方法和复壮方法。

1. 利用微生物特点,保藏菌种,促进人与自然的和谐相处。
2. 结合抗生素耐药性机制,普及国家抗生素使用的指导原则。

与其他生物一样,微生物也具有遗传和变异两个基本的生命特征。微生物的遗传是指在一定条件下,亲代与子代之间生物学性状的相似性,如形态、结构、代谢、繁殖、毒力、抗性及对药物的敏感性相对稳定,且可以代代相传,遗传保持了微生物种属的稳定性。微生物的变异是指微生物的亲子代之间、不同的子代个体之间出现生物学性状的差异性。对一切生物而言,遗传是相对的,而变异是永恒的,只有通过不断地变异才能推动生物物种的发展与进化。

第一节 微生物遗传变异的物质基础

核酸是遗传变异的物质基础。有细胞结构的生物遗传物质都是双链 DNA,非细胞结构的生物,如病毒,其遗传物质是 DNA 或 RNA,遗传物质以多种形式分布在生物体内。

一、真核生物的遗传物质

真核细胞型微生物,如真菌、原生生物等的遗传物质 DNA 主要以染色质的形式存在于细胞核内,有核膜包裹,少量分布在线粒体中。染色质由双链 DNA 与组蛋白、非组蛋白组成,其基本结构单位是核小体(图 4-1),核小体也称为染色质的一级结构。每个核小体由长约 200bp 的 DNA 及五种组蛋白(H_1、H_2A、H_2B、H_3、H_4)组成,其中约 146bp DNA 缠绕在由 H_2A、H_2B、H_3、H_4 各 2 个单位形成的八聚体外 1.75 圈,构成核小体的核心颗粒,其余的 DNA 连接在两个核小体的核心颗粒之间,形成连接线,H_1 连接在缠绕核心颗粒的 DNA 进出口两端,具有稳定核小体结构的功能,少量非组蛋白结合在核小体上。一个个核小体以串珠的形式排列成直径约 11nm 的染色质细丝,染色质细丝以每圈含 6 个核小体的形式螺旋化形成了直径为 30nm 的螺线管,称为染色质的二级结构,螺线管进一步螺旋化形成直径 400nm 的超螺旋管，称为染色质的三级结构，超螺线管再进行盘曲、折叠形成了直径 700nm 的染色单体，称为染色质的四级结构，也是染色质最高级的结构形式（图 4-2）。由 DNA 到染色单体，DNA 的长度压缩了约 8400 倍，染色质的这种多级构建模式可以保证长度不同、数量不等的染色质能够有序分布在细胞核中。

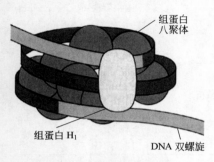

图 4-1　核小体结构示意图

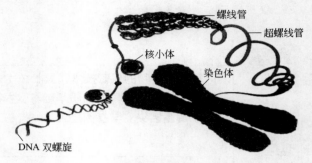

图 4-2　染色体形成的模式图

二、原核生物的遗传物质

原核生物的遗传物质 DNA 以闭合环状、裸露的形式分布在细胞质中形成核区或拟核，也称为核质，无核膜包裹，也不与蛋白质结合，没有核仁结构。一般原核细胞型微生物只有一个 DNA 分子，为单倍体基因，重复序列少，含量在 580～130000kb，如大肠埃希菌 DNA 约含 4700kb，分布约 4300 个基因，这些结构特点使原核生物的遗传物质更易受外界环境的影响而发生变异，所以经常用作分子遗传学研究的材料。

三、非细胞结构微生物的遗传物质

非细胞结构型微生物——病毒的遗传物质是 DNA 或 RNA，含量小，携带的基因少，存在形式多种多样，既有单链、双链之分，又有正链、负链之差；既有线状、环状不同，又有完整、分段区别，无论哪种形式，都包含了病毒全部的基因组，决定病毒的遗传、变异与感染性，是病毒复制增殖的模板。

四、质粒

质粒是微生物染色体外、能独立复制的遗传物质，为共价闭合环状 DNA，主要存在于原核细胞，少数真核细胞也有。绝大部分质粒以游离的形式分布在细胞质中，独立复制，也有少数可以整合在宿主的染色体上，与宿主染色体一起活动。质粒是控制微生物次要性状的遗传物质，与遗传物质的转移性、耐药性、次级代谢产物的合成能力及对特殊物质的降解能力有关，同时也是基因工程中最常用的载体，在基因工程研究领域起着重要的作用。

1. 质粒的共同特征

（1）**绝大多数质粒是闭合共价环状双链 DNA 分子**　大小在 1.0～1000kb 间，携带 20～30 个基因，也有个别质粒分子量较大，含有 100 个左右的基因。

（2）**质粒能自主复制**　质粒可以独立于染色体外自行复制，复制的质粒可以随染色体一起分配到子代细胞。不同类型的质粒在细胞内的拷贝数有差异，分子量大、拷贝数少（1～2个），严格受染色体控制的称为严密型质粒；分子量小、拷贝数多（10～30 个），不严格受染色体控制的称为松弛型质粒。

（3）相容性和不相容性　两种不同类型的质粒能稳定共存于同一个宿主细胞内，这种现象称为质粒的相容性。相反，两种相同或亲缘关系相近的质粒则不能稳定共存于同一宿主细胞，这种现象称为不相容性，根据不相容性可以将质粒分为不同的类群。

（4）质粒上携带的是控制次要遗传性状、非宿主细胞生存必需的基因　与染色体基因的必要性不同，质粒上携带的基因是控制次要性状的，如合成色素及抗生素，产生耐药性及致育性，具有降解重金属的能力等，这些性状可以提高宿主细胞在某些特殊环境下的生存能力，但失去后不会影响宿主的生存，并非是生存所必不可少的。

（5）质粒在细菌之间转移　质粒可以在同种属或不同种属的细菌之间转移，质粒所携带的遗传性状也随之进行转移。根据能否通过接合作用转移，可分为接合型质粒和非接合型质粒，接合型质粒带有转移有关基因，可以通过接合作用进行转移，如 F 质粒；非接合型质粒没有转移相关基因，不能通过接合作用直接转移，需要通过噬菌体的转导或与之共存的接合型质粒的带动才能转进其他细胞，如青霉素酶质粒。

（6）质粒的消除　质粒可以从宿主细胞中自然或经人工处理的方法消除，从而使宿主失去相应的性状。质粒自然消除率很低，但如果用人工方法，如高温、紫外线或吖啶类物质处理，可以大大提高某些质粒的消除率。

2. 医学上重要的质粒

（1）F 因子　F 因子又称 F 质粒或致育因子，大小约 100kb，是一种与接合作用有关的质粒。含有 F 因子的细菌能够产生性菌毛，称为雄性菌株或 F^+ 菌株；不含 F 因子的菌株没有性菌毛，称为雌性菌株或 F^- 菌株。F^+ 菌株与 F^- 菌株之间可以通过性菌毛接合，将 F 因子转移到 F^- 菌株内，使其遗传性状发生改变。

（2）R 质粒　R 质粒又称为抗性因子，主要包括抗药性和抗重金属两大类。含有抗药性因子的细菌可以同时对一种或多种抗生素或其他药物表现出抗性，如 R_1 质粒可使宿主同时对氯霉素、链霉素、卡那霉素、氨苄青霉素、磺胺产生耐药性。由于质粒具有自我复制和转移的特征，这类抗药性因子可以在相同或不同种属的细菌间广泛传播，从而产生大量的耐药菌株，给临床抗感染治疗带来极大困难，给人类的健康带来严重威胁。耐药性产生已经越来越引起国际社会的重视，减少或限制使用抗生素对减少耐药性产生具有重要的意义。抗重金属的 R 质粒对砷、汞、镍、钴及镉等重金属产生抗性。

（3）Col 质粒　Col 质粒又称大肠菌素质粒，含有编码大肠菌素的基因，大肠菌素是一种具有杀菌作用的蛋白质，它对亲缘关系较近、不含 Col 质粒的菌株具有杀灭作用。

（4）毒性质粒　具有编码毒素的作用，与致病菌的毒性有关，如大肠埃希菌的 Vi 质粒编码肠毒素；苏云金杆菌可携带编码杀昆虫毒素的质粒。

（5）代谢质粒　携带有能降解某些化学物质的酶基因。含有这种质粒的细菌能分解特殊的化学物质，尤其是一些毒性物质，如农药、芳香族化合物、樟脑等，在环境保护方面具有重要意义。

第二节　微生物的变异现象

微生物的变异分为基因型变异与表型变异。基因型是指生物所具有的全部基因组；表型是指生物在特定条件下所表现出来的全部性状，表型取决于基因型和外界环境。如果微生物

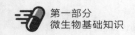
的变异是由于所处外界环境条件的作用，引起基因表达调控变化而出现的差异，则称为表型变异，表型变异未发生基因型的改变，去除影响因素后可回复原来性状，不能遗传；如果是由于基因型改变引起性状变化，这种变异则可以稳定地传给后代，称为基因型变异，基因型变异使微生物产生变种与新种，有利于微生物的生存及进化。微生物的主要变异现象有形态结构变异、菌落特征变异、毒力变异、耐药性变异及酶活力变异。

一、形态结构变异

微生物在异常条件下生长繁殖时，如不适宜的温度、酸碱性、盐浓度以及存在有害的化学药物、抗体等，形态会发生某些变异，如鼠疫杆菌在含 3%～6% 的氯化钠琼脂培养基上培养，可出现球形、棒状、丝状、哑铃形等多种形态，且大小可相差数倍；肺炎球菌在含血清培养基或机体内才产生丰厚的荚膜，在普通培养基上则荚膜变薄或消失，重新接种含血清培养基，荚膜会恢复原状；将有鞭毛的沙门菌培养于含 0.075%～0.1% 石炭酸的琼脂培养基上，可变为无鞭毛的变异型菌，重新接种正常培养基，又可产生鞭毛；巴斯德在 43℃ 培养的炭疽杆菌，不形成芽孢，毒力减弱。

二、菌落特征变异

环境中新分离的菌株菌落表面光滑、湿润、边缘整齐，称为光滑（S）型菌落，当人工培养传代多次后菌落表面粗糙、枯干、边缘不整齐，称为粗糙（R）型菌落，这种变异称为 S—R 变异，同时其毒力、免疫原性、生化反应等其他特性也发生改变。极少数细菌（如炭疽杆菌、结核分枝杆菌），其新分离的菌落正常为 R 型，在一定条件下变为 S 型，称为 R—S 变异。

三、毒力变异

毒力变异包括毒力的增强与减弱变异。在实验室，将保存菌种或毒种连续在易感动物体内传代培养，可保持或增强其毒力，如将弱毒的肺炎链球菌接种在小白鼠腹腔内传代，可提高其毒力，荚膜增厚；有些病原菌毒力可自发减弱，如在传染病流行末期所分得的病原株，毒力常较弱；病原菌经过长期人工培养或改变培养条件，毒力会减弱或消失，这在菌苗制作上有重要意义，如法国科学家卡尔迈特和介岚将有毒的牛型结核分枝杆菌接种在含有胆汁、马铃薯和甘油的培养基中经 13 年（1908～1921 年）230 代培养，得到毒力减弱而免疫原性完整的变异菌株，即卡介苗（BCG），用于人工接种预防结核病。

四、耐药性变异

原来对某种药物敏感的细菌，可发生变异而形成能耐受该药物的耐药性菌株，有时甚至形成必须有该药物环境方能生长的药物依赖型菌株，如将大肠埃希菌培育于含少量青霉素 G 的培养基中时，可诱导这些细菌产生青霉素酶破坏青霉素。

五、酶活力变异

某些微生物在外界因素影响下，可以诱导产生新的酶类，这种新合成的酶称为诱导酶。如大肠埃希菌在存在乳糖的培养环境中会合成与乳糖代谢有关的酶类，而在没有乳糖的环境中，这些乳糖代谢酶类则消失。

第三节　基因突变与基因重组

引起微生物基因型变异的原因是基因突变及基因转移与重组。

一、基因突变

突变是指微生物遗传物质的核苷酸序列发生了稳定而可遗传的变化，导致某些性状发生可遗传的变异，包括基因突变和染色体畸变。

染色体畸变指 DNA 的大段变化（损伤）现象，表现为染色体的插入、缺失、重复、易位和倒位，染色体畸变往往导致致死效应。基因突变是由于 DNA 链上的一对或少数几对碱基发生置换、插入或缺失而引起的突变，一般变异范围较小，故称点突变，各种突变中以基因突变较为常见，下面主要介绍基因突变。

1. 引起基因突变的因素

基因突变分为自发突变和诱发突变。

（1）自发突变　是在自然条件下发生的突变，突变率低。自发突变的原因很多，一般由背景辐射和环境因素引起，例如充满宇宙空间的各种短波辐射或高温诱变效应；由微生物自身代谢产物引起，如过氧化氢；由 DNA 复制过程中碱基配对错误引起；由转座因子引起的插入或缺失诱导的自发突变。

（2）诱发突变　指通过人为的作用，利用物理、化学或生物因素显著提高基因突变频率的各种方法。凡具有诱变效应的因素都可称为诱变剂，用于诱变的物理因素有高温、紫外线、X 射线、γ 射线等；化学诱变剂如亚硝酸、羟胺、各种烷化剂、吖啶类染料或碱基类似物（如 5-溴尿嘧啶等），可引起碱基置换、颠换或移码突变。

2. 基因突变的特点

（1）不对应性　即突变的性状（如抗青霉素）与引起突变的原因（如紫外线照射或化学诱变剂）间无直接的对应关系。

（2）自发性　即各种性状的突变，可以在没有人为的诱变因素处理下自发产生。

（3）稀有性　指自发突变的频率较低，而且稳定，一般在 $10^{-9} \sim 10^{-6}$。

（4）独立性　某一基因的突变不影响其他任何基因的突变率。

（5）可诱变性　通过诱变剂的作用，可提高自发突变的频率，一般可提高 $10 \sim 10^5$ 倍。

（6）稳定性　由于突变的根源是遗传物质结构上发生了稳定的变化，所以产生的新性状也是稳定和可遗传的。

（7）可逆性　任何性状既有正向突变，也可发生回复突变。

3. 基因突变的类型

基因突变的类型很多，按突变株表型特征不同，可把突变分成以下几种类型：

（1）营养缺陷型　由于基因突变而丧失合成一种或几种生长因子的能力，必须依靠外界提供相应的营养成分才能正常生长的变异类型，突变前的亲本菌株称为原养型。

（2）抗性突变型　由于发生基因突变，而出现对某化学药物、致死物理因子或噬菌体产生抗性的变异类型。根据其抵抗的对象可分抗药性、抗紫外线或抗噬菌体等突变类型。它在遗传学基本理论的研究中十分有用，常作为选择性标记。

（3）抗原突变型　由基因突变引起的细胞抗原结构发生变异的类型，包括细胞壁、荚

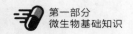
膜、鞭毛等成分变异。

（4）条件致死突变型　某菌株经基因突变后，在某种条件下可正常生长、繁殖并呈现其表型，而在另一条件下却出现死亡效应的突变类型。温度敏感突变株（Ts突变株）是一类典型的条件致死突变株。例如，大肠埃希菌的某些菌株可在37℃下正常生长，却不能在42℃下生长。

二、基因转移与重组

两个独立基因组内的遗传基因，通过一定的途径转移到一起，进行交换整合，形成新的稳定基因组的过程，称基因重组。重组可理解为遗传物质在分子水平上的杂交，而一般所说的杂交，则是细胞水平上的一个概念。微生物基因重组可以通过以下几种方式实现。

1. 转化

受体菌直接吸收了来自供体菌的DNA片段，并整合入受体菌基因组中，从而使受体菌获得了供体菌的部分遗传性状的过程称为转化。

2. 转导

通过缺陷噬菌体的媒介，把供体菌的DNA片段错误包装后感染受体菌，并将供体DNA携带到受体细胞中，通过基因重组而使受体菌获得供体菌部分遗传性状的过程，称为转导。

3. 接合

供体菌（雄性菌株）通过性菌毛与受体菌（雌性菌株）直接接触，把F质粒或其携带的不同长度的基因组片段传递给受体菌，使受体菌获得新遗传性状的过程。

4. 细胞融合

通过人为的方法，使遗传性状不同的两个细胞或原生质体进行融合，从而获得兼有双亲遗传性状的稳定重组子，此方法称为细胞融合。

利用基因重组技术获得基因工程菌，广泛用于新型生物药物的生产，已逐渐成为生物药物开发的重要领域。

第四节　菌种保藏与复壮

一、菌种保藏的意义

菌种是重要的微生物资源，是从事微生物研究、教学及应用的基本材料，在医药领域中，诊断试剂的制备、疫苗的生产、微生物致病性研究、抗生素等药物的生产、药物的抑菌试验及药品微生物检验等都有相应的菌种。微生物代谢旺盛，生长繁殖速度快，在传代过程中易受环境条件的影响而发生变异甚至死亡，菌种保藏是指采用各种适宜的方法妥善保藏微生物菌种，避免死亡、污染，保持其原有性状基本稳定。其目的是使菌种在长时间保存后，达到不死、不衰、不变、不污染，便于研究、检验、交换和使用。

二、菌种保藏的原理及步骤

1. 菌种保藏的原理

菌种保藏的原理是根据菌种的生理、生化特性，人工创造利于菌种休眠的条件，如低温、干燥、缺氧、缺乏营养等，降低微生物细胞代谢强度，使其生长繁殖受到抑制，减少菌种的变异概率，达到长期保存的目的，为防止微生物死亡，保藏时通常添加保护剂。

2. 菌种保藏的步骤

选择保藏方法时，首先应考虑该方法能否长期地保持菌种原有的特性和较高的存活率，同时也应兼顾到经济和简便。在实际工作中，根据不同微生物的适应能力，往往多种条件同时使用，以提高保藏效果。菌种保藏的步骤是：①挑选特征典型的优良纯种。②确定保藏的合适菌体形态。最好选择微生物的休眠体如芽孢、孢子。③选择最适宜的保藏方法。提供有利于休眠的环境，降低微生物的代谢活动，达到延长保存期的目的。④定期对保藏菌种进行检查，观察是否发生变化，若有变化，需改变保藏方法，保藏期满应及时进行移种。

三、菌种保藏机构

菌种保藏是保护微生物资源的重要手段，为持续而有效进行微生物研究及开发利用微生物资源提供了保障。世界许多国家对菌种保藏工作都极为重视，相继建立了菌种保藏机构，专门收集保藏国内外各类微生物菌种，满足全社会的需要。表 4-1 示部分保藏单位名称。

表 4-1   部分国内外菌种保藏单位名称及其简称

保藏单位名称	简称	保藏单位名称	简称
中国普通微生物菌种保藏中心	CGMCC	美国标准菌株保藏中心	ATCC
中国医学微生物菌种保藏中心	CMCC	美国农业部北方研究利用发展部	NRRL
中国抗生素微生物菌种保藏中心	CACC	英国国立典型菌种收藏馆	NCTC
中国工业微生物菌种保藏中心	CICC	英国食品工业与海洋菌种保藏中心	NCIMB
中国农业微生物菌种保藏中心	ACCC	英联邦真菌研究所	CMI
中国林业微生物菌种保藏中心	CFCC	法国巴斯德研究所菌种保藏中心	CIP
中国兽医微生物菌种保藏中心	CVCC	荷兰真菌中心收藏所	CBS
		日本微生物菌种保藏联合会	JFCC

四、菌种保藏方法

1. 斜面低温保藏法

利用低温对微生物代谢活动有抑制作用的原理，将培养好的斜面放入 4～6℃冰箱保存。操作方法是将菌种接种于斜面培养基，在适宜的条件下培养至稳定期或产生成熟的芽孢、孢子，置 4～6℃冰箱保藏，保藏时可用不透气的无菌橡皮塞取代透气棉塞封住菌种管，并用牛皮纸包扎。此法适用于大多数细菌、真菌及放线菌，但不同微生物保藏时间不同，细菌芽孢一般 3～6 个月；营养体最长 1 个月；放线菌 3 个月；霉菌 4 个月；酵母菌 4～6 个月，需定期移种培养后继续保藏，常用于微生物实验室的菌种保藏。保藏培养基一般含较多有机氮，糖分总量不超过 2%，既能满足菌种培养时生长繁殖的需要，又可防止因产酸过多而影响菌株的保藏，保藏相对湿度通常为 50%～70%。

斜面低温保藏法的优点是操作简单，使用方便，一般不需另选保藏用的培养基，不需特殊设备，适用于大多数微生物，能随时检查所保藏的菌株是否死亡、变异及污染杂菌等情况；缺点是工作量大，属短期保藏，菌种传代频繁，易退化、易污染。

此外，高层半固体穿刺培养物、液体培养物也可以用此法保藏。

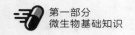
2. 液体石蜡保藏法

此法是斜面低温保藏法的辅助方法，向新鲜培养的斜面或高层半固体穿刺培养物中加入无菌液体石蜡，使菌种与空气隔绝，限制氧气的供给，抑制菌体的生理生化水平，并防止培养基水分蒸发而导致菌体死亡，达到延长保藏期的目的。操作方法是将液体石蜡分装包扎后于 0.1MPa、121.3℃灭菌 30min，取出置 40℃恒温箱中蒸发水分，或置 160℃干热灭菌 2h，备用；在新培养好的菌种管中加入无菌、干燥的液体石蜡至高出培养基顶部约 1cm，使菌体与空气隔绝，加胶塞，并用固体石蜡封口，直立放置于 4～6℃冰箱或常温保存。此法保藏期限为霉菌、放线菌、芽孢 2 年以上；酵母菌 1～2 年；一般营养体 1 年左右，不适用于某些细菌（如沙门菌、乳酸杆菌、分枝杆菌等）、真菌（如毛霉、根霉等）及能分解石蜡的微生物。

液体石蜡保藏法的优点是制作简单，不需特殊设备，不需经常移种；缺点是必须直立放置，占用较大空间，不便携带。

复苏方法：用接种针挑取少量菌体转接在适宜的新鲜斜面培养基上，生长繁殖后，再重新转接一次。移种后灼烧接种工具时，应注意防止培养物与残留的液体石蜡一起飞溅。

3. 沙土管保藏法

此法是利用干燥、缺乏营养能抑制微生物代谢的原理，将保藏菌种的新鲜培养物制成菌悬液，滴加在灭菌的沙土管中，使菌体或孢子依附在沙土上再干燥保藏。该法适用于能形成芽孢的细菌及产孢子的放线菌、霉菌，保藏时间 2～10 年，不适于保藏酵母菌及不能产生芽孢的细菌。

操作方法：①沙土管制备。取河沙经 60 目过筛去掉较大颗粒及杂质，再用 80 目过筛去除细沙，用磁铁去除铁质，加入 10％的盐酸浸泡 4h 后煮沸 30min，去除有机物，若有机物太多可加 20％盐酸浸泡 24h，倒掉盐酸，用水冲洗至 pH 呈中性，烘干。另取 100 目过筛的瘦黄土水洗至中性，烘干。将沙和土按 2∶1 的比例混合均匀，分装于小试管或安瓿，装量高度约 1cm，置 0.1MPa、121.3℃灭菌 1～1.5h，或常压间歇灭菌 3 次，每次 1h。50℃以下烘干，经无菌检查合格后备用。②混合菌种。取新培养好的放线菌、真菌孢子或成熟的细菌芽孢斜面菌种，加 3～5ml 无菌水洗下孢子或芽孢制成菌悬液，每支沙土管加入菌悬液 0.2～0.5ml，拌匀。也可直接挑取孢子加入沙土管拌匀。③干燥。将混菌沙土管真空干燥 4h 或放干燥器内脱水干燥。④保藏。将干燥后经抽查无污染、生长好的沙土管管口熔封，置 4～10℃冰箱保存。管口若不熔封也可用橡胶塞塞紧后置干燥器内室温保藏。保藏期间每年需取一支进行检查，如有变化需重新制作沙土管或改用其他方法保藏。此法保藏时间较长，但操作烦琐。

复苏方法：取部分沙土粒于适宜的斜面培养基上，长出菌落后再转接一次，也可取沙土粒于适宜的液体培养基中，增殖培养后再转接斜面。

4. －80℃冰箱冷冻保藏法

利用超低温能减缓微生物代谢水平进行菌种保藏，操作方法是：①冷冻管准备。可用无菌安瓿或螺旋式塑料管。安瓿材料以中性玻璃为宜，先用 2％盐酸浸泡过夜，自来水冲洗干净后，用蒸馏水浸泡至 pH 中性，干燥后贴上标签，标上菌号及时间，加入脱脂棉塞，于 0.1MPa、121.3℃灭菌 30min，备用。②保护剂灭菌。不同微生物选择的保护剂不同，一般用血清、脱脂牛奶、10％二甲基亚砜及 10％～20％甘油等。血清、二甲基亚砜过滤除菌；新鲜牛奶离心去除上层油脂，在 100℃条件下间歇煮沸 2～3 次，每次 10～30min；甘油于

0.1MPa、121.3℃灭菌30min。③制备菌悬液。用无菌保护剂将新培养好的孢子或菌体制成 $10^8 \sim 10^{10}$ CFU/ml的菌悬液。④分装及预冻。用毛细管将菌悬液分装于安瓿或塑料管中，0.1～0.2ml/管，分装至管底勿沾管壁，预冻1～2h至－30℃左右。⑤冻结保藏。将安瓿或塑料管置－80℃冰箱冷冻保藏，保藏时间1～5年。此法使用比较方便，保藏时间较长，但需要有－80℃冰箱，运输不方便。

复苏方法：从冰箱中取出安瓿或塑料冻存管，立即放置于37～40℃水浴中快速复苏并适当摇动，至全部溶解，约需50～100s，开启安瓿或塑料冻存管，将内容物移至适宜的培养基上培养。

甘油冷冻保藏法原理和方法与此法相似，将菌种新鲜培养物制成含10％～25％甘油的菌悬液，分装保藏管，每管约1ml，置低于－30℃超低温保存，保藏期可达1年以上。

5. 真空冷冻干燥法

真空冷冻干燥法是将培养好的菌种加入脱脂牛奶或血清作为保护剂，制成菌悬液，分装于安瓿，在－70～－30℃的条件下，快速冷冻成固体，采用真空抽气减压法使冰晶水分升华至残留水分1％～3％，真空度达到1.33Pa之后，熔封管口，置4～6℃冰箱避光保藏。保护剂可保护细胞在冷冻干燥及保藏过程中不受损、不死亡；快速冷冻形成的冰晶比较细致，可保持细胞完整不易损伤。冷冻干燥保藏法同时具备干燥、低温和缺氧等菌种保藏条件，使微生物的生长和代谢处于极低的水平，存活率高，变异率低，广泛用于细菌、真菌、放线菌、立克次体及病毒的保藏。此法4～5℃可保藏5～10年；－70～－20℃可长时间保藏；常温下保藏效果不佳，是目前最理想的菌种保藏方法，但不适于不产孢子的丝状真菌的保藏，且操作步骤复杂，需要真空冷冻干燥机的配合，对实验人员有一定的要求。

复苏方法：用75％的酒精棉球擦拭安瓿上部，将安瓿顶部烧热，用无菌棉签蘸冷水，在顶部擦一圈，顶部出现裂纹，用锉刀或镊子颈部轻叩一下，敲下已开裂的安瓿的顶端，用0.5～1.0ml无菌水或培养液溶解菌块，用无菌吸管移入新鲜培养基上，适温培养。

6. 液氮超低温保藏法

此法是根据微生物在－130℃以下，代谢活动趋于停止的原理，将菌种放在－196～－156℃的液氮中保藏，可以长时间保藏。将新培养菌种以10％甘油或10％二甲基亚砜等作保护剂，制成菌悬液，分装在无菌安瓿或螺旋式塑料小管中；或将含菌琼脂块加入含保护剂的管中，熔封或拧紧，先将小管降至0℃，再以每分钟下降1℃的速度冻结至－35℃，置液氮气相－156℃或液相－196℃中保藏，保藏期可达10年以上，适用于各类微生物。此法保藏时间长，不容易变异，保藏效果好，但液氮装置价格昂贵，保藏成本高，且液氮与皮肤接触会造成冻伤，具有一定的危险性，对人员的操作要求也高。

复苏方法与－80℃冰箱冷冻保藏法相似。

7. 磁珠保藏法

磁珠保藏法是将微生物吸附于特制的多孔小珠上置低温保藏的一种方法。将新培养的菌种制成菌悬液，加入无菌磁珠菌种保藏管，内含10～25粒多孔瓷珠或玻璃珠及保护液，上下翻转4～5次，使菌体细胞乳化，吸附于小珠上，吸干多余的液体，立即置低温保存。此法2～8℃可保存6个月；－20℃可保存1年；－80℃可保存2年。每次使用时只需取出一个磁珠进行复苏，其余的可放回低温冰箱继续保存。磁珠保藏法使用简单方便，便于复苏、保存和运输。

复苏方法：用无菌镊子取出一个磁珠，直接放平板上滚动划线或加到合适的液体培养基

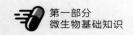
中培养。

特别注意，铜绿假单胞菌在 4～6℃冰箱中易发生菌体自溶而死亡，宜常温保藏或－80℃冰箱冷冻保藏。

五、菌种衰退与复壮

1. 菌种衰退

菌种衰退是指菌种经过多次人工传代或长时间保藏后，发生突变，致使原有的某些优良性状变弱或消失的现象。常见的菌种衰退有生产菌株生长缓慢、产孢子能力丧失、产量降低、产物组分改变、对不良环境的抵抗能力降低；试验用菌株毒力增强或减弱、色素改变或消失、菌落或形态特征发生改变；科研用菌株遗传标志丢失等。环境条件可以影响菌种衰退的速率，有利的环境可减少菌种衰退的发生，防止菌种衰退的措施主要有以下四方面。

（1）控制传代次数　微生物的突变是在复制和繁殖过程中发生，在子代中显现出来的，传代次数越多，突变的可能性越大，衰退的概率越高。因此，在实际工作中要尽量避免不必要的接种和传代，尽可能保藏各代的原种，结合多种保藏方法，延长保藏时间，减少传代的次数。

（2）提供适宜的培养条件　根据菌种生长繁殖的需求，提供适宜的培养条件，减少菌种的变异，防止菌种衰退。

（3）选择合适的保藏方法　不同菌种的生理生化特性各异，相同保藏条件对其影响力不同，采用的保藏方法、保藏时间也不尽相同。选择合适的保藏方法是防止菌种衰退的重要措施。

（4）用单核细胞传代　丝状真菌的菌丝细胞常为多核细胞，有的甚至是异核细胞，用菌丝接种传代容易出现衰退和不纯子代，而孢子一般是单核的，用孢子接种传代子代性状比较稳定，不易发生衰退现象。采用灭菌棉球裹在接种针前端，轻轻蘸取孢子进行接种传代，可避免接入菌丝，防止衰退。

2. 菌种复壮

复壮是指从衰退的菌种中分离仍保留原有特性、尚未衰退的个体，恢复菌种原有典型性状或生产性能的措施。常用的方法有以下几种：

（1）分离纯化　通过分离纯化，可将退化菌种中一部分仍保持原有典型性状的单细胞分离出来，经扩大培养，即可恢复原菌种的典型性状及生产性能。常用的分离纯化方法有两类：①琼脂平板分离法，如划线分离法、稀释分离法。②单细胞分离法，如显微镜下选取单个菌或单个孢子进行分离培养。

（2）通过宿主进行复壮　对寄生型微生物衰退菌种，可接种到相应的动、植物宿主内，传种数代可以恢复原有的特性与毒力。一些寄生型病原微生物，毒力退化后可用此法复壮。

（3）淘汰已衰退的个体　根据菌种的特性采用极端的培养条件促使已衰退个体死亡，留下未衰退个体。如 *S. microflavus* "5406"农用抗生菌的分生孢子用－30～－10℃处理5～7天，死亡率达 80％，存活的菌体中分离到未衰退的健壮个体。

 小　结

（1）微生物遗传与变异：微生物具有遗传和变异的特征，其物质基础是遗传物质——核酸。环境条件变化可引起微生物变异，而基因突变或基因重组会导致微生物出现基因变异。

（2）各种菌种保藏方法比较

方法	主要措施	适宜菌种	保藏期	评价
斜面低温保藏法	低温（4~6℃）	广泛	1~6 个月	简便
液体石蜡保藏法	低温（4~6℃），缺氧	广泛	1~2 年	简便
沙土管保藏法	干燥，缺营养	产芽孢、孢子的微生物	2~10 年	简便有效
−80℃冰箱保藏法	低温（−80℃）、保护剂	广泛	1~5 年	较简单有效
真空冷冻干燥法	干燥，低温（4~5℃或−70~−20℃），无氧，保护剂	广泛	5~10 年或长期	复杂而高效
液氮超低温保藏法	超低温（−196~−156℃），保护剂	广泛	>10 年	复杂而高效
磁珠保藏法	低温（2~8℃/−20℃/−80℃）	广泛	6 个月/1 年/2 年	简单方便

（3）复壮常用的方法有分离纯化、通过宿主复壮、淘汰已衰退个体。

 目标检测

一、名词解释

遗传、变异、质粒、基因型、表型、基因突变、基因重组、接合、转化、转导、细胞融合、复壮

二、填空题

1. 遗传与变异的物质基础是_____。

2. 微生物的变异分为_____变异和_____变异，其中可稳定遗传给子代的是_____变异。

3. 真核微生物的遗传物质是_____，主要存在于_____；原核微生物的遗传物质是_____，主要存在于_____；病毒的遗传物质是_____，存在于_____。

4. 与耐药性有关的质粒是_____，滥用_____可导致致病菌产生耐药性。

5. 微生物的变异现象有_____、_____、_____、_____和_____。

6. _____和_____会导致微生物基因型变异。

7. 微生物菌种保藏的原理是在_____、_____、_____和_____等环境条件下，使其处于代谢缓慢状态。一般实验室最常用的菌种保藏方法是_____。

8. 菌种复壮的措施有_____、_____和_____。

三、选择题（每空只有一个最佳答案）

1. "种瓜得瓜，种豆得豆"说明生物界普遍存在着（　　　）；"龙生九子，九子各不同"则说明生物存在（　　　）。

A. 生长现象　　　　B. 繁殖现象　　　　C. 变异现象　　　　D. 遗传现象

2. 下列关于质粒的叙述错误的是（　　　）。

A. 可以自主复制　　　　　　　　B. 失去后会影响微生物生存

C. 可以在细胞之间转移　　　　　D. 化学本质是双链 DNA

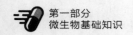
3. 丧失合成某种生长因子能力的突变是（　　　）；微生物表面抗原结构发生改变的突变是（　　　）。

　　A. 条件致死突变型　　　　　　　　　B. 营养缺陷型

　　C. 抗性突变型　　　　　　　　　　　D. 抗原突变型

4. 通过性菌毛进行的基因转移方式是（　　　）；借助噬菌体的作用进行的基因转移方式是（　　　）；直接吸收外源 DNA 片段的基因重组方式是（　　　）。

　　A. 转化　　　　　　B. 转导　　　　　　C. 接合　　　　　　D. 细胞融合

5. 斜面低温保藏法的温度是（　　　）；液氮超低温保藏法的温度是（　　　）；铜绿假单胞菌一般在（　　　）保藏。

　　A. －196～－156℃　B. 0℃　　　　　　C. 4～6℃　　　　D. 室温

6. 能产生芽孢的细菌最佳保藏形式是（　　　）；霉菌和放线菌最佳保藏形式是（　　　）。

　　A. 营养体　　　　　B. 菌丝　　　　　C. 孢子　　　　　D. 芽孢

四、简答题

1. 哪些因素可引起基因突变？

2. 简述微生物菌种保藏的方法。

五、分析与应用

某药厂微生物检验室从菌种保藏机构新买进一支大肠埃希菌标准菌株的冷冻干燥管，请设计方案对其进行复苏及检测，并进一步将通过检测确认的菌株制备成液体石蜡保藏管，保藏备用。

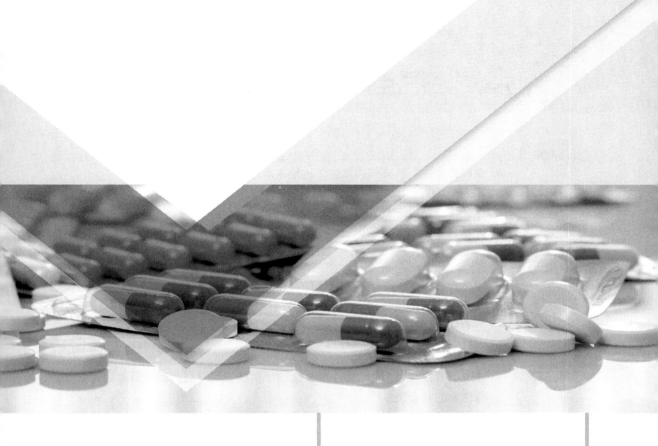

第二部分

微生物在药学中的应用

第五章 ≫
药品生产环节的微生物来源与控制 / 102

第六章 ≫
药品微生物学检查 / 120

第七章 ≫
微生物制药 / 152

第五章　药品生产环节的微生物来源与控制

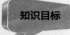

1. 掌握药品生产各环节的微生物污染来源及其控制方法。
2. 掌握制药工艺用水的种类及其卫生标准。
3. 掌握生产洁净车间的洁净级别及其评测指标。
4. 熟悉药品生产环节的微生物监测方法。

1. 能正确分析并核查药品生产中的微生物来源。
2. 能采用适当的措施控制生产各环节的微生物污染。
3. 能有效监测生产各环节的卫生状况。

1. 通过药源性感染事件，警示从业人员需具备敬业守信的职业道德和有担当、有作为的社会责任心。
2. 严格过程管理，树立质量源于管理的理念。
3. 培养沟通能力和团队协作精神。
4. 提高解读法规、分析解决问题、灵活应用知识的能力。

　　微生物与医药行业有着密切的关系，微生物在药学中的应用主要体现在以下三方面：一是药物生产、储存和流通过程中的微生物污染的控制；二是利用微生物生产各种医药产品；三是药品的微生物学检查。本章重点介绍药品生产过程中微生物的污染来源与控制方法。

　　药品是直接作用于人体、具有治疗或预防疾病功效的特殊产品，其基本要求是安全、有效，若药品中污染了微生物、微粒和热原物质，可影响质量，带来安全隐患。

1. 微生物

　　微生物广泛存在于自然界，药品在生产、储运过程中很容易受其污染，在适宜的条件下可大量繁殖，破坏药品的成分，使药品变质、疗效降低或丧失，微生物生长繁殖过程中产生的毒性代谢产物和部分病原微生物还可直接造成不良反应或继发性感染，甚至危及生命，因此药品要严格控制微生物污染。《中华人民共和国药典》（简称《中国药典》）（2020年版）规定灭菌制剂中不得出现活的微生物，非灭菌制剂则需严格控制微生物的数量和控制菌的种类。

2. 微粒

　　微粒是指药品在生产或应用过程中外来的、非溶性的、直径 $1\sim50\mu m$，肉眼不可见，易动性、非代谢性的有害粒子。微粒包括黏土颗粒、尘埃、有机微粒及其他微粒，微生物（包括死亡菌体、裂解碎片）也是一种微粒物质。制药生产过程中微粒的危害主要体现在两个方面：第一，注射剂、植入性制剂等无菌制剂中携带的微粒进入机体会引起炎症反应、肉芽肿、栓塞、肿瘤及过敏反应、热原反应。第二，微粒和微生物常常以"微生物粒子"的形式存在，即微生物可依附在悬浮空气的粒子上，随气流及布朗运动长期悬浮在空气中，空气中微粒越多，越容易带来微生物污染，所以在医药生产不同级别的洁净室（区）要严格把控微粒和微生物的数量。

3. 热原

热原是指进入体内后能引起恒温动物体温异常升高的发热物质，又称为热原质，包括微生物热原、内源性热原及化学热原等。致热能力最强的热原是革兰阴性菌死亡后裂解释放的脂多糖，即细菌内毒素，它是热原的最主要来源，也是无菌药品生产过程热原方面最主要的监控对象。其他微

热原

生物，如革兰阳性菌、霉菌、酵母菌、螺旋体、立克次体、病毒，也能产生热原。此外，某些化学物质如药物成分、生产器具中释放的化学物质等也会引起发热反应，也属于热原物质。

热原的分子量一般为 $4×10^5 \sim 5×10^5$，分子量越大，致热作用越强。注入体内含热原量达 $1\mu g/kg$ 时就可引起发热反应。热原引起的发热反应通常在注入 1h 后出现，可使人体产生发冷、寒战、发热、出汗、恶心、呕吐等症状，有时体温可升至 40℃ 以上，严重者甚至昏迷、虚脱，如不及时抢救，可危及生命，该现象称为热原反应。

热原除具有很强的致热性外，还具有以下特性：①热稳定性强。180℃ 2～4h、200℃ 2h 或 250℃ 30min 才能破坏。②能通过细菌滤器。热原体积小，大小约为 1～5nm，能通过细菌过滤器，可用超滤法或用活性炭、硅藻土吸附后再过滤去除。③能溶于水，不挥发。医药工业中可通过蒸馏法制备注射用水，以防热原污染。虽然热原不具挥发性，但可随水蒸气中的雾滴带入蒸馏水中，因此蒸馏设备中要装隔断设备，允许蒸汽穿过而阻断雾滴通过，保证蒸馏水的质量。④其他。热原易被强酸、强碱、强氧化剂、表面活性剂、超声波等破坏。

无菌产品的生产过程要严防热原的污染。我国相关法规规定凡是直接或间接接触体液的产品及原辅料如注射剂、注射用水、无菌原料、无菌及植入性医疗器械需通过热原或细菌内毒素限度检测。《中国药典》（2020 年版）规定热原用家兔法检查，细菌内毒素用凝胶法检查。

知识链接　　　　　　　热原及细菌内毒素的检查

1. 热原检查

热原采用家兔法检查，其原理是将一定量的供试品静脉注入家兔体内，在规定时间内观察家兔体温升高的情况，以判断供试品是否具有潜在的致热作用。家兔法操作烦琐，影响因素不易控制，不适用于本身具有致热作用的药品。

2. 细菌内毒素检查

细菌内毒素采用凝胶法检查，用鲎试剂试验，可快速检测内毒素，该方法的灵敏度是家兔法的 10～100 倍，可测出 0.01～1.00ng/ml 的微量内毒素，目前广泛应用于无菌制剂、无菌医疗器械和工艺用水的内毒素检测。

鲎是生活于海洋中的一种古老的节肢动物，鲎试剂是从鲎血液中的变形细胞裂解物中提取的活性物质，经低温冷冻干燥而成的生物试剂，内含能被微量细菌内毒素激活的凝固酶原和凝固蛋白原。在适宜的条件下，细菌内毒素激活鲎试剂中的凝固酶原，活化为凝固酶，它促使凝固蛋白原转化为具有凝胶作用的凝固蛋白，使鲎试剂产生凝集反应。

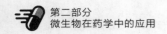
第一节　药品生产环节的微生物来源与控制

药品生产过程的每一个环节，如原辅料、工艺用水、空气、厂房设施、生产人员、包装材料、生产工艺等都可能带来微生物、微粒和热原的污染，实际工作中也主要从这些生产环节进行全过程控制，将污染风险降到最低。

一、原辅料

原辅料是指药品生产过程中所需要的原料和辅助用料的总称，分为有菌原辅料和无菌原辅料。原辅料种类繁多，来源广泛，成分不一，所含的微生物种类、数量差异大，这些微生物容易从药品生产源头上带来污染。原辅料卫生状态直接影响产品质量，需采取适宜的处理方法，使其微生物限度、无菌、热原、细菌内毒素等符合所用药剂的要求。

1. 植物来源的原料

根类药材如黄芪、麦冬等往往携带土壤中的微生物，需洗净、晾干或烘干；富含糖类的植物药材，极易长虫、长螨、发霉变质，要晾干或烘干；中药材、中药原药粉可用微波消毒、辐射灭菌或进行炮制加工；中药提取物可用辐射灭菌，其中耐高温者可用高压蒸汽灭菌法、流通蒸汽消毒法、微波消毒，不耐高温的可用过滤除菌法处理。

2. 化学合成原料

化学合成原辅料含菌量相对较少，一般性质稳定，熔点较高，耐热性能好，可用干热、湿热、微波灭菌。

3. 含有动物来源的原料

含有动物来源的原料，如胰腺、血浆制品等，要防止携带动物源性病原菌和病毒，或含有易引起超敏反应的成分，要按规定防疫、检疫，采取有效的消毒灭菌方法灭活或去除原料中的微生物，必要时还要设法降低原料的免疫原性，尽量降低引起超敏反应的风险。

4. 生化药物原料

蛋白质或其他生化制剂原料，营养丰富，易污染各类微生物，一般不耐热，可用巴氏消毒法、间歇蒸汽灭菌法、过滤除菌法、辐射灭菌法消毒灭菌。

5. 辅料

药用辅料种类多，性质不一，其生产过程应符合《药用辅料生产质量管理规范》，根据辅料性质选择适宜的消毒方法，耐高温、怕湿的如滑石粉、凡士林、植物油、石蜡等可用干热灭菌。

除了生产过程，原辅料如果包装不严、储存不当也可带来微生物污染，故原辅料在储运阶段也要提供适宜的条件，严防染菌。

此外，原辅料在送进洁净生产车间前要在物料净化房经过净化处理，通过专门的输送通道运输，通常要在物料净化房先脱包、清洁除尘或消毒后，再经气闸室，通过传递窗或传送带送进洁净生产区。

二、工艺用水

水是药品生产中用途最广、用量最大的介质，无论是生产工具、环境、设施、人员的清洁，还是药剂的生产配制都需要用水，水的质量直接影响药品的质量。工艺用水是指在药品生产过程中，根据不同的工序及药品质量要求，所用的各类水的总称，包括饮用水、纯化水、注射用水和灭菌注射用水。药品生产应确定整个生产和辅助过程中采用工艺用水的种类、用量，配置工艺用水的处理设备和输送系统，定期对工艺用水设施进行消毒检测。

1. 工艺用水的种类

各类工艺用水的卫生标准、制备方法、储存条件、适用范围等存在差异（表 5-1），生产过程应严格按照制剂的质量要求选用水的类别，洁净区（室）中的设备、场地、操作台、物料、工具、工作服等的清洁用水应与生产产品的清洁用水处于同一水平。

表 5-1　各种工艺用水的比较

项目	饮用水	纯化水（PW）	注射用水（WFI）	灭菌注射用水
参考标准	《生活饮用水卫生标准》，2006 年	《中国药典》，2020年版	《中国药典》，2020年版	《中国药典》，2020年版
微生物	菌落总数：≤100CFU/ml；每 100ml 水中不得检出总大肠菌群、大肠埃希菌、耐热大肠菌群	需氧菌总数≤100CFU/ml	需氧菌总数≤10CFU/100ml	无菌
细菌内毒素	—	—	<0.25EU/ml	<0.25EU/ml
制备方法	自然水源经消毒、过滤、离子交换等方法处理	饮用水经蒸馏、过滤、离子交换、反渗透或其他适当的方法处理①	纯化水经蒸馏所得	注射用水按照注射剂生产工艺制备所得
使用储存	—	制备后 24h 内使用，若超时应循环贮存	70℃ 保温循环，但不强制	—
适用范围	制备纯化水的原水、中药材洗涤、浸润、中药饮片生产制药用具的粗洗、非无菌药品原料提取溶剂	非无菌药品配制、包装容器的末道清洗用水、无菌药品原料提取溶剂、检验用水	无菌原料精制、无菌药品配制及包装容器的末道清洗用水	粉针剂的溶剂、注射用浓液的稀释剂或手术冲洗剂

① 纯化水的制备方法见图 5-1。

2. 工艺用水的卫生控制

微生物极易在水中生长繁殖，工艺用水卫生控制不当，容易污染药品，水也是注射剂最主要的污染源之一，注射用水既要控制微生物，又要防止热原污染。工艺用水的卫生与水源、水处理方法、制水设备、水输送系统有关，可从以下几方面进行控制。

（1）制水设备及输送系统要定期清洗消毒　制水设备、储水罐、输送管道、阀门要用不锈钢或其他无毒、耐腐蚀、不脱粒的材料，安装合理，避免出现消毒死角，应定期清洗、消毒并进行记录，常用的消毒方法介绍如下。

① 巴氏消毒法　纯化水系统的管道、过滤装置，可采用 1%氢氧化钠溶液 70℃ 的热水循环 30min 或 60～80℃ 保持 30～60min 消毒，然后用纯化水冲洗干净。

② 蒸汽消毒　注射用水管道系统中耐压的容器和管道，可通入 0.1MPa、121℃ 的高温饱和蒸汽消毒 1h。

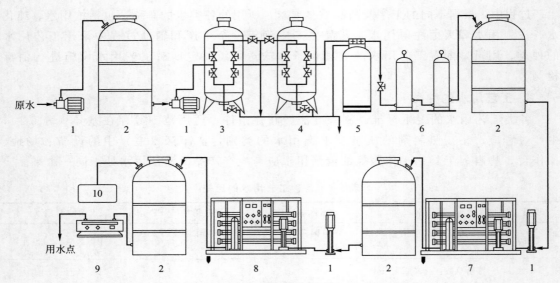

图 5-1　二级反渗透纯化水制备工艺流程

1—水泵；2—储水罐；3—多介质过滤器；4—活性炭过滤器；5—加药装置；

6—精密过滤器；7——级反渗透；8—二级反渗透；9—紫外线；10—臭氧

③ 臭氧　在制水系统中安装臭氧发生器，利用臭氧对纯化水系统管道及水体进行消毒，是连续去除微生物的最好方法，但需在使用点前安装紫外灯，以加速消除残留的臭氧。

④ 化学消毒剂　0.01%～0.02% 的次氯酸钠 30～60min 适用于制水设备中非膜性系统消毒；0.5% 甲醛溶液、75% 乙醇可用于离子交换树脂消毒；3% 双氧水 30min、0.5% 甲醛溶液 30min、1% 过氧乙酸 30min 适用于制水设备的膜系统消毒。

（2）水体消毒

① 热力灭菌法　用蒸馏法制备注射用水可除菌、除热原；70～80℃保温或循环保温注射用水减少微生物繁殖。

② 过滤除菌法　纯化水制备过程包括粗滤、精滤、反渗透、微孔滤膜除菌等水处理措施。

③ 紫外线消毒法　在靠近用水点附近的水管内安装波长 253.7nm 紫外灯，注意水层厚度不超过 2cm。

④ 低温抑菌　制备生化药品的水可在 4℃低温保藏。

⑤ 化学消毒法　饮用水制备时用氯水、漂白粉、氯胺、二氧化氯、臭氧等消毒原水，水储运系统中安装臭氧发生器等。

三、空气

空气充满生产车间的每一个角落，虽然空气不是微生物生长繁殖的良好环境，但仍有不少细菌、霉菌和酵母菌，主要来自尘埃颗粒、人的皮肤、衣服和飞沫。室内空气中的微生物种类、数量与室内清洁度、温度、湿度有关，同时空气中设施材料、人员活动过程也会产生大量的尘粒，生产环境的尘粒和微生物分布会直接影响产品的质量，控制不当会引起整个生产区污染，造成严重后果和极大的经济损失，只有在空气符合洁净度要求的环境中才有可能生产出合格产品。

1. 洁净度等级

能有效控制尘粒及微生物数量的房间（区域）称为洁净室（区）。我国 2010 年版《药品生产质量管理规范》（简称《GMP》）针对药品生产环境的不同要求，将药品生产洁净室（区）的洁净度划分为 A、B、C、D 四个等级（表 5-2），洁净度是指洁净环境内单位体积空气中含大于或等于某一粒径的悬浮粒子和微生物最大允许统计数量来区分的洁净程度。

与洁净室（区）相一致，空气洁净度也可分为 A、B、C、D 四个级别。

表 5-2　药品生产洁净室（区）洁净度级别表

洁净度级别	尘粒				微生物			
	悬浮粒子最大允许数/m³				浮游菌 /(CFU/m³)	沉降菌 ϕ90mm /(CFU/4h)	表面微生物	
	静态		动态				接触 ϕ55mm /(CFU/碟)	5 指手套 /(CFU /手套)
	≥0.5μm	≥5.0μm	≥0.5μm	≥5.0μm				
A	3520	20	3520	20	<1	<1	<1	<1
B	3520	29	352000	2900	10	5	5	5
C	352000	2900	3520000	29000	100	50	25	—
D	3520000	29000	不做规定	不做规定	200	100	50	—

注：单个沉降碟的暴露时间可以少于 4h，同一位置可使用多个沉降碟连续进行监测并累积计数。

2. 空气卫生控制

（1）利用空气净化系统除尘除菌　空气净化系统是控制洁净室（区）卫生最重要的措施。空气净化系统通过过滤、合理设计气流组织及换气次数、保持压差等措施净化空气，保障洁净度符合生产要求。

① 空气过滤　过滤是最有效的除尘、除菌方法，空气经过滤处理可以控制其中的尘粒和微生物数量。根据过滤器的性能不同，空气过滤器可分为初效、中效、高中效、亚高效、高效及超高效等多种类型（图 5-2）。

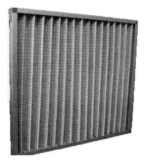 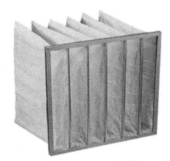 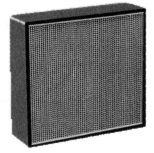

(a) 折叠式初效空气过滤器　　　　(b) 袋式中效空气过滤器　　　　　(c) 高效空气过滤器

图 5-2　初效、中效、高效空气过滤器

a. 初效过滤器　主要用作对新风及大颗粒尘埃的控制，属于预过滤器，具有保护中、高效过滤器及空调系统的作用，主要过滤对象是 ≥5μm 的尘粒，滤材为 WY-CP-200 涤纶无纺布，水洗后可重复使用，滤除率小于 20%。

b. 中效过滤器　主要用作中间过滤器，减小高效过滤器的负荷，具保护作用，主要过滤对象是≥1μm 尘粒，置高效过滤前，滤材与初效过滤相同，滤除率 20％～50％。

c. 高中效过滤器　可用作中间过滤器，亦可作为一般通风系统中的终端过滤器，主要过滤对象是≥1μm 尘粒，滤材与初效过滤相同，滤除率 70％～90％。

d. 亚高效过滤器　可用作中间过滤器，亦可作为低端空气净化系统的终端过滤器，主要过滤对象是≥0.5μm 的尘粒，滤材一般为玻璃纤维制品、短纤维滤纸，可安装在洁净室送风口，滤除率 90％～99.9％。

e. 高效过滤器　用作送风及排风处理的终端过滤器，是洁净室必备的净化设备，主要去除≥0.3μm 的尘粒。滤材为超细玻璃纤维制品、合成纤维，滤除率大于 99.91％，对细菌的滤除率几乎达到 100％，一般安装在洁净室送风口。

f. 超高效过滤器　用作送风及排风处理的终端过滤，主要去除≥0.1μm 的尘粒，是建造高级别洁净室（0.1μm）必备的净化设备。滤材为超细玻璃纤维纸。

空气净化系统一般分为三级过滤：第一级使用初效过滤器，第二级使用中（或高中）效过滤器，第三级使用亚高效或高效过滤器，作为末端过滤装置，高效过滤器决定着整个净化系统的运行效果。

② 合理组织洁净室的气流形式和换气次数　气流组织是指为特定目的而在室内形成一定的空气流动状态与分布。选择合适的气流组织形式是净化环境的重要措施，一般有层流（单向流）、乱流（非单向流）和混合流三种形式（图 5-3）。

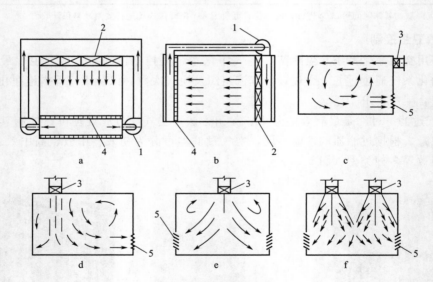

图 5-3　洁净室气流组织形式

a—垂直层流；b—水平层流；c～f—乱流

1—风机；2—高效过滤器（满布）；3—高效过滤器送风口；

4—回风格栅；5—回风口

乱流是指气流流线方向呈不断变化的不规则状态。其作用原理是经过滤处理的洁净气流从送风口送入洁净室时，迅速向四周扩散、混合，同时把等量气流从回风口排走，利用洁净气流稀释室内污染的空气达到净化的目的。气流扩散得越快、越均匀，稀释效果越好。乱流优点是过滤器及空气处理简单，建造成本低，易扩充；缺点是尘粒子飘浮室内不易排出，易受人员活动的影响，易污染产品，自净时间长。B 级动态洁净区、C 级、D 级洁净区为乱流。

层流是指气流流线呈均匀平行的直线，且同一断面风速均匀根据气流方向不同分垂直层流和水平层流。层流洁净室内的洁净气流充满全室截面，平行匀速向前推进，就像个大活塞，把室内污染的空气推进回风口排至室外，从而达到净化室内空气的目的。所以，层流的作用原理不是稀释作用而是直接排出污染空气。层流的优点是一般不受室内人员作业状态的影响，因尘粒随运行气流排出，自身净化时间短，能保持较高的洁净度，但其设备造价高，不易扩充规模，设备维护麻烦。A级洁净区、B级静态洁净区为层流。

混合流是乱流和层流的联合使用，可以是乱流背景下局部采用层流，如乱流洁净室内配备单向流隔离操作系统或超净工作台，可提高局部洁净室等级。洁净室的换气次数也影响洁净度，洁净度等级越高要求每小时换气次数越多。

（2）定期消毒灭菌　经空气净化系统多重过滤处理的洁净空气，可以使洁净室（区）的微粒和微生物数控制在规定的范围内，但设备的运行、人员的活动以及设备、建筑材料、工作服的表面均会产生微粒，从而滋生微生物，为了保证产品质量，洁净室（区）空气及其中的生产设备应做好清洁，并定期进行消毒灭菌，洁净室（区）可定期开紫外线灯、安装臭氧发生器、用化学消毒剂熏蒸、喷洒或擦拭消毒，具体可参见第三章化学方法，注意洁净车间的紫外灯不能代替化学消毒剂。

（3）使用能减少发尘量的材料　洁净室（区）所用设施、工具、工作服等使用不易脱落颗粒的材料。

（4）做好生产人员的管理　具体见操作人员要求。

四、厂房设施及环境

1. 厂房选址及厂区环境

生产药品的厂房应设在大气含尘少、自然环境好、无空气和水的污染源，远离交通干道、货场，振动、噪声干扰少的区域。厂区内的环境要整洁，无积水和杂草，地面、道路平整、不露土，厂区的绿化面积要大，减少扬尘，垃圾、闲置物品等在指定地点存放，不得对生产带来污染。

2. 厂房的布局与设施

根据所生产药品的质量要求，合理规划生活区、行政区、辅助区和洁净室（区），任何建筑设施不得对洁净室（区）造成污染。厂房设施应包括：①规范化的厂房建筑。②与工艺相适应的空气净化处理系统。③符合产品要求的水处理系统。④照明、通风系统。⑤洗涤与卫生设施。⑥安全设施。

3. 洁净室（区）

如上所述，药品生产洁净室（区）的洁净度划分为 A、B、C、D 四个等级。洁净室（区）应能有效控制尘粒及微生物数量，洁净室（区）的建筑结构、装备及其作用均具有减少对该房间（区域）内污染源的介入、产生和滞留的功能。根据运行情况不同又可分为静态洁净室（区）和动态洁净室（区）。静态指洁净室（区）所有生产设备均已安装就绪，但没有生产活动且无操作人员在场的状态。动态指洁净室（区）生产设备按预定的工艺模式运行并有规定数量的操作人员在现场操作的状态。

（1）洁净室（区）特点

① 控制尘埃等非生命微粒污染物。微粒进入血管系统对人体的危害，与数量、粒径及理化性质有关。

② 控制细菌、真菌、放线菌等微生物。微生物比非生命微粒的危害更大，因为它们是"活的粒子"，在温度、湿度条件适宜的情况下，它们可大量繁殖，数量激增。

（2）洁净室（区）要求

① 洁净度符合相应等级的要求。

② 洁净室（区）内的设备设施应按生产工艺流程合理布局，流程尽可能短，与本岗位无关的人员或物料不得通过该区域。人流、物流要分开，且走向合理，减少交叉污染。应分别设物料净化房和人员净化房，物料净化房和洁净室之间、人员净化房与洁净室之间均应设气闸室，气流从洁净室吹向净化房。

③ 空气的流向：从洁净度要求高的区域流向低的；从不易产生污染的区域流向易产生污染的区域。

④ 压差：洁净区与非洁净区之间、不同洁净等级的洁净室之间的空气压差≥10Pa。必要时，相同洁净度级别的不同功能区域（操作间）之间也应当保持适当的压差，产品洁净度要求相对高的气压高一些，防止外来污染及交叉污染。

⑤ 温度、湿度控制：洁净室（区）温、湿度以操作人员感觉舒适，微生物不易滋长为宜，一般控制温度18～26℃、相对湿度45%～65%。温度过高、湿度过大有利于微生物生长繁殖。

⑥ 洁净室（区）内使用的设备、工具，其结构与材料有防止尘埃产生和扩散的措施，建材要光洁、耐腐蚀、易清洁，不易脱粒，发尘量少，并经得起反复多次消毒、清洁和冲洗。墙壁和顶棚常用彩钢板，地板常用环氧树脂、PVC、水磨石等材料。洁净室（区）内地面、墙面、顶棚及使用的设备、工艺装备、管道表面、操作台应平整、光洁、无裂缝、无霉迹，墙面与地面、顶棚交界处呈凹弧形，无死角、无颗粒脱落，不积尘，易于清洁和消毒。洁净室（区）内设备所用的润滑剂、冷却剂、清洗剂等不会对产品造成污染。

⑦ 有防尘、防虫、防鼠等设施。

（3）洁净室（区）的卫生控制措施 洁净室（区）的卫生控制除采用与空气相同的方法外，还要强调周边环境洁净、布局合理及生产工具、设备的卫生控制。药品生产使用的工具、设备等也可携带微生物，生产过程可能带来污染，因此生产工具、设备要结构简单、易于清洁和消毒，生产前后都要进行清洗和消毒。生产使用的设备，因材料和结构不同，消毒方法应有区别，大型容器类可用高压水冲洗后，再用热水、蒸汽、含氯消毒剂处理；而液体和气体传输管道、过滤除菌的过滤器、供水系统等密闭型设备可用高压蒸汽灭菌；塑料制品可用化学消毒剂擦拭或浸泡；工作台面可用紫外线照射或者用化学消毒剂擦拭。

一般情况下，洁净室（区）内所采用消毒剂的种类应当多于一种，不得用紫外线消毒替代化学消毒，A级或B级洁净室（区）使用的消毒剂和清洁剂要用注射用水配制，必须是无菌的或经无菌处理。

（4）药品生产环境的洁净度要求 卫生质量不同的药品对生产环境洁净度要求不同，同一药品不同的生产工序，生产环境的洁净度也不尽相同（表5-3）。

五、生产人员

生产人员的体表及与外界相通的腔道分布有大量微生物，人员的皮肤、毛发、油脂、衣物纤维、代谢产物等也是重要的污染源。一个人每天脱落表皮细胞约6～13g，每天散发≥0.5μm的粒子达10亿个，一次喷嚏产生的气溶胶粒子中含100万个微生物粒子，人体散发的粒子数随动作及穿衣不同而不同。人通过呼吸、讲话、打喷嚏散发细菌，通过身体不同动

表 5-3　部分药品生产要求的洁净度级别

药品类型	生产工序	洁净度级别
最终灭菌 无菌药品	高污染风险的产品灌装或灌封	C 级背景下的 局部 A 级
	1. 产品灌装或灌封 2. 高污染风险产品的配制和过滤 3. 眼用制剂、无菌软膏剂、无菌混悬剂等的配制、灌装或灌封 4. 直接接触药品的包装材料和器具最终清洗后的处理	C 级
	1. 轧盖 2. 灌装前物料的准备 3. 产品配制（指浓配或采用密闭系统的配制）和过滤 4. 直接接触药品的包装材料和器具的最终清洗	D 级
非最终灭菌 无菌药品	1. 处于未完全密封状态下产品的操作和转运，如产品灌装或灌封、分装、压塞、轧盖等 2. 灌装前无法除菌过滤的药液或产品的配制 3. 直接接触药品的包装材料、器具灭菌后的装配以及处于未完全密封状态下的转运和存放 4. 无菌原料药的粉碎、过筛、混合、分装	B 级背景下的 局部 A 级
	1. 处于未完全密封状态下的产品置于完全密封容器内的转运 2. 直接接触药品的包装材料、器具灭菌后处于密闭容器内的转运和存放	B 级
	1. 灌装前可除菌过滤的药液或产品的配制 2. 产品的过滤	C 级
	直接接触药品的包装材料、器具的最终清洗、装配或包装、灭菌	D 级
生物制品	1. 无菌药品中非最终灭菌产品规定的各工序 2. 灌装前不经除菌过滤的制品其配制、合并等	B 级背景下 的局部 A 级
	体外免疫诊断试剂的阳性血清的分装、抗原与抗体的分装	C 级
	1. 原料血浆的合并、组分分离、分装前的巴氏消毒 2. 口服制剂其发酵培养密闭系统环境（暴露部分需无菌操作） 3. 酶联免疫吸附试剂等体外免疫试剂的配液、分装、干燥、内包装	D 级
非无菌药品	1. 非无菌原料药精制、干燥、粉碎、包装等操作的暴露环境 2. 口服液体和固体制剂、腔道用药（含直肠用药）、表皮外用药品等非无菌制剂生产的暴露工序区域及其直接接触药品的包装材料最终处理的暴露工序	D 级
中药制剂	直接口服饮片的粉碎、过筛、内包装等操作	D 级
	1. 采用敞口方式进行中药提取、浓缩、收膏工序 2. 浸膏的配料、粉碎、过筛、混合等操作	与其制剂配制 操作区的洁净 度级别相适应
	1. 采用密闭系统进行中药提取、浓缩、收膏工序 2. 非创伤面外用中药制剂及其他特殊的中药制剂	非洁净区

作散发微粒，成为洁净室（区）最大的污染源，所以在药品生产过程中，生产人员若有不良的卫生习惯或操作不规范，就可能通过手、伤口、咳嗽、喷嚏以及衣服、毛发等渠道将人体中的微生物带入到产品中，造成污染。为了保证药品的质量，GMP 对进入洁净室（区）的

人员具有严格的规范。

1. 人员要求

（1）药品生产人员基本要求

① 进行卫生方面相关培训，制定并严格执行人员卫生操作规程。生产人员应具备卫生学方面的基本知识，培养良好的个人卫生习惯，规范着装。

② 建立人员健康档案。直接接触药品的生产人员应进行岗前健康检查，以后每年至少进行一次。

③ 生产人员应避免裸手直接接触药品、与药品直接接触的包装材料和设备表面。体表有伤口、患有传染病或其他可能污染药品疾病的人员不得从事直接接触药品的操作。

④ 生产区、仓储区应当禁止吸烟和饮食，禁止存放食品、饮料、香烟和个人用品等非生产用物品。

（2）洁净室（区）工作人员要求

① 人员数量尽量少而精。避免过多的人员活动带来污染。

② 不得化妆和佩戴饰物。化妆品中的口红、粉底、眼影都会产生大量微粒。

③ 按洁净室（区）的要求规范着装。工作服的材质、式样及穿着方式应当与所从事的工作和洁净度级别要求相适应，其式样和穿着方式应满足保护产品和人员的要求。

a. 洁净室（区）工作服　一般生产区工作服可选用棉布或其他材料，洁净室（区）工作服和无菌工作服要选择质地光滑、不产生静电、不脱落纤维和颗粒性物质、不易透过尘埃的材料制作，既能减少吸附尘埃，又能降低服装本身及人体对洁净区带来污染。常用材料有涤纶、尼龙等。制定工作服的清洗及消毒灭菌规程，清洗和消毒灭菌方法应能够保证其不携带污染物，不会污染洁净区。不同洁净度级别的工作服不能混洗、混放，更不能混穿。

b. GMP 各洁净区的着装要求见表 5-4。

表 5-4　GMP 各洁净区的着装要求

洁净室（区）	着装要求
D 级	1. 将头发、胡须等相关部位遮盖 2. 穿合适的工作服和鞋子或鞋套 3. 不带进外来污染物
C 级	1. 将头发、胡须等相关部位遮盖，应戴口罩 2. 穿手腕处可收紧的连体服或衣裤分开的工作服，工作服应不脱落纤维或微粒 3. 穿适当的鞋子或鞋套
A 级或 B 级	1. 用头罩将所有头发以及胡须等相关部位全部遮盖，头罩应当塞进衣领内，应戴口罩，必要时戴防护目镜 2. 戴经灭菌且不散发颗粒物的橡胶手套或塑料手套，穿经灭菌或消毒的脚套，裤腿应当塞进脚套内，袖口应当塞进手套内 3. 工作服应为灭菌的连体服，不脱落纤维或微粒，并能滞留身体散发的微粒 4. 操作期间应当经常消毒手套，并在必要时更换口罩和手套 5. 每位员工每次进入 A 级或 B 级洁净区，应当更换无菌工作服，或每班至少更换一次，但需要验证其可行性

2. 人员进出洁净区的净化程序

人员应经人员净化房进出洁净室，人员净化房和设施包括一更（换鞋、脱外衣）、二更（洗手，穿洁净工作服或无菌服、无菌鞋，戴口罩、消毒手）和气闸室或空气吹淋室。制定进入洁净室（区）人员的规范净化程序（图 5-4，图 5-5）。洁净室（区）的净化程序和净化设施要达到人员净化的目的。

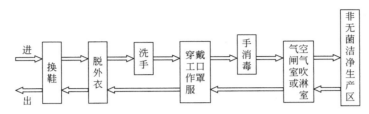

图 5-4　人员进出非无菌洁净生产区的程序图例

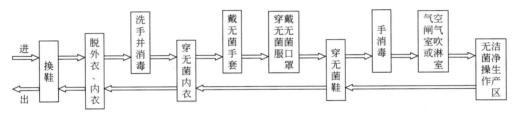

图 5-5　人员进出无菌操作洁净生产区的程序图例

3. 生产人员卫生控制

① 保持良好的卫生习惯，做好健康检查。做到勤剪指甲、勤理发、勤洗澡、勤换衣服。

② 控制洁净室人数，洁净室内不做与生产无关的多余动作。

③ 规范着装、规范操作。按要求着装，按净化程序进出洁净区，按生产规程完成生产操作。

④ 做好生产人员双手消毒及工作服的清洁和消毒。

常用于手部皮肤消毒的消毒液有 70％～75％乙醇、0.1％新洁尔灭、2％来苏尔、0.1％洗必泰等。工作服应清洗干净，无菌衣物用专门灭菌袋装好后用高压蒸汽或环氧乙烷灭菌，一般工作服可用臭氧消毒柜消毒或用化学消毒剂浸泡消毒，如 0.1％新洁尔灭、0.5％84 消毒液等均可用于工作服、鞋帽等的消毒。

六、包装材料

药品包装材料包括药包材和外包装材料，其卫生质量要符合《国家药包材标准》(2015 年)。

1. 药包材的要求

药包材即药品内包装材料，是指直接接触药品的材料或容器，任何药包材保证完整性是其基本要求，其次是卫生状况。

① 尽量使用带菌量少的符合规定的无毒材料，如 PVC 硬片、铝箔、玻璃、陶瓷、金属、塑料等，易清洁，不易污染微生物。

② 药包材成型后的生产工序洁净度要求与所包装的药品生产洁净度相同。

③ 药包材的微生物限度、无菌、细菌内毒素、热原应符合所包装药品的要求。

④ 消毒灭菌：a. 材质要与消毒灭菌处理方法相适应，确保既达到消毒灭菌目的，又不

损坏包装，保持包装的完整性。b. 玻璃瓶、陶瓷瓶、胶塞等可用超声波清洗消毒。药包材常用的灭菌方法有高压蒸汽灭菌、辐射灭菌、隧道干热灭菌等。如粉针剂西林瓶灌装前可用隧道干热灭菌，胶塞可用高压蒸汽灭菌和辐射灭菌。

2. 外包装材料要求

外包装材料是指内包装容器外、对储运药品起保护作用的包装部分，如包装纸、包装盒、包装袋、包装箱等，要在适宜的环境下储运，避免破损、长霉，影响药品质量。

七、药剂的消毒灭菌

为了控制微生物的污染，许多药品生产的工艺流程设计中即包含消毒灭菌环节。

1. 非无菌制剂的消毒灭菌措施

（1）固体制剂 固体制剂一般菌量少，含水量低，微生物不易繁殖，较少进行消毒灭菌，但含中药原药粉的中药片剂、散剂、丸剂、颗粒等营养丰富，含菌较多，常用辐照灭菌法消毒；对耐热的可采用干热法、微波法消毒，但温度不宜过高，以防炭化。

（2）液体制剂 液体制剂如口服液、糖浆剂、酊剂等含水量大，污染的微生物易繁殖，需采取控制措施，常用的是添加防腐剂、对耐高温的进行湿热灭菌、不耐高温的需过滤除菌等。

2. 无菌制剂的消毒灭菌措施

无菌制剂包括注射剂、眼用制剂、植入性制剂和大部分生物制品，不得含有活的微生物，卫生要求最为严苛，常用的控制措施是湿热灭菌、过滤除菌法、辐照灭菌法、添加防腐剂等，如耐高温的大容量注射剂可 121.3℃ 30min 高压蒸汽灭菌，小容量可用过滤除菌法配合 100℃ 30～45min 流通蒸汽灭菌；不耐高温的可采用孔径小于 0.22μm 的微孔滤膜过滤除菌，或间歇蒸汽灭菌；对多剂量的滴眼剂及生物制品中还可添加适宜的防腐剂。

药剂生产工艺流程中的消毒灭菌方法需通过严格的验证，工作人员应严格执行灭菌设备操作规程，确保产品的质量。消毒灭菌方法不得影响药品质量，也不能产生残留毒性。

第二节 药品生产环节的微生物监测方法

药品生产过程应严格按照 GMP 的要求加强管理，采取有效措施防止微生物污染，同时应做好各个环节的卫生监测工作。

一、空气洁净度监测

参见附录二 空气洁净度检测方法。

1. 悬浮粒子

按 GB/T 16292—2010《医药工业洁净室（区）悬浮粒子测试方法》中的方法测定，采用光散射（离散）尘埃粒子计数器（图 5-6），测量各级洁净室单位体积空气内不同粒径的尘埃粒子大小，以此评价环境的洁净度级别。根据具体生产情况制定检测周期，至少每年需验证一次。

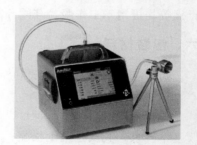

图 5-6 尘埃粒子计数器

基本程序：①确定采样点数目。②确定采样位置及采样量。③选择采样时间。④按操作规程采样。⑤结果计算。⑥结果评价，即将各个取样点的粒子浓度分别与相应等级的标准比较，若均未超过浓度限值，判洁净室（区）悬浮粒子数符合规定；若超过标准浓度限值，应调查原因，并采取矫正措施。

2. 浮游菌

按 GB/T 16293—2010《医药工业洁净室（区）浮游菌测试方法》测定浮游菌，基本原理是将空气中的微生物粒子收集在含专门培养基的培养皿内，在适宜的生长条件下繁殖到可见的菌落，进行菌落计数，以菌落数判断环境中的活微生物数，以此评价洁净室（区）的洁净度。测定时用浮游菌采样器收集微生物粒子，根据颗粒撞击原理和等速采样理论设计，被采样的带有微生物的空气在抽气泵作用下，高速喷射并撞击黏附到装有胰酪大豆胨琼脂培养基的培养皿上，倒置于 30～35℃培养不少于 2 天，形成菌落予以计数（图 5-7）。

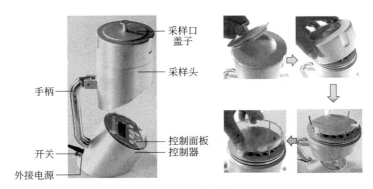

图 5-7　浮游菌采样器

基本程序与悬浮粒子测定相同。结果评价：与相应等级的评定标准比较，若每个采样点浮游菌平均菌落数均未超过标准限值，判洁净室（区）浮游菌符合规定；若超过标准限值，判不符合规定，应调查原因，并采取矫正措施。

3. 沉降菌

按 GB/T 16294—2010《医药工业洁净室（区）沉降菌测试方法》测定沉降菌，基本原理是在一定时间内让空气中的微生物粒子以自然沉降的方式收集在含胰酪大豆胨琼脂培养基的培养皿内，倒置于 30～35℃培养不少于 2 天，繁殖形成菌落予以计数，通过菌落数判断环境中的活微生物数，以此评价洁净室（区）的洁净度。

基本程序与悬浮粒子测定相同。结果评价：用菌落计数方法得出采样点各有效平板的菌落数，算出同一采样点沉降菌的平均菌落数，单位为 CFU/皿。与相应等级的评定标准比较，若每个采样点沉降菌平均菌落数均未超过标准限值，判洁净室（区）沉降菌符合规定；若超过标准限值，判不符合规定，应调查原因，并采取矫正措施。

4. 表面微生物

表面微生物检查是监测生产区域、设备设施、人员表面的微生物数量的方法，可评价测试场所、人员的洁净程度。基本的监测方法有接触碟法、擦拭法、表面冲洗法，每个测定对象选有代表性的 4 个点各取 1 样，每个点的取样面积在 24～30cm^2。

（1）接触碟法　用 ϕ55mm 含琼脂培养基（一般用胰酪大豆胨琼脂）的接触性平板（也称接触碟，见图 5-8），直接接触取样点表面约 10s，采集微生物；五指手套检测时打开皿盖，将戴上手套的五指并拢，同时接触培养基表面约 10s，盖上皿盖。将培养基倒置于 30～35℃培养 2 天，进行菌落计数。结果评价：将各采样点培养皿的菌落数分别与相应等级的评定标准比较，若每个采样点菌落数均未超过标准限值，判符合规定；若超过，判不符合规定。

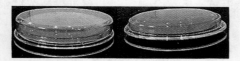

图 5-8　ϕ55mm 接触碟

（2）擦拭法　擦拭法是用润湿无菌棉拭子擦拭取样点表面，用无菌水洗脱棉拭子上的微生物，接种、培养、计数。用于物体表面、内包装材料、手部表面微生物检查，特别是不规则物体表面。该方法适用性广，器材简单经济，但操作较烦琐，回收率较低，误差较大。

（3）表面冲洗法　表面冲洗法是直接用无菌水冲洗物体表面，收集冲洗液获取微生物，接种、培养、计数。用于监测大面积区域内表面的微生物含菌量或容器内表面的微生物，如设备轨道、储水罐、内包装瓶等。

二、工艺用水卫生监测

1. 饮用水微生物检测

饮用水的微生物检查用于评价饮用水的卫生状况，主要包括菌落总数检查、总大肠菌群检查、耐热大肠菌群检查及大肠埃希菌检查，后三者可用多管发酵法、滤膜法和酶底物法检查（参见附录三　饮用水的微生物检查）。

菌落总数检查：取 1ml 水样置无菌培养皿中，加入熔化的营养琼脂培养基倒置于 36℃±1℃培养 48h，进行菌落计数。饮用水的平均菌落数不超过 100CFU/ml，判菌落数符合规定，否则判不符合规定。

2. 纯化水、注射用水需氧菌总数检查

按《中国药典》（2020 年版）二部质量标准检查。

（1）纯化水需氧菌总数检查　取至少 1ml 水样，加适量无菌水混匀后按无菌操作法用微孔滤膜过滤，取下滤膜，菌面朝上紧贴在 R2A 琼脂平板上，倒置于 30～35℃培养不少于 5 天，进行菌落计数，每毫升纯化水需氧菌总数应不超过 100CFU。

（2）注射用水需氧菌总数检查　取至少 100ml 水样，按纯化水需氧菌总数检查方法操作，每 100ml 纯化水需氧菌总数应不超过 10CFU。

3. 灭菌注射用水无菌检查

参考第六章中无菌检查方法。

4. 注射用水、灭菌注射用水内毒素检查

按《中国药典》（2020 年版）四部通则 1143 细菌内毒素检查法检查。

三、原辅料、中间产品、成品微生物检查

1. 非无菌产品

参照第六章中微生物限度检查法。

2. 无菌产品

参照第六章中无菌检查方法。

四、消毒灭菌效能验证

定期检测生产过程涉及的消毒灭菌方法的消毒灭菌效能，特别是生产工艺中药剂消毒灭菌方法更要严格监测。参照第三章消毒与灭菌。

小　结

主要内容	污染来源	控制方法
药品生产环节的微生物来源与控制	原辅料	中药材洗净、晾干、炮制、热力法、辐射灭菌、微波消毒、过滤除菌、适宜条件储运
	工艺用水	热力法、过滤除菌法、紫外线、化学消毒剂(氯气、漂白粉、臭氧等)
	空气	过滤除菌法、紫外线、化学消毒剂；用发尘少的材料；加强人员管理
	厂房设施	周边环境干净、布局合理、人物分流、设施消毒灭菌，其他与空气相同
	生产人员	注意个人卫生、控制人数、做好消毒、规范着装，进出洁净室流程要规范
	包装材料	超声波清洗、高压蒸汽灭菌、辐射灭菌、隧道干热灭菌、发尘少、与产品的卫生标准一致、不影响灭菌效果
	药物制剂	高压蒸汽灭菌、流通蒸汽消毒、过滤除菌、辐照灭菌、添加防腐剂
防污染的监测方法	空气洁净度，工艺用水卫生，表面微生物，原辅料、半成品、成品的微生物学检查，消毒灭菌效能验证	

 目标检测

一、名词解释

热原、洁净室（区）、洁净度、工艺用水、乱流、层流

二、填空题

1.《中国药典》(2020 年版) 规定热原的检测方法是_____，细菌内毒素的检测方法是_____。

2. 制药生产过程最主要控制的热原物质是_____。

3. 药品生产洁净室的洁净度等级按环境中的_____数目和_____数目不同，分为_____、_____、_____、_____四个等级，其中洁净要求最高的是_____。

4. 洁净室与室外的空气压差应_____Pa；不同级别的洁净室之间空气压差应_____Pa。

5. 层流的气流流动方向是_____，其净化空气的原理是_____；乱流的气流流动方向是_____，其净化空气的原理是_____。

6. 药品生产过程中的工艺用水分为_____、_____、_____和_____四类。配制口服液要用_____；配制最后需灭菌的注射剂要用_____；作为无菌制剂的溶剂要用_____。

7. 我国饮用水微生物标准规定：每 1ml 饮用水的菌落总数_____ CFU，每 100ml 饮用水中，不得检出_____、_____和_____。每 1ml 纯化水需氧菌数

_____ CFU，每 100ml 注射用水需氧菌数_____ CFU。

8. 空气过滤具有除_____和除_____作用。

9. 生物制品一般采用_____灭菌。

三、选择题（每空只有一个最佳答案）

1. 下列关于热原的叙述错误的是（　　　）。

A. 可引起人体发热反应　　　　　　　B. 耐热性强

C. 所有药品均不得检出　　　　　　　D. 主要组分是细菌内毒素

2. 下列不需进行热原或细菌内毒素检查的是（　　　）。

A. 纯化水　　　　　　　　　　　　　B. 注射用水

C. 灭菌注射用水　　　　　　　　　　D. 注射剂

3. 下列关于原辅料的微生物控制方法错误的是（　　　）。

A. 药用植物油用高压蒸汽灭菌

B. 中药原药粉可用辐射灭菌

C. 根类药材要清洗、晾干

D. 滑石粉、凡士林可用烘烤灭菌

4. 空气净化系统一般分为三级过滤，其中决定整个净化系统的净化效果的是（　　　）。

A. 一级初效过滤器　　　　　　　　　B. 二级中效过滤器

C. 三级高效过滤器　　　　　　　　　D. 三者同等重要

5. 下列关于药品洁净车间生产人员的叙述错误的是（　　　）。

A. 不得佩戴首饰，但可以化妆

B. 洁净室工作服不得穿出洁净室外

C. 按规范的程序进出洁净室

D. 患有传染病的人员不得从事直接接触产品的工作

6. 下列关于洁净室的叙述错误的是（　　　）。

A. 洁净室要设缓冲间

B. 洁净室人流、物流不得共用同一通道

C. 不同洁净室的洁净服可以通用

D. 洁净室空气从洁净度要求高处流向低处

7. 正常洁净室中的最大污染源是（　　　）。

A. 原辅料　　　　　B. 设备　　　　　C. 空气　　　　　D. 人员

8. 下列一般不用于空气卫生控制的措施是（　　　）。

A. 过滤法　　　　　　　　　　　　　B. 室内通高压蒸汽

C. 紫外线照射　　　　　　　　　　　D. 室内设施少用发尘材料

9. 控制洁净室（区）洁净度最主要的措施是（　　　）。

A. 空气净化系统　　　　　　　　　　B. 安装紫外灯

C. 利用化学消毒剂消毒　　　　　　　D. 加强人员卫生管理

10. 工艺用水的卫生控制措施一般不包括（　　　）。

A. 水体过滤　　　　　　　　　　　　B. 制水设备必须保持无菌

C. 输送水的管道消毒　　　　　　　　D. 储水容器消毒

11. 耐高温的输液常用灭菌方法是（　　）；粉针剂常用的灭菌方法是（　　）；小容量注射剂可用的消毒方法是（　　）；中药丸剂可用（　　）消毒。

A. 流通蒸汽消毒法　　　　　　　　B. 过滤除菌法

C. 高压蒸汽灭菌法　　　　　　　　D. 辐射灭菌法

四、简答题

1. 药品生产中哪些环节会造成微生物污染？应如何控制？

2. 为了防止药品生产过程的微生物污染，应从哪些方面进行监测？

3. 简述人员进出洁净室（区）的程序。

五、分析与应用

若某灭菌制剂无菌检查不符合规定，应如何溯源？

第六章 药品微生物学检查

1. 掌握药物体外抗菌试验的基本方法。
2. 掌握药品无菌检查、微生物限度检查的药品范围、检查标准、检查方法及结果判断。
3. 熟悉药品微生物学检查的意义、环境及人员要求。
4. 了解活螨检查方法及方法适用性试验。

1. 能采用适当方法进行体外抑菌实验。
2. 能胜任药品无菌检查、微生物限度检查操作，并准确判断检查结果。

1. 培养守法敬业、实事求是、不糊弄、不作假的职业道德。
2. 树立严谨认真的工作作风，弘扬专注细致、精益求精的工匠精神。

第一节 药品微生物学检查概述

药品微生物学检查主要包括药物的抗菌试验和药品的卫生学检查。药物的抗菌试验是为了评价药物的抗菌能力，主要用途有：①检测病原菌对药物的敏感性，筛选临床用药。②在药品、食品、化妆品等产品研发过程中，确定产品添加防腐剂的种类和浓度。③测定抗菌药物的效价。④评价产品中防腐剂的抑菌效力测定。药品的卫生学检查主要是为了评价药品的卫生质量，确保产品的使用安全。

药品种类繁多，用途广泛，分类标准多样，按照卫生要求不同可分为无菌药品和非无菌药品，前者如注射剂、眼用制剂，后者如口服液、栓剂。在药品生产的某些环节或上市前需对其进行卫生学检查，无菌药品进行无菌检查，非无菌药品可进行微生物限度检查。对添加防腐剂的药品进行的抑菌性效力检查，广泛意义上也属于卫生质量控制范畴。

一、药品微生物学检查的意义

1. 确定药品是否污染或其污染程度，控制药品的质量

通过药品的微生物检查，可了解药品是否受微生物污染及其污染程度，查明污染的来源，并采取适当的控制措施，确保药品的质量符合要求。

2. 保证用药的有效性和安全性

微生物污染药品，会破坏其成分，影响其疗效，甚至带来安全隐患。国内外由于微生物

污染引起的药源性疾病时有报道，2006 年某生物药业公司生产的克林霉素磷酸酯葡萄糖注射液（商品名为欣弗）因灭菌不彻底，热原超标，使用后致 99 例不良反应，11 人死亡；另有一药业公司生产的别嘌呤醇片因霉菌严重超标，服用后致多人消化道感染，其中一位 6 岁白血病患者死亡。药品卫生学检查是把握药品质量安全的最后关口，是保证用药安全的重要措施之一。

3. 可作为衡量药品生产全过程卫生管理水平的根据之一

药品生产的每个环节都可能带来微生物污染，生产企业应严格按照 GMP（2010 年版）要求加强管理，保证药品生产的环境卫生、物料卫生、工艺卫生、厂房卫生和人员卫生，严防污染。微生物检查结果可以反映生产企业的卫生管理水平，管理到位则微生物污染概率小，反之则大。对产品而言，生产管理比检验更为重要，一种合格的产品一定是靠科学、严格管理生产出来的，检验只是起督促、反馈和放行把关的作用。

二、药品微生物学检查的特殊性

药品质量检查都是抽取一定量的样品进行检测，由此推断整批药品的质量。微生物检查对象是微生物，不同于一般的理化检查，有其自身的特点和难度，它具有以下四个方面的特殊性。

1. 活体性和不稳定性

药品微生物检查对象是具有生长繁殖能力的活细胞，其生长繁殖受到多方因素的影响，同一检品在不同的检查条件下，检查结果不一定相同；而同一检查条件下，污染的微生物不一定都能检测出来。同时，随着时间的推移污染的微生物既可能因生长环境不适而死亡，也可能因条件适宜而大量繁殖。因此，样品在正式检验前必须在适宜的环境下保藏，使其保持原污染状态，防止第二次污染和污染微生物的繁殖或死亡。虽然微生物具有不稳定性，但在稳定的保藏条件和保藏时间下，污染数量处于一种动态平衡，总体的污染水平仍可通过标准化的检验方法得以正确评价。

2. 分布的不均匀性

药品生产的各个环节都可能带来微生物污染，这种污染，数量可多可少，种类可有可无，在药品中的分布也不尽相同。来自原辅料、生产介质（如水、空气）或生产前期的污染相对较均匀，而来自设备、操作者、包装材料或生产后期的主要是局部污染。因此，同一批产品的不同包装中可能出现有的被污染，有的不被污染，被污染的微生物数量和种类也可能存在差异。另外，微生物分布具有簇团性，有的微生物本身就是多细胞相连，簇团的分散性差异很大，这也加强了分布的不均匀性。因此，微生物检查的样品必须具有代表性，其抽样方法、抽样量、检查用量和检查量均有一定的要求。

3. 多数处于受损伤状态

污染的微生物在药品生产过程中受到原料处理、加工、加热等过程影响，易造成机械损伤，具有抑菌活性的药品也会使污染菌处于受损抑制状态，这些受损但存活的微生物如果按一般的检测方法检查，易出现生长不好甚至不生长、漏检的现象，从而导致做出错误的结论。所以，在检查时应避免造成污染微生物的损伤，需提供适宜微生物生长繁殖、利于受损菌体复苏的培养条件，以提高检出率。

4. 生态环境的多样性及复杂性

药品种类繁多、剂型多样，其理化性质各异，使污染的微生物生态环境复杂多样。有的药品易受污染，有的则不利于微生物的生存而污染较少。药物的理化性质如酸碱性、水溶性、渗透压等也对微生物的生存和生长繁殖造成影响。针对不同的供试品，要采取相应的方法，正确制备供试液，尽可能消除药品自身的影响，真实反映药品微生物的污染状况，从而保证检验结果的正确性和可靠性。

三、药品微生物学检查的要求

我国规定的药品微生物检查方法是《中国药典》（2020 年版）四部中的无菌检查法（通则 1101）、微生物限度检查（通则 1105～1108）及抑菌效力检查法（通则 1121）。为保证检查方法的科学性和规范性、检查结果的准确性和可重复性，《中国药典》对药品微生物检查的环境、检验人员、方法适用性、培养基的质量、试验用菌等都有要求。

1. 药品微生物学实验室

微生物检查操作要在洁净度符合要求的单向流空气区域内（即无菌室）或隔离系统中进行。其全过程必须严格遵守无菌操作，防止微生物污染。单向流空气区、工作台面及环境应定期按《医药工业洁净室（区）悬浮粒子、浮游菌和沉降菌的测试方法》的现行国家标准进行洁净度验证。隔离系统按相关的要求进行验证，其内部环境的洁净度须符合检查的要求。《中国药典》（2020 年版）中《药品微生物实验室质量管理指导原则》（通则 9203）规定无菌检查在洁净度背景 B 级局部 A 级、微生物限度检查在洁净度背景不低于 D 级局部 B 级的无菌室中进行。阳性对照试验不得与供试品检查共用无菌室，要设专门的阳性菌对照室。因此，药品微生物实验室应至少配置一般实验室、无菌室及阳性菌接种室三个独立的工作空间。

（1）一般实验室 可划分为试验物品准备区、样品接收及存放区、灭菌室、灭菌物品存放区、培养室、试验结果观察区、污染物处理区及文档处理区等不同功能区域。

（2）无菌室 无菌室是用于微生物检查操作的场所。

① 无菌室布局 无菌室面积一般在 6～10m^2，高度 2.4～2.8m，由无菌操作间和缓冲间组成（图 6-1），无菌室与一般实验室之间配传递窗，用于传送检验用物品。

a. 无菌操作间 具有空气净化系统，配备洁净度符合要求的超净工作台（图 6-2）。

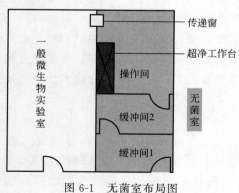

图 6-1 无菌室布局图

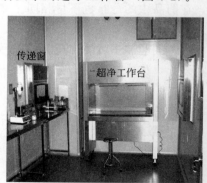

图 6-2 无菌操作间

b. 缓冲间 至少有一间洁净度级别与无菌操作间相同的缓冲间，配有拖鞋、无菌鞋、无菌衣裤、洗手液，设有洗手盆、手消毒喷淋设备和无菌风淋设施，不得放置培养箱和其他杂物。无菌衣物超过 24h 不用，应重新消毒灭菌。

② 设施要求　无菌室的材料及空气净化设施与生产洁净车间要求相同，照明设施应镶嵌在天花板内，采光面积要大，光线分布均匀，光照度不低于 300lx。操作间和缓冲间可安装紫外杀菌灯，电源开关应设在室外，安装调温装置，控制室内温度 18～26℃、相对湿度45％～65％，无菌室与外界保持 10Pa 压差。

③ 日常使用与管理

a. 使用前消毒　每次使用前开空调净化系统 1h，开无菌室及超净工作台紫外灯至少 30min。

b. 物品进出无菌室程序　凡是进出无菌室的物品应经传递窗传送，其程序是：消毒传递窗内壁→物品解除外包装，消毒外壁→置传递窗内→打开传递窗紫外灯照射至少 30min→无菌室内取出物品→用后物品放回传递窗→室外取出物品→清洁消毒传递窗内壁。

操作间内的带菌物品置消毒缸内或用特定的方法包扎隔离好后再送出，进行灭菌处理后再清洗。

c. 人员进出无菌室基本程序　洗净双手→进缓冲间→规范更衣→风淋→进操作间→消毒超净工作台台面、用具、双手→操作→操作完毕，物品放入传递窗→清洁、消毒超净工作台面→脱无菌衣物叠好放入灭菌袋，不得穿出→清洁双手→穿普通工作服、鞋→出缓冲间→开无菌室紫外灯 30min。

④ 日常监管　保持温度、湿度、压差，定期检测空气洁净度，A 级的每次操作同时监测沉降菌、B 级的每周监测沉降菌；定期消毒，室内要用无菌的清洁剂、消毒剂和抹布。

⑤ 无菌室内消毒液　常用消毒液有 75％乙醇、0.1％新洁尔灭、2％～5％来苏尔、5～10 倍稀释的碘伏水溶液、3％碘酒等，每月轮换。

知识链接

超净工作台与生物安全柜的区别

名称	结构	气体压力	气体排放	保护对象	可配置灭菌器具	适用范围
超净工作台	简单	正压	直接排放	样品	酒精灯或本生灯	一般产品检查
生物安全柜	复杂	负压	净化后排放	操作者、环境、样品	红外接种环灭菌器	阳性对照、霉菌实验、病原微生物等

（3）阳性菌接种室　应配备生物安全柜，用于试验用菌种的复活、确认、复壮、试验菌液的制备、培养基灵敏度检查及适用性检查、方法适用性试验、阳性对照试验及药品中防腐剂的抑菌效力测定，凡是涉及试验用菌的相关操作必须在独立的阳性菌接种室中进行，不得与供试品检查在同一操作台上。阳性菌接种室应保持相对负压。

2. 微生物检查人员

（1）人员要求　药品微生物检查是执行国家法规、把守质量安全的最后一道关口，承担着严肃的法律责任，检查人员必须具备认真求实的工作态度、严谨细心的工作作风，具备微生物知识和操作技能，经过设备操作及微生物检验技术方面的岗前技术培训、考核合格后方可上岗。工作历程中也要不断接受培训，更新知识和技能。

（2）检验工作中的注意事项

① 进入无菌室不得化妆及佩戴饰物；不得吃、饮东西，不宜说话。

② 按物流、人流规范程序进出无菌室。

③ 检验操作过程严格规范无菌操作。既要保证检品不受环境微生物污染，也要防止检验用微生物污染环境或检验人员（图6-3）。

④ 对试验结果，应及时、规范记录，认真、仔细分析，科学、严谨处理，准确、客观填写检验报告。

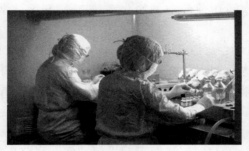

图6-3　无菌检查人员着装及操作示意

3. 微生物污染物品及污染事故的处理

① 操作过程带菌实验用品，应随时灭菌或随手放入消毒缸，可用5%来苏尔等消毒液浸泡24h后再清洗。

② 带菌培养物、废弃物和器皿，置灭菌桶内，灭菌后再处理或清洗。

③ 活菌意外污染必须就地处理，防止污染扩散。打破有培养物的器皿或活菌溅洒，若污染了台面、地面，可用5%来苏尔覆盖污染区30min后清理；若污染了操作者衣物应立即脱下，翻转包裹至污染区，隔离包好后经高压蒸汽灭菌再清洗；若污染体表，可用75%乙醇擦拭后，双手再在5%来苏尔中浸泡片刻用肥皂水清洁，其他部位皮肤用5%来苏尔反复擦拭片刻再擦洗。

4. 药品微生物检查方法适用性试验

（1）药品微生物检查相关概念

① 供试品　取样后准备用于检查、鉴别等试验的样品。

② 供试液　供试品按一定方法处理后用于试验的溶液，如供试品用稀释液溶解、稀释、浸提、冲洗后所得溶液，具有代表性，能代表供试品的整体质量状态。

③ 培养基灵敏度试验　用于评价无菌检查用培养基是否灵敏、有效的试验。

④ 培养基适用性试验　用于评价微生物限度检查用培养基是否灵敏、有效，是否具有专属性的试验。

（2）药品微生物检查常用稀释液、溶剂或冲洗液　pH 7.0氯化钠-蛋白胨缓冲液、0.1%蛋白胨水溶液、0.9%无菌氯化钠溶液、pH 6.8磷酸盐缓冲液、pH 7.2磷酸盐缓冲液、pH 7.6磷酸盐缓冲液等，药品微生物检查一般以pH 7.0氯化钠-蛋白胨缓冲液作为稀释液、以0.1%蛋白胨水溶液作为冲洗液，亦可用其他通过验证的溶液。

（3）药品微生物检查方法适用性试验　药品成分差异大，若均按《中国药典》（2020年版）规定的微生物检查方法完全同法操作，那些本身具有抑菌作用的药品，如抗生素类、某些中药成分、酸碱性较强或含防腐剂的药品，会干扰微生物的生长繁殖，可能会导致污染菌在检查体系中无法生长繁殖，影响培养现象，使本身有菌的药品出现无菌的检验结果，这将直接导致对药品的质量做出错误的评价，使不合格产品流入市场，带来极大的安全隐患。为了避免这种差错，在建立产品的微生物检查方法时需对产品的抑菌活性及测定方法的可靠性进行验证。

方法适用性试验是指药品在进行无菌检查、微生物限度检查、防腐剂抑菌效力测定时，需在法定检查方法的框架内做出调整，通过试验找到一种方法，它既能消除或减弱供试品本身的抑菌活性、最大限度减少供试品对污染微生物带来干扰，在方法实施过程中又不损伤微生物，且灵敏度高、适用性强。《中国药典》规定凡在建立新产品的微生物检查方法或原有产品的生产工艺、原辅料组分、检验条件发生改变时，必须进行方法适用性试验，只有通过试验的检查方法方可用于供试品的检查，确保检验结果的准确性、有效性和可靠性。

方法适用性试验的核心是消除或减弱药品的抑菌活性，确认药品在试验条件下无抑菌活性或其抑菌活性可以忽略不计，真实反映产品的污染状况。常用的方法有培养基稀释法、薄膜过滤法、中和法、加灭活剂或表面活性剂等，实践中亦可多种方法联合使用，达到满意的效果，采用的方法或添加的试剂在消除抑菌作用的同时也要防止损伤微生物细胞或产生毒性，影响活性。

方法适用性试验验证的主要环节：①从药典法定的多种方法中确定一种适宜的检查方法。②确定供试液的制备方法，如稀释液、乳化剂选择、稀释液的用量、溶解方式、表面活性剂使用、温度等。③确定具有消除抑菌活性物质的种类、用量及使用方法，如灭活剂、中和剂和酶等。④确定薄膜冲洗条件，如温度、冲洗次数、冲洗量、冲洗方式等。⑤确定培养基种类、分装容器、用量等。⑥薄膜过滤法需考虑阳性菌加入方式。⑦确定培养条件。

5. 药品微生物检查试验用菌

（1）主要试验用菌 药品微生物检查需要使用多种试验菌株，主要用于无菌检查、微生物限度检查及抑菌性效力检查的方法适用性试验、培养基的灵敏度检查及适用性检查、阳性对照（表6-1）。由于微生物具有活体特性，其生长繁殖及形态生理特性易受外界环境影响，且同一种菌具有多种不同菌株，因此，在进行药品检验时试验用菌要采用相同的标准菌株，按相同的操作方法制备试验菌液，以保证检验结果的一致性和权威性。按《中国药典》（2020年版）规定，药品微生物检查用的试验菌种应来源于中国医学微生物菌种保藏中心（缩写CMCC）的标准菌株，或使用与标准菌株所有相关特性等效的可以溯源的商业派生菌株。

表6-1 《中国药典》（2020年版）**药品微生物检查的试验用菌**

试验用菌	无菌检查			微生物限度检查				
	加菌量 ≤100CFU			除了培养基抑菌能力检查加菌量≥100CFU，其余加菌量≤100CFU				
				微生物计数		控制菌检查		
	培养基灵敏度检查	方法适用性检查	阳性对照	培养基适用性检查	方法适用性检查	培养基适用性检查	方法适用性检查	阳性对照
1. 金黄色葡萄球菌 CMCC(B)26 003	+	+	+	+	+	+	+	+
2. 铜绿假单胞菌 CMCC(B)10 104	+	−	−	+	+	+	+	+
3. 枯草芽孢杆菌 CMCC(B)63 501	+	+	−	+	+	−	−	−

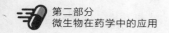
续表

试验用菌	无菌检查			微生物限度检查				
	加菌量≤100CFU			除了培养基抑菌能力检查加菌量≥100CFU，其余加菌量≤100CFU				
				微生物计数		控制菌检查		
	培养基灵敏度检查	方法适用性检查	阳性对照	培养基适用性检查	方法适用性检查	培养基适用性检查	方法适用性检查	阳性对照
4. 大肠埃希菌 CMCC(B)44 102	−	+	+	−	−	+	+	+
5. 生孢梭菌 CMCC(B)64 941	+	+	+	−	−	+	+	+
6. 乙型副伤寒沙门菌 CMCC(B)50 094	−	−	−	−	−	+	+	+
7. 白色念珠菌 CMCC(F)98 001	+	+	+	+	+	+	+	+
8. 黑曲霉 CMCC(F)98 003	+	+	+	+	+			

注：1. 表中"＋"表示需要，"－"表示不需要。

2. CMCC（B）、CMCC（F）菌号，其中 B（Bacteria）代表细菌；F（Fungi）代表真菌。

（2）试验用菌的要求

① 规定试验用菌株要源自 CMCC 的指定标准菌株。

② 从菌种保藏中心购回的菌种需经验收、复活、菌种确认后方可使用或保藏。

③ 从菌种保藏中心获得的冷冻干燥的菌种计为 0 代，使用菌株传代次数不超过 5 代，以保证其具典型的生物学特性，传代次数越多微生物发生变异的概率越大，对其生物学特性影响也越大。

④ 采用适宜的方法保藏，定期转接，防止菌株发生变异。

⑤ 按照《中国药典》（2020 年版）规定的方法制备成试验菌液。

（3）试验菌液的制备

① 除生孢梭菌外的各种细菌分别接种至胰酪大豆胨液体培养基或胰酪大豆胨琼脂培养基中；接种生孢梭菌至硫乙醇酸盐流体培养基，细菌置 30～35℃ 培养 18～24h；接种白色念珠菌的至沙氏葡萄糖液体培养基或沙氏葡萄糖琼脂培养基中，置 20～25℃ 培养 2～3d。上述培养物用 0.9％无菌氯化钠溶液或 pH 7.0 氯化钠-蛋白胨缓冲液制成每 1ml 含菌数符合表 6-1要求的菌悬液。

② 接种黑曲霉至沙氏葡萄糖琼脂斜面培养基或马铃薯葡萄糖琼脂培养基上，置 20～25℃ 培养 5～7 天，使孢子大量成熟。加入 3～5ml 含 0.05％（体积分数）聚山梨酯 80 的 0.9％无菌氯化钠溶液或 pH 7.0 氯化钠-蛋白胨缓冲液，将孢子洗脱，然后用适宜的方法吸出孢子悬液（用管口带有薄的无菌棉花或纱布能过滤菌丝的无菌毛细吸管）至无菌试管内，用含 0.05％（ml/ml）聚山梨酯 80 的 0.9％无菌氯化钠溶液或 pH 7.0 氯化钠-蛋白胨缓冲液制成每 1ml 含孢子数符合表 6-1 要求的孢子悬液（亦可采用比浊法）。

可用平皿法对以上菌液进行菌落计数，以判断浓度是否符合。

用工作菌株或商业派生菌株制备试验菌液。菌液制备后若在室温下放置，应在 2h 内用完；若保存在 2～8℃，可在 24h 内使用。黑曲霉孢子悬液可保存在 2～8℃，在验证过的贮存期内使用。不能再用的各类菌株、菌液应在 121℃ 30min 灭菌后销毁处理。

知识链接　　　　　　　　　试验菌株相关概念

（1）传代　将微生物接种到新培养基中，在适宜条件下生长繁殖得到新培养物的操作称为传代，任何形式的一次转种均认为是传代一次，得到的培养物比原来增加 1 代。如图 6-4 所示。

（2）标准菌株　由国内外菌种保藏机构保藏的、遗传学特性稳定、得到认可和保证、可追溯的菌株，其冷冻干燥菌种定义为第 0 代菌株。

（3）标准贮备菌株　由标准菌株经一次传代得到的培养物，为第 1 代菌株。一般数量较少，作为保存用菌种，保存条件相对较高，保存时间相对较长，一般在一年到数年，使用前需要经过活化或纯化。经纯度和特征确认的标准贮备菌株可分装多管，采用冷冻干燥法、液氮超低温保藏法或－80℃冰箱冷冻保藏法长时间保藏，用于制备每月或每周 1 次转种的工作菌株。

（4）储备菌株　由标准储备菌株传代得到的 2 代或 3 代培养物。

（5）商业派生菌株　由供应商提供的，所有相关特性与标准菌株等效、可以溯源的菌株，仅可用作工作菌株。

（6）工作菌株　由标准储备菌株、储备菌株或商业派生菌株传代得到的培养物，不得超过 5 代，防止过多传代带来变异风险，一般从第 3 代开始。工作菌株一般数量较多，作为日常使用菌种，保存条件相对较低，保存时间相对较短，一般在数周到一年，可用于制备试验菌液，用完即销毁，不用于制备标准菌株或标准储备菌株。

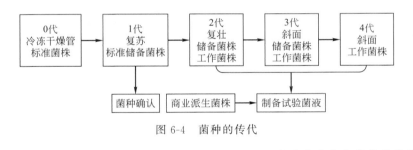

图 6-4　菌种的传代

第二节　药物的体外抗菌试验

药物的抗菌试验包括药物体外抗菌试验和体内抗菌试验。药物的体外抗菌试验包括药物的抑菌试验和杀菌试验。抑菌药物不能杀死微生物，当药物除去后，微生物又能生长繁殖；杀菌药物能杀死微生物，当药物除去后，微生物不能再生长繁殖。但许多药物的抑菌和杀菌作用是相对而言的，即在低浓度时，可呈抑菌作用，而在高浓度时，可呈杀菌作用。此外，药物的抗菌活性往往与浓度、菌量、菌种、培养基的 pH 等试验条件密切相关。

一、药物的体外抑菌试验

药物的体外抑菌试验在实验室内进行，方法简便，不需要活的动物、需时短、用药量

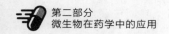
少、实验条件容易控制。该试验是常用的抑菌试验方法，主要用于筛选抗菌药物或测定细菌对药物的敏感性，也称为药敏试验，常用最低抑菌浓度（MIC）表示，MIC 是指药物完全抑制某种微生物生长的最低浓度。体外抑菌试验方法很多，常用的可分为系列稀释法和琼脂扩散法两大类。

1. 稀释法

稀释法是一般细菌药敏试验及抗生素试验研究方面使用的最主要的方法，可用于定量测定抗菌药物抑制微生物生长的能力。本法是将药物用培养基按一定的倍数（常用两倍）稀释成一系列的浓度，依次分装在容器中，在容器中加入对该药敏感的试验菌。培养一定时间后，观察各容器中试验菌的生长情况而求出药物的最低抑菌浓度。根据所用的培养基稀释法分为液体法和固体法。

（1）液体培养基稀释法　在一系列的试管中，装相同体积的液体培养基，于第一管中加入同体积的药液，用对倍稀释法逐管稀释药液，所得药液浓度在系列试管中是呈两倍递减，然后在每管中加入一定量的试验菌，培养后，用肉眼观察能抑制细菌生长的最低浓度即为该药物的 MIC。也可用分光光度计测定终点（图 6-5）。此法优点为：结果更具有精确性和可重复性；缺点为：药液与培养基混合物不澄清的，难于直接观察结果。

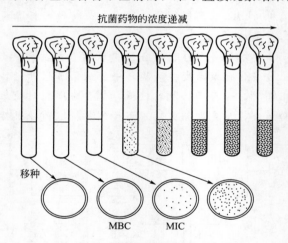

图 6-5　液体培养基稀释法

MBC 为最小杀菌浓度

（2）固体培养基稀释法

① 平板法　将系列不同浓度的药液分别定量加入无菌培养皿，各皿加入相同量的琼脂培养基，充分混匀，制成含有系列递减药物浓度的琼脂培养基。将定量的试验菌液接种在琼脂平板上，培养后，观察药物的 MIC。此法的优点是可在平板上同时分区接种多种试验菌，同时测定多种细菌对同一药物的 MIC；缺点是容易发生污染。

② 斜面法　将不同浓度的药液混入尚未凝固的试管琼脂培养基中，制成斜面，使各管含有一系列递减浓度的药物，在斜面上接种定量的试验菌液，培养后可测知 MIC。

本法适用于培养时间长而又不宜用平板法的试验菌。

2. 琼脂扩散法

用于定性测定药物体外抑制细菌生长的能力。它是利用药物在琼脂培养基中的扩散使其周围的细菌生长受到抑制，在有效浓度内形成抑菌圈，根据抑菌圈的大小评价药物抗菌作用的强弱。

其方法是在琼脂平板上，用涂布法或倾注法接种一定量的试验菌，使试验菌均匀分布于平板表面或混合在培养基中。然后用一定的方法加入药物，37℃培养18～24h，取出观察抑菌圈的大小，以抑菌圈大小判断药物抗菌作用的强弱。常用的方法有以下几种。

（1）滤纸片法 该方法是将直径约6mm的专用药敏滤纸片，置120℃干热灭菌2h。试验时用无菌滤纸片吸取药液，干燥后将滤纸片放在已接种细菌的平板表面，培养后，通过观察抑菌圈大小判断药物抑菌作用的强弱。此法可同时进行多种药物对同一试验菌的抗菌试验（图6-6）。

（2）挖沟法 在琼脂平板中间挖一直沟，在沟内注入药液。然后接种试验菌，接种时，每一菌种划一条横越药沟的接种线，一个平板可以接种若干种菌株。培养后观察细菌的生长情况，根据沟和细菌间抑菌距离的长短，判断该药物对各种试验菌的抗菌能力（图6-7）。

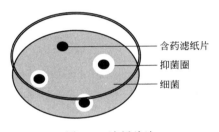

含药滤纸片
抑菌圈
细菌

图6-6 滤纸片法

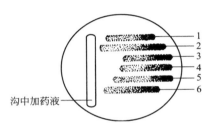

1
2
3
4
5
6

沟中加药液

图6-7 挖沟法
1～6代表不同的试验菌

（3）联合抗菌试验法 联合抗菌试验是用于测定两种或两种以上抗菌药物联合应用时的相互影响。抗菌药物联合应用的效果有三种：①协同作用。指两种药物联合作用时的抗菌活性大于单独作用时的活性。②拮抗作用。联合作用时的活性总和显著低于其单独作用时的活性。③无关作用。一种抗菌药物的存在并不影响另一种抗菌药物的活性。联合抗菌试验方法很多，最简单的是纸条或纸片法，具体是在含菌平板上，垂直放置两条浸有不同药液的干燥滤纸片，经培养后根据两种药液形成抑菌区的图形，来判断两药联合作用对试验菌的作用情况（图6-8）。纸条试验亦可用纸片替代纸条进行。

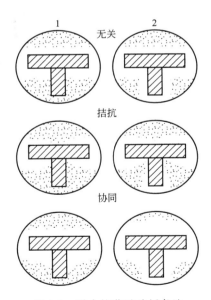

1 无关 2

拮抗

协同

图6-8 联合抗菌试验纸条法
1列—只有横条纸片含抗菌药；
2列—两条纸片含不同的抗菌药

二、药物的体外杀菌试验

1. 最小杀菌浓度的测定

按液体培养基稀释法的操作，肉眼观察药物的MIC，取目测MIC以上未长菌的各管培养液，分别移种于无菌平板上，培养后平板上无菌生长的药物最低浓度为最小杀菌浓度（MBC），对微生物广义而言，也称最小致死浓度（MLC），平板上有菌生长的最低浓度即为准确的最小抑菌浓度（MIC）（图6-5）。

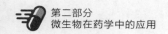
2. 活菌计数法

活菌计数法是在一定浓度的定量药物内，加入一定量的试验菌，作用一定时间后，取出稀释。取一定量的稀释液混入未凝固的琼脂培养基中，立即倾注成平板，培养后计算菌落数。再以菌落数乘以稀释倍数，计算出混合液中存活的细菌数。

三、影响体外抗菌试验的因素

1. 试验菌种

试验用菌株要选用有代表性、规定的标准菌株或临床经严格分离、纯化、鉴定后的菌株。如《中国药典》规定药品防腐剂的抑菌效能检查要求用中国医学微生物菌种保藏中心的指定菌株，且传代次数不得超过 5 代。

2. 培养基

培养基的营养、pH 要符合试验菌的生长要求，制备程序要规范，培养基内不得含有干扰药物抑菌活性的成分。《中国药典》规定进行药品防腐剂的抑菌效能检查时，细菌要用胰酪大豆陈培养基、真菌要用沙氏葡萄糖培养基，且要求培养基使用前要通过适用性试验。

3. 抗菌药物

根据药物的性质制定适宜的配制方法，将试验药物配制成液体状态，药物成分分配要均匀、浓度要精确。若检测产品中的抑菌药物，还要考虑产品成分、性状对药物是否有影响。

4. 对照试验

严格设置各种对照，在评价药物的抑菌试验时，试验菌在无药培养基内应生长良好。若用已知抗菌谱的药物做对照，则已知药物对敏感菌株应出现抗菌效应。

第三节　药品的无菌检查

无菌检查法是用于确定要求无菌的药品、医疗器具、原料、辅料及要求无菌的其他品种是否无菌的一种方法。凡是直接进入人体血液循环系统、肌肉、皮下组织或接触创伤、溃疡等部位而发生作用的制品或要求无菌的材料、灭菌器具等都要进行无菌检查。无菌检查的基本原理是将一定量的无菌产品以适宜的方式接种到规定的液体培养基中，培养后观察，若无菌生长，判产品符合规定，反之则不符合规定。若供试品符合无菌检查法的规定，仅表明了供试品在该检验条件下未发现微生物污染。

一、药品无菌检查总则

1. 检验标准

我国药品无菌检查参照的检验标准是《中国药典》（2020 年版）四部通则 1101 无菌检查法。

2. 无菌检查的药品种类

（1）注射剂　用于肌肉、皮下和静脉的各种制剂，包括注射液、注射用无菌粉末、注射用浓溶液、注射用水和其他溶剂。

（2）眼用制剂　包括眼用液体制剂、眼用半固体制剂、眼用固体制剂。

（3）**用于严重创伤、烧伤、溃疡、手术等标明无菌要求的制剂**　包括软膏剂、乳膏剂、气雾剂、喷雾剂、散剂、膜剂、贴剂、涂膜剂、耳用制剂、鼻用制剂和冲洗剂等标签上注明无菌要求的外用药品。

（4）植入剂 用于包埋于人体内的药物制剂，包括不溶于水的激素、避孕药物、免疫药物及抗肿瘤药物。

（5）其他制剂 如冲洗剂、可吸收的止血剂、某些要求无菌的吸入液体制剂。

（6）无菌原辅料 生产非最后灭菌制剂的原辅料。

3. 无菌检查的环境

无菌检查要在洁净度符合 B 级背景下的局部 A 级的无菌室或局部 D 级下的隔离操作系统中进行。

4. 检验数量和检验量

（1）抽样 要有代表性，一般是从每批产品中抽取一定数量的产品，作为样本检验，以此结果来判断整批产品的质量。如发现异样或可疑样品，应抽取有疑问的样品。

无菌检查抽样要求：①无菌法生产的产品，抽检样品必须包括灌装最初、最终以及灌装过程中发生较大偏差后的产品。②最终灭菌产品应当从可能的灭菌冷点处取样。③同一批号不同灭菌设备或同一灭菌设备分次灭菌的，应当从各个或各次灭菌设备中抽样。④无菌原料按无菌操作法取样。

（2）检验数量 检验数量指一次试验所用供试品最小包装容器的数量，与批产量、装量、供试品来源有关。除另有规定外，出厂产品检验数量按表 6-2 规定；上市产品监督检验按表 6-3 规定。表 6-2、表 6-3 中最少检查数量不包括阳性对照试验的供试品用量，薄膜过滤法应增加 1/2 的最小检验数量做阳性对照用。直接接种法根据药品具体情况判断是否需要增加检验数量。

表 6-2　批出厂产品及生物制品的原液和半成品最少检验数量

供试品	批产量 N/个	接种每种培养基的最少检验数量
注射剂		
	≤100	10%或 4 个(取较多者)
	100<N≤500	10 个
	>500	2%或 20 个(取较少者)
		20 个(生物制品)
大体积注射剂(>100ml)		2%或 10 个(取较少者)
		20 个(生物制品)
冻干血液制品		
>5ml	每柜冻干≤200	5 个
	每柜冻干>200	10 个
≤5ml	≤100	5 个
	100<N≤500	10 个
	>500	20 个
眼用及其他非注射产品		
	≤200	5%或 2 个(取较多者)
	>200	10 个
桶装无菌固体原料		
	≤4	每个容器
	4<N≤50	20%或 4 个容器(取较多者)
	>50	2%或 10 个容器(取较多者)
抗生素固体原料药(≥5g)		6 个容器
生物制品原液或半成品		每个容器(每个容器制品的取样量为总量的 0.1%或不少于 10ml，每开瓶一次，应如上法抽验)
体外用诊断制品半成品		每批(抽验量应不少于 3ml)

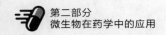
续表

供试品	批产量 N/个	接种每种培养基的最少检验数量
医疗器械		
	≤100	10%或 4 件(取较多者)
	100<N≤500	10 件
	>500	2%或 20 件(取较少者)

注：若供试品每个容器内的装量不够接种两种培养基，那么表中的最少检验数量应增加相应倍数。

表 6-3　上市抽验样品的最少检验数量

供试品	供试品最少检验数量/(瓶或支)
液体制剂	10
固体制剂	10
血液制品 V<50ml	6
V≥50ml	2
医疗器械	10

注：1. 若供试品每个容器内的装量不足够接种两种培养基，表中的最少检验数量应增加相应的倍数。

2. 抗生素粉针剂（≥5g）及抗生素原料药（≥5g）的最少检验数量为 6 瓶（或支），桶装固体原料的最少检验数量为 4 个包装。

(3) 检验量　检验量指供试品每个最小包装接种至每份培养基的最小量（g 或 ml）。除另有规定外，供试品检验量参考表 6-4。采用直接接种法时，若每支（瓶）供试品的装量足够接种两种培养基，则分别按规定量接种硫乙醇酸盐流体培养基和胰酪大豆胨液体培养基；采用薄膜过滤法，只要条件特性允许，则要将所有容器内的全部内容物过滤。

表 6-4　供试品检验量

供试品	供试品装量	每支供试品接入每种培养基
液体制剂	V<1ml	全量
	1ml≤V≤40ml	半量,但不少于 1ml
	40ml<V≤100ml	20ml
	V>100ml	10%但不少于 20ml
固体制剂	M<50mg	全量
	50mg≤M<300mg	半量
	300mg≤M≤5g	150mg
	M>5g	500mg
		半量(生物制品)
生物制品的原液及半成品		半量

5. 培养条件

药品无菌检查微生物培养条件参见表 6-5。

表 6-5　药品无菌检查微生物培养条件

检查项目	培养基	培养温度	培养时间
需氧菌、厌氧菌检查	硫乙醇酸盐流体培养基	30～35℃	14 天
需氧菌、真菌检查	胰酪大豆胨液体培养基	20～25℃	14 天

（1）培养基

① 硫乙醇酸盐流体培养基　含还原性成分和少量琼脂，下层能形成厌氧环境，同时满足需氧菌、厌氧菌生长，重点检查厌氧菌。含氧化还原指示剂刃天青，有氧时呈粉红色，可以指示培养基是否具备厌氧环境。

② 胰酪大豆胨液体培养基　适宜需氧菌、酵母菌和霉菌生长。

使用前培养基均要按要求进行无菌性检查和灵敏度检查，检查结果符合规定者方可用于供试品的无菌检查。

（2）培养时间　培养时间最长 14 天，若未满 14 天，已经出现可以做出结论的现象，可提前终止培养，如阴性对照有菌生长，或阳性对照培养 72h 后，仍无菌生长，或供试品检查培养基有菌生长，出现以上任一现象，即可终止培养。

二、无菌检查方法

无菌检查的方法包括薄膜过滤法和直接接种法，只要供试品性状允许，应优先采用薄膜过滤法。

1. 阴性对照与阳性对照

进行无菌检查时，无论供试品是否具有抑菌活性，均应设阳性对照和阴性对照。与供试品检查同法培养，阳性对照菌应生长良好，阴性对照应无菌生长，供试品检查结果方为有效。

（1）阳性对照　阳性对照是按供试品检查相同方法在培养基中加入相同量的供试品，再加入不大于 100CFU 的阳性菌，规定温度培养不超过 5d 应生长良好。设阳性对照的目的是评价检查方法和培养条件是否可行，防止供试品出现假阴性的检验结果。阳性对照菌生长良好表明：①供试品无抑菌活性或者其抑菌活性较小，对检查结果没有干扰。②检查条件恰当。如果阳性菌不生长，则判断检验结果无效，需查找原因或重新进行方法适用性试验。应根据供试品特性选择阳性对照菌，选择的原则参见表 6-6。

表 6-6　阳性对照菌选用的原则

供试品特性	阳性菌
无抑菌作用及抗革兰阳性菌为主的供试品	金黄色葡萄球菌 CMCC（B）26 003
抗革兰阴性菌为主的供试品	大肠埃希菌 CMCC（B）44 102
抗厌氧菌的供试品	生孢梭菌 CMCC（B）64 941
抗真菌的供试品	白色念珠菌 CMCC（F）98 001

（2）阴性对照　以体积相同的同种溶剂或稀释液代替供试液，与供试品检查同法操作接种硫乙醇酸盐流体培养基和胰酪大豆胨液体培养基，同法培养，作为阴性对照。未做任何处理，直接接种的供试品，则取培养基直接作阴性对照。阴性对照不得有菌生长，否则检验结果无效。设阴性对照的目的是评价检查环境洁净度是否符合要求、使用的灭菌物品是否无菌、人员的无菌操作是否规范，防止供试品出现假阳性的检验结果。

2. 薄膜过滤法

薄膜过滤法是在无菌条件下，经过滤操作将供试品中的微生物截留于滤膜上，冲洗滤膜，加培养基，在适宜条件下培养，结果无菌生长，判断供试品符合规定；有菌生长，则判不符合规定。此法可最大限度减少药品对检验结果的干扰，只要供试品特性允许，药品的无菌检查应优先选用薄膜过滤法，且供试品要全量过滤。

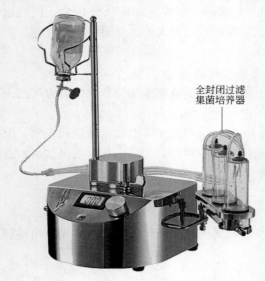

全封闭过滤
集菌培养器

图 6-9　智能集菌仪及集菌培养器

（1）过滤装置　过滤装置包括智能集菌仪和全封闭过滤集菌培养器（图 6-9），集过滤器、培养器于一体，在全封闭的条件下完成滤膜润洗、供试品过滤、冲洗、接种等操作，减少检查过程中供试品暴露时间，降低污染风险。使用滤膜孔径不大于 $0.45\mu m$，直径约 50mm，根据供试品特性选择不同类型的过滤器和滤膜材质。用于过滤水溶性供试品滤膜，预先用冲洗液过滤润湿；用于油性供试品的过滤器及滤膜用前则应充分干燥。

（2）供试品处理与接种

① **基本方法**　将规定量的供试品按方法适用性试验同法处理后，通过全封闭过滤系统全量过滤，将供试品均分在三个集菌培养滤筒内，过滤完毕，有抑菌活性、需用冲洗液冲洗滤膜的，冲洗次数一般不少于三次，每张滤膜每次冲洗量为 100ml，总冲洗量一般不超过 500ml，最高不得超过 1000ml，以免损伤微生物，具体冲洗方式需经过验证。冲洗结束，封闭集菌滤筒下端出口，加入培养基，三个滤筒中 1 个加入 100ml 硫乙醇酸盐流体培养基、1 个加入 100ml 胰酪大豆胨液体培养基，另 1 个作阳性对照。生物制品类的供试品则 2 个加 100ml 硫乙醇酸盐流体培养基、1 个加 100ml 胰酪大豆胨液体培养基，另外再作阳性对照。

② 各类药品薄膜过滤法供试品处理与接种

a. 水溶液供试品　取规定量，直接过滤，或与不少于 100ml 适宜的稀释液混匀，然后照基本方法操作。

b. 可溶于水的固体制剂供试品　取规定量，加适宜的稀释液溶解或按标签说明复溶，然后照基本方法操作。

c. 非水溶性供试品　取规定量，直接过滤；或混合溶于含聚山梨酯 80 或其他适宜乳化剂的稀释液中，充分混合，立即过滤。用含 0.1%～1% 聚山梨酯 80 的冲洗液冲洗滤膜至少三次。照基本方法操作加入含或不含聚山梨酯 80 的培养基。

d. 可溶于十四烷酸异丙酯的膏剂和黏性油剂供试品　取规定量，混合至适量的无菌十四烷酸异丙酯中，剧烈振摇，使供试品充分溶解，如果需要可适当加热，加热温度一般不超过 40℃，最高温度不得超过 44℃，趁热迅速过滤。若无法过滤，应加入不少于 100ml 的稀释液，充分振摇萃取，静置，取下层水相作为供试液过滤。过滤后滤膜冲洗及培养基接种照基本方法操作。

e. 无菌气（喷）雾剂供试品　取规定量，采用专用设备将供试品转移至封闭式薄膜过滤器中，或将各容器置 −20℃ 或其他适宜温度冷冻约 1h。取出，以无菌操作迅速在容器上端钻一小孔，释放抛射剂后再无菌开启容器，并将供试品转移至无菌容器中，然后照基本方法操作。

f. 装有药物的注射器供试品　取规定量，排除注射器中的内容物至无菌容器中，若需要可吸入稀释液或用标签所示的溶剂溶解，然后照基本方法操作。同时应采用直接接种法，进行包装中所配的无菌针头的无菌检查。

3. 直接接种法

直接接种法是将处理或未处理的供试品直接接种到培养基中，在适宜条件下培养，结果无菌生长，判断供试品符合规定；有菌生长，则判不符合规定。该法适用于无法用薄膜过滤法操作的药品及医疗器械，如混悬液、不溶性固体。以下介绍供试品处理与接种。

（1）基本方法　根据检验数量、检验量的要求取规定量供试品，分别等量接种到硫乙醇酸盐流体培养基和胰酪大豆胨液体培养基中，每种培养基的接种支（瓶）数可自行确定，一般药品接种两种培养基的数量相等，而生物制品则接种硫乙醇酸盐流体培养基和胰酪大豆胨液体培养基数量为 2：1。

除另有规定外，每支（瓶）中培养基用量应符合接种的供试品体积不得大于培养基体积的 10%，同时硫乙醇酸盐流体培养基支（瓶）装量不少于 15ml，胰酪大豆胨液体培养基每支（管）装量不少于 10ml。培养基的用量及高度应与方法适用性试验相同。

将供试品等量接种到两种培养基中。

（2）各类产品直接接种法供试品处理与接种

① 混悬液等非澄清水溶液供试品　取规定量等量接种至各管培养基中。

② 固体供试品　取规定量等量直接接种至各管培养基中，或加入适宜的溶剂溶解，或按标签说明复溶后，取规定量等量接种至各管培养基中。

③ 非水溶性制剂供试品　取规定量，混合，加入适量的聚山梨酯 80 或其他适宜的乳化剂及稀释剂使其乳化，等量接种至各管培养基中。或直接等量接种至含聚山梨酯 80 或其他适宜乳化剂的各管培养基中。

④ 放射性药品　取供试品 1 瓶（支），等量接种于装量为 7.5ml 的硫乙醇酸盐流体培养基和胰酪大豆胨液体培养基中。每管接种量为 0.2ml。

4. 培养

将上述含硫乙醇酸盐流体培养基的容器置 30～35℃ 培养，含胰酪大豆胨液体培养基的容器置 20～25℃ 培养；接种生物制品的硫乙醇酸盐流体培养基容器均分 2 份，一份置 30～35℃ 培养，另一份于 20～25℃ 培养，培养 14d，阳性对照培养不超过 5d。逐日观察并记录结果。

5. 无菌检查结果判断

阳性对照生长良好，阴性对照无菌生长，否则试验结果无效。

① 若供试品各容器内培养物均澄清，或虽显浑浊但经确证并无菌生长，判供试品符合规定。

② 若供试品中任何一个容器内培养物显浑浊并确证有菌生长，判供试品不符合规定。除非能充分证明试验结果无效。当符合下列至少一个条件时，方可判断试验结果无效：a. 试验设备及环境不符合要求。b. 回顾无菌试验过程中，发现有可能引起微生物污染的因素。c. 供试品容器中生长的微生物经鉴定后，确证是因无菌试验中所使用的物品和（或）无菌操作不当引起的。

试验若经确认无效，应重试。重试时，重新取同量供试品，依法检查，若无菌生长，判供试品符合规定；若有菌生长，判供试品不符合规定。

第四节 药品的微生物限度检查

非规定灭菌制剂及其原、辅料一般含有活的微生物，其数量及种类需限制在一定范围，不得出现某些致病菌，微生物限度检查法是检查这些药品的微生物数量及种类是否符合规定的方法，包括微生物总数检查和控制菌检查，检查结果可用于判断药品是否污染及其污染程度，评价其卫生质量。

一、药品微生物限度检查总则

1. 检验标准

我国药品微生物限度检查法参照的检验标准是《中国药典》（2020 年版）四部，微生物总数检查参照通则 1105；控制菌检查法参照通则 1106；中药饮片微生物限度检查法参照通则 1108。

2. 微生物限度检查的药品种类

微生物限度检查的药物制剂主要为口服制剂及除眼用制剂外的绝大多数外用制剂。

（1）口服制剂 口服制剂中所有的液体制剂，半固体制剂，以植物、动物、矿物来源的非单体口服固体制剂均需进行微生物限度检查，单体成分的口服固体制剂不强制检查，由生产单位自行抽检，检查结果必须符合一般口服固体制剂的质量要求。

（2）外用制剂 除眼用制剂及产品注明可用于开放性创口的外用制剂为无菌药品外，其余所有外用制剂都必须进行微生物限度检查，包括鼻用制剂、耳用制剂、喷雾剂、气雾剂、凝胶剂、栓剂、软膏剂、贴膏剂、搽剂、散剂、洗剂、灌肠剂、外用片剂及膜剂等。

（3）中药饮片 中药材、中药饮片。

（4）原辅料 含菌的药用原辅料。

3. 微生物限度检查的环境

微生物限度检查应在洁净度不低于 D 级背景下的局部 B 级环境中进行。

4. 检验数量和检验量

（1）抽样 随机抽样或抽异样、可疑样品检测。抽样量应为检验用量的 3～5 倍，以备留样观察。凡能从外观发现长螨、发霉、虫蛀及变质的药品，直接判为不合格，不必抽样检测。

（2）检验数量 随机抽取不少于 2 个最小包装的供试品，混合。同时大蜜丸还不得少于 4 丸，膜剂、贴剂和贴膏剂还不得少于 4 片。

（3）检验量 检验量即一次检验所用的供试品量（g、ml 或 cm^2）。除另有规定外，一般供试品的检验量：固体、半固体和黏性制剂为 10g；液体制剂为 10ml；膜剂、贴剂和贴膏剂为 100cm^2；贵重药品、微量包装药品、批产量极少的供试品，其检验量可按规定减少，要求检测沙门菌的供试品其检验量应另加 20g 或 20ml。

5. 检查项目及其培养条件

具体见表 6-7。

表 6-7 微生物限度检查的项目及其培养条件

检查项目	培养基	培养温度	培养时间
需氧菌总数检查	胰酪大豆胨琼脂培养基	30～35℃	3～5 天
霉菌、酵母菌总数检查	沙氏葡萄糖琼脂培养基[①]	20～25℃	5～7 天
控制菌检查	多种	未特别说明在 30～35℃	多种

① 复检时可用玫瑰红钠琼脂培养基或含抗生素如庆大霉素、氯霉素的沙氏葡萄糖琼脂培养基。

微生物限度检查所用的培养基需进行适用性试验，试验结果符合规定者方可用于供试品的检查。

二、微生物总数检查

微生物总数检查是检查药品在单位重量或体积、面积（g 或 ml、10cm^2）内所含活菌的数量，包括需氧菌总数检查和霉菌、酵母菌总数检查。《中国药典》（2020 年版）规定的总数检查方法为平皿法、薄膜过滤法和 MPN 法。

平皿法、薄膜过滤法是以平板上生长的菌落为基础，即一个菌落代表一个活菌，测定时先将供试品稀释，使药品中的微生物细胞充分分散，在平板中定位，经培养繁殖后形成肉眼可见的菌落再计数，以点计的菌落数乘以稀释倍数即为单位药品中的活菌数。但因许多微生物分布具有的簇团性，制备供试液时不能保证所有微生物分散为单细胞，因此实际上平板上生长的一个菌落可能由一个或多个微生物细胞繁殖而成，代表的是一个菌落形成单位（CFU）。MPN 法则以液体培养基培养，通过培养现象判断是否有菌生长，结合查可能数表的形式报告菌数。无论选用哪种方法都必须通过方法适用性试验，符合规定者才能用于供试品检查。

1. 平皿法

平皿法适用于含菌量较大，或无抑菌活性的供试品。根据接种方式不同平皿法分为倾注法和涂布法。

（1）倾注法

① 供试液的制备

a. 水溶性供试品　取 10g（10ml 或 100cm^2）供试品，加 pH7.0 氯化钠-蛋白胨缓冲液（或其他适宜稀释液）至 100ml，混匀，即为 1：10 供试液，用同一稀释液制得 1：100、1：1000 等若干稀释级。

b. 脂溶性供试品　取 10g（10ml 或 100cm^2）供试品，加少量无菌聚山梨酯80（或其他适宜的乳化剂）乳化后，加稀释液至 100ml，混匀，即为 1：10 供试液，用同一稀释液制得 1：100、1：1000 等若干稀释级。

② 接种　选取至少 2 个连续稀释级的供试液检查，取 1ml 供试液置无菌培养皿中，加熔化的胰酪大豆胨琼脂培养基或沙氏葡萄糖琼脂培养基，混匀，每稀释级每种培养基至少制备 2 个平板。

③ 培养　将胰酪大豆胨琼脂培养基平板倒置于 30～35℃培养 3～5 天，用于需氧菌总数检查；沙氏葡萄糖琼脂培养基平板倒置于 20～25℃培养 5～7 天，用于霉菌和酵母菌检查。

④ 菌落计数及结果计算　点计菌落数，计算各稀释级的平均菌落数，平均菌落数乘以稀释倍数即为 1g、1ml 或 10cm^2 供试品中的微生物总数，按菌落报告规则报告菌数。

（2）涂布法

① 供试液的制备　照"倾注法"同法操作制备 1：10、1：100、1：1000 等若干稀释级的供试液。

② 接种　选 2 个连续稀释级，取不少于 0.1ml 的供试液置已经凝固的胰酪大豆胨培养基平板或沙氏葡萄糖琼脂培养基平板上，用涂布棒将供试液均匀涂布在平板上。每稀释级每种培养基至少制备 2 个平板。

③ 培养、菌落计数及结果计算　照"倾注法"。

（3）平皿法菌落报告规则

① 连成片或蔓延生长的平板无效。

② 若同稀释级的两个平板的平均菌落数≥15CFU，则两个平板的菌落数不能相差 1 倍或以上。

③ 选取需氧菌平均菌落数＜300CFU、霉菌和酵母菌平均菌落数＜100CFU 的稀释级，作为菌数报告的依据，报告 1g、1ml 或 10cm² 供试品中所含的菌数。

④ 若各稀释级的菌落数均符合要求，取最高的平均菌落数乘以稀释倍数报告菌数。

⑤ 若所有平板均无菌落生长，或仅最低稀释级平板才有菌落，但平均菌落数＜1，以＜1 乘以最小稀释倍数报告菌数。

报告结果时采用科学计数法，保留两位有效数字。

2. 薄膜过滤法

薄膜过滤法适用于有抑菌活性或含菌量不多的供试品，基本原理是过滤供试液，将微生物截留在滤膜上，经培养形成菌落进行计数。滤膜的孔径不大于 $0.45\mu m$，直径约 50mm。选择滤膜材质应考虑供试品及其溶剂的特性，水溶性供试液过滤前滤膜要先用相应的稀释液润湿，油性供试液过滤前要保持滤膜干燥。

（1）供试液的制备　照"倾注法"制备 1：10 供试液。

（2）供试液过滤、接种　取 1：10 供试液 10ml，即相当于每张滤膜含 1g、1ml 或 10cm² 供试品的供试液直接过滤或稀释后过滤，若需冲洗滤膜，每张滤膜的每次冲洗量约 100ml，总冲洗量不得超过 1000ml，冲洗完毕，取出滤膜菌面朝上紧贴于胰酪大豆胨琼脂培养基平板或沙氏葡萄糖琼脂培养基平板上。

（3）培养、菌落计数及结果计算　照"倾注法"同法培养，微生物从滤膜空隙中吸收营养，繁殖形成肉眼可见的菌落，取出计数，菌落数乘以稀释倍数即为 1g、1ml 或 10cm² 供试品中的微生物总数。按菌落报告规则报告结果。每种供试品至少制备一张滤膜，每张滤膜上的菌落应不超过 100CFU。

（4）薄膜过滤法菌落报告规则

① 以 1g、1ml 或 10cm² 供试品中的微生物总数报告菌数。

② 若滤膜上无菌落生长，以＜1 报告菌落，或＜1 乘以最低稀释倍数的值报告菌数。报告结果时取两位有效数字。

3. MPN 法

MPN 法也称为最可能数法，适用于含菌量极少、不能用前两种方法检查的供试品，本法准确度不如前两种方法。

（1）供试液的制备　照"倾注法"操作制备 1：10 供试液，并至少制成 3 个连续稀释级。

（2）接种与培养　每个稀释级取 3 份 1ml 分别接种至 3 管装有 9～10ml 的胰酪大豆胨液体培养基中，置 30～35℃培养 3 天，逐日观察，若由于供试品的原因难于判断结果，可将该管培养基转种胰酪大豆胨液体或琼脂培养基继续同法培养观察 1～2 天。

（3）结果记录与计算　记录每个稀释级微生物生长的管数，从表 6-8 中查 1g 或 1ml 供试品中需氧菌总数的最可能数。

表 6-8 微生物最可能数检索表

生长管数			需氧菌总数最可能数/（MPN/g 或 ml）	95％置信度	
每管含样品的质量(g)或体积(ml)				下限	上限
0.1	0.01	0.001			
0	0	0	＜3	0	9.4
0	0	1	3	0.1	9.5
0	1	0	3	0.1	10
0	1	1	6.1	1.2	17
0	2	0	6.2	1.2	17
0	3	0	9.4	3.5	35
1	0	0	3.6	0.2	17
1	0	1	7.2	1.2	17
1	0	2	11	4	35
1	1	0	7.4	1.3	20
1	1	1	11	4	35
1	2	0	11	4	35
1	2	1	15	5	38
1	3	0	16	5	38
2	0	0	9.2	1.5	35
2	0	1	14	4	35
2	0	2	20	5	38
2	1	0	15	4	38
2	1	1	20	5	38
2	1	2	27	9	94
2	2	0	21	5	40
2	2	1	28	9	94
2	2	2	35	9	94
2	3	0	29	9	94
2	3	1	36	9	94
3	0	0	23	5	94
3	0	1	38	9	104
3	0	2	64	16	181
3	1	0	43	9	181
3	1	1	75	17	199
3	1	2	120	30	360
3	1	3	160	30	380
3	2	0	93	18	360
3	2	1	150	30	380
3	2	2	210	30	400
3	2	3	290	90	990
3	3	0	240	40	990
3	3	1	460	90	1980
3	3	2	1100	200	4000
3	3	3	＞1100		

注：表内所列检验量如改用1g（或 ml）、0.1g（或 ml）、0.01g（或 ml）时，表内数字应相应降低10倍；改用0.01g（或 ml）、0.001g（或 ml）、0.0001g（或 ml）时，表内数字应相应增加10倍。

阴性对照：采用平皿法或薄膜过滤法，在进行供试品检查的同时应设阴性对照，取供试品总数检查相同的稀释液代替供试液同法操作，制备两种培养基平板，作为阴性对照。阴性对照不得有菌生长，否则检验结果无效，其目的是评价检查培养基、环境、用具、人员是否符合要求。

上述各种方法中需氧菌总数是指胰酪大豆胨琼脂培养基中生长的总菌落数（包括真菌）；霉菌及酵母菌总数是指沙氏葡萄糖琼脂培养基中生长的总菌落数（包括细菌），所以计数时，应点计培养基中生长的所有菌落，包括细菌和真菌，并计入最后结果。

4. 微生物总数检查结果判断

① 若需氧菌总数、霉菌及酵母菌总数均在限度标准内，判供试品微生物总数检查符合规定。

② 若需氧菌总数超出限度标准，无论霉菌及酵母菌总数是否在限度标准内，均判供试品微生物总数检查不符合规定，不再复检。

③ 若需氧菌总数在限度标准内，而沙氏葡萄糖琼脂培养基中的菌落总数超出限度标准，则应分别计数该培养基中的需氧菌总数、霉菌及酵母菌总数。若独立计得的霉菌及酵母菌总数已经超出限度标准，判供试品不符合规定，不再复检；若独立计得霉菌及酵母菌总数未超出限度标准，但加需氧菌总数后却超出限度标准，允许用玫瑰红钠琼脂培养基或含抗生素的沙氏葡萄糖琼脂培养基复检一次，以第二次结果报告。

三、控制菌检查

非规定灭菌制剂不但要限制微生物的数量，同时要控制致病菌的种类。《中国药典》（2020年版）规定药品检查的控制菌包括大肠埃希菌、耐胆盐革兰阴性菌、沙门菌、铜绿假单胞菌、金黄色葡萄球菌、梭菌和白色念珠菌七种。对某一制剂而言这七种菌并非全部检查，需要检查的控制菌种类与剂型、给药途径、给药部位、原料来源和医疗目的等有关，不同的药品根据自身特性，按规定选择其中的一种或几种进行检查。

供试品的控制菌检查方法有直接接种法和薄膜过滤法，前者将供试液直接接入培养基，适用于一般供试品；后者先将供试液过滤、冲洗滤膜，将含菌滤膜接入培养基中，适用于有抑菌活性的供试品。无论哪种检查方法及使用的培养基均需通过适用性试验，应符合规定。未特别说明，控制菌检查照"倾注法"同法操作制备1∶10的供试液，培养温度为30～35℃。

进行供试品控制菌检查同时应做阳性对照试验和阴性对照试验。

阳性对照试验：在控制菌检查的增菌培养液中加供试品和阳性对照菌，加入供试品的量和方法与供试品检查相同，阳性对照菌为相应控制菌的标准菌株（参见表6-1），加菌量≤100CFU，在进行耐胆盐革兰阴性菌检查时应分别以大肠埃希菌和铜绿假单胞菌为阳性菌做两份阳性对照。阳性对照试验结果应检出相应的阳性菌，其目的是防止出现假阴性。

阴性对照试验：取稀释剂代替供试液按供试品检查同法操作。阴性对照应无菌生长，其目的是防止出现假阳性。

下面以直接接种法为例介绍各种控制菌的检查方法。当各种控制菌检查出现疑似现象时，需要进一步做确证试验，2020年版《中国药典》对确证方法未做具体规定，以下各种控制菌检查涉及的确证方法均参考2010年版《中国药典》使用方法。

1. 耐胆盐革兰阴性菌检查

耐胆盐革兰阴性菌是指在胆汁酸中可以存活并繁殖的革兰阴性菌，包括肠杆菌科、假单胞菌科的假单胞菌属和弧菌科的气单胞菌属。2020 年版《中国药典》规定呼吸道吸入给药制剂、含药材原粉的口服中药制剂、直接口服及泡服饮片等需检查耐胆盐革兰阴性菌，其数量不得超过限度标准。

耐胆盐革兰阴性菌检查程序如下。

（1）预增菌培养 取 10g（ml）加胰酪大豆胨液体培养基 100ml，混匀，制成 1∶10 的供试液，于 20～25℃培养约 2h。

（2）定性试验 取上述供试液培养物 10ml 接种至适宜的肠道增菌液体培养基中，30～35℃培养 24～48h。取培养物划线接种于紫红胆盐葡萄糖琼脂培养基平板上，30～35℃培养 18～24h。若平板无菌生长，判供试品未检出耐胆盐革兰阴性菌；若有菌生长可进一步做定量试验。

（3）定量试验

① 选择和分离培养 取 1∶10、1∶100 和 1∶1000 的供试液预培养物或其稀释液 1ml 分别接种于肠道增菌液体培养基中，30～35℃培养 24～48h。上述每一培养物分别划线接种于紫红胆盐葡萄糖琼脂培养基平板上，30～35℃培养 18～24h。

② 结果判断 若紫红胆盐葡萄糖琼脂培养基平板上无菌落生长，则对应培养管为阴性，若平板上有菌落生长，则对应培养管为阳性。根据各培养管检查结果，从表 6-9 中查 1g 或 1ml 供试品中含有的耐胆盐革兰阴性菌的可能菌数。

表 6-9 耐胆盐革兰阴性菌的可能菌数（N）

各供试品量的检查结果			每 1g(或 1ml)供试品中可能的菌数(N)/CFU
0.1g 或 0.1ml	0.01g 或 0.01ml	0.001g 或 0.001ml	
+	+	+	$>10^3$
+	+	−	$10^2<N<10^3$
+	−	−	$10<N<10^2$
−	−	−	<10

注：+ 代表检出耐胆盐革兰阴性菌；− 代表未检出耐胆盐革兰阴性菌。若供试品量减少 10 倍，则供试品内可能的菌数应增加 10 倍。

2. 大肠埃希菌检查

大肠埃希菌又称大肠杆菌，属肠杆菌科埃希菌属，是埃希菌属的代表种，主要存在于人和恒温动物肠道中，是人和许多动物体内的正常菌群，当宿主免疫力下降或者侵入肠外组织、器官，可引起肠外感染；侵入血流，可引起败血症，其中有些菌株致病性强可直接引起肠道感染。大肠埃希菌可随人和动物的粪便排出体外，污染环境，常作为判断食品、药品、水等是否受粪便污染的指示菌。这些物品中一旦检出大肠埃希菌，表明已受粪便污染，可能存在其他肠道致病菌如伤寒杆菌、痢疾杆菌及寄生虫卵，人吃后可能引起消化道感染。2020 年版《中国药典》规定经口、鼻给药或呼吸道吸入给药的制剂，直接口服及泡服饮片，每 1g、1ml 或 10cm^2 不得检出大肠埃希菌。

大肠埃希菌的检查程序如下。

（1）增菌培养 取 1∶10 供试液 10ml 接种至适宜体积的胰酪大豆胨液体培养基中，混匀，30～35℃培养 18～24h。目的在于促进被检菌大量增殖，防止漏检，提高检出率。

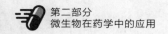
（2）选择培养 取上述增菌培养物1ml接种至100ml麦康凯（Mac）液体培养基，42～44℃培养24～48h。

（3）分离培养 取上述培养物划线接种于麦康凯琼脂培养基平板上，30～35℃培养18～72h。

结果判断：若麦康凯琼脂培养基平板上有菌落生长，应进一步分离纯化并进行确证试验。若平板上无菌落生长，或生长菌落鉴定结果为阴性，判供试品未检出大肠埃希菌。

（4）纯培养 挑取2～3个菌落，分别接种于营养琼脂斜面培养基上，30～35℃培养18～24h。

（5）革兰染色、镜检 取斜面培养物涂片，革兰染色、镜检，若证明为革兰阴性短杆菌者，继续做生化反应试验。

（6）生化反应试验 鉴别大肠埃希菌的常用生化试验有乳糖发酵试验、靛基质试验、甲基红试验、乙酰甲基甲醇生成试验和枸橼酸盐利用试验，后四个生化反应试验简称为IMViC试验。大肠埃希菌生化反应特征见表6-10。

表 6-10 大肠埃希菌生化反应特征

项目	乳糖发酵试验	I	M	Vi	C
特征	产酸产气	＋或－	＋	－	－

确证结果判断：EMB琼脂平板有特征性菌落生长，革兰阴性短杆菌，IMViC试验为＋（或－）＋－－，判供试品中检出大肠埃希菌；其他情况判供试品中未检出大肠埃希菌。

3. 沙门菌检查

沙门菌属是肠杆菌科的重要致病菌，包括伤寒、副伤寒、肠炎、鼠伤寒等多种沙门菌，已发现有2000多个血清型；主要存在于人和动物的肠道内，可随粪便或带菌者接触污染药品原辅料、制药用水、制药设备、半成品、成品，尤其是以动物脏器为原料的药物，被污染的概率最高，服用后有引起人类伤寒、副伤寒、急性肠炎及败血症等疾病的危险。2020年版《中国药典》规定含脏器提取物或含未经提取的动植物来源成分及矿物质或含药材原粉的口服制剂，直接口服及泡服的中药饮片每10g或10ml不得检出沙门菌。

沙门菌检查程序如下。

（1）增菌培养 将10g或10ml供试品直接或处理后接种于胰酪大豆胨液体培养基中，混匀，30～35℃培养18～24h。

（2）选择培养 取增菌培养物0.1ml接种至10ml RV沙门菌增菌液体培养基中，30～35℃培养18～24h。

（3）分离培养 取少量RV沙门菌增菌液体培养物划线接种于木糖赖氨酸脱氧胆酸盐琼脂培养基的平板上，30～35℃培养18～48h。

结果判断：若平板上无菌落生长，或生长的菌落不同于表6-11所列的特征，判供试品未检出沙门菌。若平板上生长的菌落特征与表6-11中所列菌落特征相符或疑似，需进一步试验。

表 6-11 沙门菌菌落特征

培养基	菌落特征
木糖赖氨酸脱氧胆酸盐琼脂	淡红色或无色、透明或半透明、菌落中心有或无黑色

（4）三糖铁琼脂培养基穿刺接种　用接种针挑选2～3个相符或疑似菌落中心分别于三糖铁琼脂培养基高层斜面上进行斜面和高层穿刺接种，30～35℃培养18～24h，若三糖铁琼脂培养基斜面未见红色、底层未见黄色，或斜面黄色、底层未见黄色或黑色，判供试品未检出沙门菌。若三糖铁琼脂培养基斜面为红色、底层为黄色，或斜面黄色、底层黄色或黑色，应取三糖铁琼脂培养基斜面培养物进行下列确证试验。

（5）革兰染色、镜检　取三糖铁琼脂培养基疑似培养物进行革兰染色，沙门菌为革兰阴性杆菌。

（6）生化试验　鉴别沙门菌的生化试验包括靛基质试验、脲酶试验、氰化钾试验、赖氨酸脱羧酶试验、动力检测、血清学凝聚试验，其生化反应特征见表6-12。

表 6-12　沙门菌生化反应特征

项目	三糖铁琼脂培养基	革兰染色	生化试验					血清学凝集试验
			靛基质试验	脲酶试验	氰化钾试验	赖氨酸脱羧酶试验	动力检测	
反应特征	斜面为红色、底层为黄色，或斜面黄色、底层黄色或黑色	阴性杆菌	－	－	－	＋	＋	＋

（7）确证结果判断　供试品培养物为革兰阴性杆菌，三糖铁琼脂反应及生化反应符合沙门菌属反应，血清学凝集试验阳性，报告10g或10ml供试品检出沙门菌。其余情况则需继续鉴定或保留菌种，送交有关单位进一步鉴定，再作报告。

4. 铜绿假单胞菌检查

铜绿假单胞菌是革兰阴性无芽孢杆菌，属于假单胞菌属，能产生青绿色的水溶性色素，俗称绿脓杆菌，广泛分布在环境中，可在生产的各个环节污染药品。本菌是常见的化脓性感染菌，在烧伤、烫伤、眼科及其他外科疾患中引起继发性感染，使患者的病情加重，是医院内感染最广泛、最严重的致病菌之一。由于本菌对许多抗菌药物具有天然或后天获得的耐药性，给临床治疗带来很大的困难。2020年版《中国药典》规定所有外用制剂，每1g、1ml或10cm^{2}不得检出铜绿假单胞菌。

铜绿假单胞菌检查程序如下。

（1）增菌培养　取1：10供试液10ml接种至胰酪大豆胨液体培养基中，混匀，30～35℃培养18～24h。

（2）选择和分离培养　取上述培养物，划线接种于溴化十六烷基三甲铵琼脂培养基的平板上，30～35℃培养18～72h。若平板上无菌落生长判供试品未检出；若有菌落生长，可用以下方法做进一步检查。

（3）氧化酶试验　取洁净滤纸片置于培养皿内，用无菌玻璃棒取上述平板上菌落涂于滤纸片上，滴加新配制的1％二盐酸二甲基对苯二胺试液，在30s内培养物呈粉红色，并逐渐变为紫红色为氧化酶试验阳性，否则为阴性。若疑似菌氧化酶试验阴性，判供试品未检出铜绿假单胞菌。若为阳性应进行以下确证试验。

（4）纯培养　从上述培养物中，挑选2～3个氧化酶试验阳性菌落，分别接种于营养琼脂培养基斜面上，培养18～24h。

（5）革兰染色、镜检　取纯培养物进行革兰染色，镜检。铜绿假单胞菌为革兰阴性、无芽孢杆菌，单个、成对或呈短链排列。

（6）其他生化试验　取纯培养物进行铜绿假单胞菌的其他生化试验，包括氧化酶试验、绿脓菌素试验、硝酸盐还原产气试验、42℃生长试验、明胶液化试验，其反应特征见表 6-13。

表 6-13　铜绿假单胞菌反应特征

项目	革兰染色	生化试验				
		氧化酶试验	绿脓菌素试验	硝酸盐还原产气试验	42℃生长试验	明胶液化试验
反应特征	阴性、无芽孢杆菌	＋	＋或－	＋	＋	＋

（7）确证结果判断

① 供试品培养物为革兰阴性杆菌，氧化酶试验及绿脓菌素试验均为阳性者，报告 1g、1ml 或 10cm^2 供试品检出铜绿假单胞菌。

② 供试品培养物为革兰阴性杆菌，氧化酶试验为阳性，绿脓菌素试验为阴性者，其硝酸盐还原产气试验、42℃生长试验及明胶液化试验皆为阳性者，报告 1g、1ml 或 10cm^2 供试品检出铜绿假单胞菌。

③ 其余凡是与①、②结果不符合者，报告 1g、1ml 或 10cm^2 供试品未检出铜绿假单胞菌。

5. 金黄色葡萄球菌检查

葡萄球菌属细菌是最常见的化脓性球菌，金黄色葡萄球菌是葡萄球菌属中致病性最强的一种，也是人类食物中毒症中常见的病原菌之一。它广泛分布在土壤、水、空气及物品上，人和动物的皮肤及与外界相通的腔道也常有该菌存在。它可产生多种毒素和侵袭性酶，能引起局部及全身化脓性炎症、急性肠胃炎，严重时可发展为败血症和脓毒血症，是人类化脓性感染中的重要病原菌。2020 年版《中国药典》规定所有外用制剂，每 1g、1ml 或 10cm^2 不得检出金黄色葡萄球菌。

金黄色葡萄球菌检查程序如下。

（1）增菌培养　取 1∶10 供试液 10ml 接种至胰酪大豆胨液体培养基中，混匀，30～35℃培养 18～24h。

（2）选择和分离培养　取上述培养物，划线接种于甘露醇氯化钠琼脂平板上，30～35℃培养 24～72h。若平板上无菌落生长或生长的菌落不同于表 6-14 所列的菌落特征，判供试品未检出金黄色葡萄球菌。若平板上生长的菌落与表 6-14 所列的菌落特征相符或疑似，需进一步做以下确证试验。

表 6-14　金黄色葡萄球菌菌落特征

培养基	菌落特征
甘露醇氯化钠琼脂	黄色菌落,或外围有黄色环的白色菌落

（3）纯培养　从上述平板中挑选 2～3 个相符或疑似菌落，分别接种于营养琼脂培养基斜面上，培养 18～24h。

（4）革兰染色、镜检 取纯培养物接种于营养肉汤培养基中，30～35℃培养 18～24h，做血浆凝固酶试验。并同时进行革兰染色，镜检，金黄色葡萄球菌为革兰阳性菌，无芽孢，一般不产生荚膜，排列呈不规则的葡萄状，亦可呈单个、成双或短链状排列。

（5）血浆凝固酶试验 取灭菌小试管 3 支，各加入血浆和 0.9％无菌氯化钠溶液（1∶1）0.5ml，在其中的 1 支加入可疑菌株的营养肉汤培养物 0.5ml、1 支加阳性对照菌液（作阳性对照）、1 支加 0.9％无菌氯化钠溶液（作阴性对照），培养 3h 后开始观察直至 24h。试验管内血浆流动自如的为阴性反应，血浆凝固的为阳性反应。金黄色葡萄球菌为阳性反应。

（6）确证结果判断 供试品培养物为非革兰阳性球菌，或血浆凝固酶试验为阴性者，报告 1g、1ml 或 10cm² 供试品中未检出金黄色葡萄球菌。供试品培养物为革兰阳性球菌，血浆凝固酶试验为阳性者，报告 1g、1ml 或 10cm² 供试品中检出金黄色葡萄球菌。

6. 梭菌检查

梭菌属为革兰阳性杆菌，能形成芽孢，且芽孢多大于菌体的宽度，细菌膨胀成梭形，故名梭状芽孢杆菌，大多数为专性厌氧菌。梭菌属在自然界分布广泛，主要存在于土壤、水及人和家畜的肠道内，可随粪便污染土壤和水源。该属中主要病原菌有产气荚膜梭菌、破伤风梭菌、肉毒梭菌和艰难梭菌，这些菌均能产生强烈的外毒素使人和动物致病。2020 年版《中国药典》规定阴道、尿道给药的中药制剂每 1g、1ml 或 10cm² 不得检出梭菌。

梭菌检查程序如下。

（1）增菌培养 取 1∶10 供试液 2 份，每份 10ml，其中 1 份置 80℃保温 10min 后迅速冷却。然后分别接种至 2 份适宜体积的梭菌增菌培养基中，在厌氧条件下 30～35℃培养 48h。

（2）增菌、选择和分离培养 取上述培养物各约 0.2ml，分别涂布接种于哥伦比亚琼脂培养基平板上，在厌氧条件下 30～35℃培养 48～72h。若无菌落生长，判供试品未检出梭菌；若有菌落生长，取平板上的菌落进行革兰染色和过氧化氢酶试验。梭菌为革兰阳性菌，有或无卵圆形至球形的芽孢，大于菌体，着生于菌体中央、次端或顶端。

（3）过氧化氢酶试验 取哥伦比亚琼脂培养基平板上的菌落，置洁净玻片上，滴加 3％过氧化氢溶液，若菌落表面有气泡产生，为过氧化氢酶试验阳性反应，否则为阴性反应。梭菌的过氧化氢酶试验为阴性反应。

（4）结果判断 革兰染色结果为革兰阳性菌，有或无卵圆形至球形的芽孢，且过氧化氢酶试验为阴性反应，应进一步进行鉴定试验，确证是否为梭菌。若哥伦比亚琼脂培养基平板上无厌氧杆菌生长，或过氧化氢酶反应阳性，或疑似菌落鉴定结果为阴性，判供试品未检出梭菌。

7. 白色念珠菌检查

白色念珠菌又称白色假丝酵母，是一种呈卵圆形的真菌，革兰染色阳性，但着色不均匀，有芽生孢子，能形成厚膜孢子和假菌丝。白色念珠菌广泛分布于自然界，土壤、植物、奶制品及正常人口腔、上呼吸道和阴道，其在正常机体中一般数量少，不引起疾病，当机体免疫力下降或菌群失调，则本菌大量繁殖侵入皮肤、黏膜、内脏等组织细胞引起呼吸系统、消化系统和泌尿生殖系统的疾病。2020 年版《中国药典》规定阴道、尿道给药的制剂每 1g、1ml 或 10cm² 不得检出白色念珠菌。

白色念珠菌检查程序如下。

（1）增菌培养 取 1∶10 供试液 10ml 接种至沙氏葡萄糖液体培养基中，混匀，30～

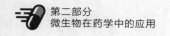

35℃培养 3～5 天。

（2）选择和分离培养　取增菌培养液划线接种于沙氏葡萄糖琼脂培养基平板上，30～35℃培养 24～48h。白色念珠菌在以上培养基上形成的菌落特征见表 6-15。平板上无菌落生长或生长的菌落不同于表 6-15 所列菌落特征，判供试品未检出白色念珠菌，否则需进一步做下列试验。

表 6-15　白色念珠菌菌落特征

培养基	菌落特征
沙氏葡萄糖琼脂	乳白色,偶见淡黄色,表面光滑,有浓酵母气味,培养时间稍久则菌落增大,颜色变深,质地变硬或有皱褶

（3）显色培养　取 2～3 个相符或疑似菌落分别接种到念珠菌显色培养基平板上，30～35℃培养 24～48h（必要时延长至 72h），若平板上无绿色或翠绿色菌落生长，判供试品未检出白色念珠菌。若平板上有疑似菌落，需进一步做以下确证试验。

（4）纯培养、染色、镜检　若平板上生长有绿色或翠绿色菌落，挑取该菌落接种于 1% 聚山梨酯 80-玉米琼脂培养基上，培养 24～48h。取培养物进行革兰染色、镜检及芽管试验。

（5）芽管试验　挑取 1% 聚山梨酯 80-玉米琼脂培养基上的培养物，接种于加有一滴血清的载玻片上，盖上盖玻片，置湿润的培养皿内，于 35～37℃培养 1～3h，置于显微镜下观察孢子上是否长出短小芽管。

若上述疑似菌为非革兰阳性菌，显微镜下未见厚膜孢子、假菌丝、芽管，判供试品未检出白色念珠菌。

（6）控制菌检查结果判断　控制菌检查，按一次检查结果为准，不再复检。

① 若供试品只需检查一种控制菌，该控制菌检查符合要求，判供试品控制菌检查项目符合规定；反之不符合规定。

② 若同一供试品需要检查多种控制菌，每种控制菌检查均符合要求，判该供试品控制菌检查项目符合规定。任一控制菌检查不符合要求，均判供试品控制菌检查项目不符合规定。

四、微生物限度检查结果判断

若供试品的需氧菌总数、霉菌及酵母菌总数及控制菌检查三项检验结果均符合该品种项下的规定，判供试品微生物限度检查符合规定；若其中任何一项不符合规定，判供试品微生物限度检查不符合规定。

各类药品的微生物限度标准参见附录一《中国药典》（2020 年版）非无菌药品微生物限度标准。

第五节　活螨检查

螨是一种体形微小的节肢动物，属于节肢动物门、蛛形纲、蜱螨目。其种类多繁殖快，数量多，分布广，其习性是怕热、光和干燥，喜栖于阴湿环境，也可寄生于动物、植物或人体。药品可因其生产、运输、贮存、销售等条件不良，受到螨的污染而变质失效，尤其对大、小蜜丸，糖浆类制剂，含糖分、脂肪和淀粉较多的中药材及其炮制品等危害最大。此外，螨类还可直接危害人体健康或传播疾病，例如中成药中发现的腐食酪螨等，对人具有致病力，能引起皮肤及消化、泌尿、呼吸系统的疾病，因此许多中成药要进行活螨检查。

一、螨的形态结构特征

螨的体形微小，身体一般都在 0.5mm 左右，有些小到 0.1mm，大多数种类小于 1mm；多呈卵圆形或椭圆形，身体无头、胸、腹界限，而是融合为一囊状体。幼螨足三对，若螨足四对，成螨足多数为四对。足通常由 6 节组成。前端有口器，向前端突出，螯肢常呈螯钳状，有齿，由 2～3 节组成。须肢节数因种类而异，由 1～2 节到 5 节组成，一般呈爪或钳状，偶尔为长形。有些种类在躯体前端或两侧有 1～2 对眼。躯体和足上有许多毛，有的毛还非常长（图 6-10）。

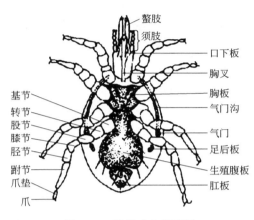

图 6-10 革螨成虫腹面图

二、活螨检查方法

常用的活螨检查法有直接直检法、漂浮法和分离法。

1. 直检法

取供试品先用肉眼观察，有无疑似活螨的白点或其他颜色的点状物，再用 5～10 倍放大镜或双筒实体显微镜检视，有螨者，用解剖针或发丝针或小毛笔挑取活螨放在滴有一滴甘油水（甘油：水＝1：4）的载玻片上，置显微镜下观察。甘油水不易挥发，黏性较大，活螨不易活动，便于长时间观察。

2. 漂浮法

将供试品放在盛有饱和食盐水的扁形称量瓶或适宜的容器内，加饱和食盐水至容器的 2/3 处，搅拌均匀，置 10 倍放大镜或双筒实体显微镜下检查，或继续加饱和食盐水至瓶口处，用洁净的载玻片盖在瓶口上，使玻片与液面接触，蘸取液面上的漂浮物，置显微镜下检查。

3. 分离法

分离法也称烤螨法。将供试品放在附有孔径大小适宜的筛网的普通玻璃漏斗里，利用活螨避光、怕热的习性，在漏斗的广口上面放 1 个 60～100W 的灯泡，距离药品约 6cm 处，照射 1～2h。活螨可沿着漏斗细颈内壁背光向下转移，用小烧杯装半杯甘油水，放在漏斗的下口处，收集逃出来的活螨。

上述三种方法中以前两种操作简便、效果好、检出率高，多被采用。

三、药品的活螨检验方法

各剂型供试品，按要求进行活螨检查或者自行抽查。

1. 大蜜丸

将药丸外壳置酒精灯小火焰上转动，适当烧灼后，小心打开。表面完好的药丸，可用消毒的解剖针刺入药丸，手持解剖针，在放大镜或双筒实体显微镜下检查。同时注意检查丸壳的内壁或包丸的油纸有无活螨。有虫粉现象的药丸，可用放大镜或双筒实体显微镜直接检查，也可用漂浮法检查。

2. 小蜜丸、水丸和片剂

表现完好的丸、片，可将药品放在预先衬有洁净黑纸的培养皿或小搪瓷盘中，用直检法检查。如未检出螨时，认为有必要可再用漂浮法或烤螨法检查。有虫粉现象的丸、片，可用直检法或漂浮法检查，同时注意检查药瓶内壁与内盖有无活螨。

3. 散剂、冲剂和胶囊剂等

先直接检查药瓶内盖及塑料薄膜袋的内侧有无活螨。然后将药品放在衬有洁净黑纸的搪瓷盘里，使成薄层，直接检查。必要时，可再结合漂浮法检查。并注意检查药瓶内壁是否有螨。

4. 块状冲剂

直接检查供试品的包装蜡纸、玻璃纸或塑料薄膜及药块表面有无活螨。有虫粉现象者，除用直检法检查外，再用漂浮法检查。

5. 液体制剂及半固体膏剂

先用 75％酒精将药瓶的外盖螺口周围消毒后小心旋开外盖，用直检法，检查药瓶外盖的内侧及瓶口内外的周围与内盖有无活螨。

6. 中药材

成捆的原料药材的活螨检查：用棍棒小心敲打药材的四周，敲下的碎屑及粉末，收集于衬有洁净黑色纸片的搪瓷盘中，适当摊薄，用直检法检查。必要时也可用漂浮法。

散装药材及其饮片的活螨检查：外观完好的药材及饮片，置于衬有洁净黑色纸片的培养皿或搪瓷盘中，用直接法检查；有虫粉现象的药材及饮片，先用直检法检查，有必要也可用漂浮法检查。

除上述以外的其他药品可视具体情况参照上述有关方法检查。

四、活螨卵的检验方法

螨卵极小，一般在 0.1mm 以下，呈乳白色，椭圆形或卵圆形。需用 10～20 倍放大镜或显微镜方可查见。螨卵常见于活螨群的周围，但在未检出活螨的样品中，亦有检出螨卵者。一般在供试品中已经检出活螨的，不再进行螨卵的检查。

对可疑供试品，未检出活螨时，可注意检查活螨卵。检验方法：可采用检验活螨项下的直检法或漂浮法检查。凡用上述两种方法检查，如发现可疑螨卵时，用发丝针小心挑取。取一块凹形载玻片，在凹窝中央滴入 2 滴甘油水，将挑取物放入甘油水中，置显微镜下检查。为确证挑取物是否为活螨卵，可将上述载玻片置培养皿中，加盖，于 22～30℃培养 3～8 天，每天上、下午定时用低倍显微镜观察，如在甘油水液中孵出幼螨，则判断为检出活螨卵。

凡供试品按上述有关剂型项下规定检验，发现活螨者，应作检出活螨报告。在供试品中未检出活螨，但检出活螨卵时，可按检出活螨处理。

 小　　结

主要内容			重点小结			
药物的体外抗菌试验	体外抑菌试验		稀释法与琼脂扩散法			
	体外杀菌试验		最小杀菌浓度的测定与活菌计数法			
药品卫生学检查	检查项目		无菌检查	微生物限度检查		
				需氧菌总数检查	霉菌、酵母菌总数检查	控制菌检查
	药品范围		无菌药品	非无菌药品		
	检查环境要求		B级背景的局部A级	不低于D级背景的局部B级		
	检查方法		薄膜过滤法（优先）、直接接种法	平皿法、薄膜过滤法、MPN法	平皿法、薄膜过滤法	直接接种法、薄膜过滤法
	培养条件	培养基	硫乙醇酸盐流体培养基 / 胰酪大豆胨液体培养基	胰酪大豆胨琼脂培养基	沙氏葡萄糖琼脂培养基	各不相同
		培养温度	30～35℃ / 20～25℃	30～35℃	20～25℃	30～35℃
		培养时间	14 天	3～5 天	5～7 天	各不相同
	阳性对照结果		有菌生长	—	—	检出阳性菌
	阴性对照结果		无菌生长	无菌生长	无菌生长	无菌生长
	结果判断		所有培养物均无菌生长，判供试品符合规定；任一培养物有菌生长，判不符合规定	未超过限度标准，判供试品符合规定；超过限度标准，判不符合规定		未检出，判符合规定；检出，判不符合规定
活螨检查			直接法、漂浮法、分离法，检出活螨或螨卵，判供试品不符合规定			
			目测发霉、变质、长螨产品，不需检查，判不符合规定			

目标检测

一、名词解释

MIC、MBC、供试品、供试液、检查数量、检查量、无菌检查、微生物限度检查

二、填空题

1. 无菌室由＿＿＿＿＿＿和＿＿＿＿＿＿组成。无菌室的温度是＿＿＿＿＿＿，湿度是＿＿＿＿＿＿，与外界的压差是＿＿＿＿＿＿。

2. 目前我国药品微生物检查参照的检验标准是＿＿＿＿＿＿。

3. 我国药品微生物检查试验菌株来源于＿＿＿＿＿＿＿＿＿＿保藏中心，规定使用菌种不得超过＿＿＿＿＿＿代，从菌种保藏中心购回的冷冻干燥菌种属第＿＿＿＿＿＿代。

4. 药物的体外抗菌实验的常用方法有＿＿＿＿＿＿和＿＿＿＿＿＿两类。

5. 药品微生物学检查分为＿＿＿＿＿＿＿＿＿＿和＿＿＿＿＿＿＿＿＿＿，前者针对＿＿＿＿＿＿药品，后者针对＿＿＿＿＿＿药品。

6. 注射剂要做＿＿＿＿＿＿＿＿＿＿＿＿＿＿＿检查；口服液要做＿＿＿＿＿＿＿＿＿检查；一般喷雾剂要做＿＿＿＿＿＿＿＿检查；滴眼剂要做＿＿＿＿＿＿＿＿检查。

7. 无菌检查方法有＿＿＿＿＿＿＿＿＿＿和＿＿＿＿＿＿＿＿＿＿＿＿两种，若药品性状允许，优先采用＿＿＿＿＿＿＿＿＿＿＿＿。

8. 无菌检查一定要设＿＿＿＿＿＿＿＿＿对照和＿＿＿＿＿＿＿＿＿＿对照，正常情况下前者一定＿＿＿＿＿＿＿＿＿，后者一定＿＿＿＿＿＿＿＿，否则检验结果无效。

9. 微生物限度检查包括＿＿＿＿＿＿＿＿＿、＿＿＿＿＿＿＿＿＿和＿＿＿＿＿＿＿＿。

10. 测定药品需氧菌总数选用检查方法时，一般有抑菌活性的用＿＿＿＿＿＿＿＿＿＿，含菌量大的用＿＿＿＿＿＿＿＿＿＿＿＿＿＿，含菌量极少的用＿＿＿＿＿＿＿＿＿。

11.《中国药典》（2020年版）规定药品要检查的控制菌有＿＿＿＿＿＿＿＿＿＿、＿＿＿＿＿＿＿＿＿＿、＿＿＿＿＿＿＿＿＿＿、＿＿＿＿＿＿＿＿＿＿、＿＿＿＿＿＿＿＿＿＿、＿＿＿＿＿＿＿＿＿＿和＿＿＿＿＿＿＿＿＿。其中口服制剂一定要检查＿＿＿＿＿＿＿＿＿＿＿＿＿＿＿＿＿，含中药原粉的口服制剂还要检查＿＿＿＿＿＿＿＿＿；允许有菌的外用制剂一定要检查＿＿＿＿＿＿＿＿＿＿＿＿＿＿＿和＿＿＿＿＿＿＿＿＿＿＿＿＿＿。

12. 控制菌检查需设＿＿＿＿＿＿＿＿＿＿对照和＿＿＿＿＿＿＿＿＿对照，正常情况下前者一定＿＿＿＿＿＿＿＿＿＿，后者一定＿＿＿＿＿＿＿＿＿，否则检验结果无效。

13. 活螨检查方法有＿＿＿＿＿＿＿＿＿＿、＿＿＿＿＿＿＿＿＿和＿＿＿＿＿＿＿＿＿＿＿＿＿，供试品若检出活螨和螨卵，结果判供试品＿＿＿＿＿＿＿＿＿＿＿＿＿＿＿。

三、选择题（每空只有一个最佳答案）

1. 下列关于微生物检查无菌室的叙述错误的是（　　）。

A. 操作间内要设超净工作台　　　　　B. 至少要有一间缓冲间

C. 无菌室内穿的工作服不得穿出室外　D. 使用物品可以经无菌室门送进或送出

2. 配制无菌室内使用的消毒剂要用（　　）。

A. 饮用水　　　　B. 无菌水　　　　C. 纯化水　　　　D. 注射用水

3. 进行微生物实验时不小心菌液溅洒台面，应该（　　）。

A. 立即用抹布擦去即可　　　　　　　B. 立即用抹布擦拭后再消毒

C. 继续实验做完后再处理　　　　　　D. 立即喷消毒液覆盖消毒后再清洁

4. 微生物检查方法适用性试验的核心是（　　）。

A. 选择适宜的稀释液　　　　　　　　B. 消除药品的抑菌活性

C. 选择适宜的培养基　　　　　　　　D. 杀死药品中的微生物

5. 下列不需要做药品微生物检查的方法适用性试验的是（　　）。

A. 新报批的药品　　　　　　　　　　B. 工艺进行了改进的老药品

C. 检验条件发生改变的药品　　　　　D. 生产操作人员发生变化的药品

6. 药品无菌检查环境要求是（　　）；药品微生物限度检查环境要求是（　　）。

A. 背景B级局部A级　　　　　　　　B. 背景不低于D级局部B级

C. 背景D级局部C级　　　　　　　　D. 一般洁净的实验室

7. 无菌检查用于培养需、厌氧菌的培养基是（　　）；无菌检查用于培养真菌的培养基是（　　）；药品需氧菌总数检查的培养基是（　　）；药品霉菌和酵母菌总数检查的培养基是（　　）。

A. 沙氏葡萄糖琼脂培养基　　　　　　B. 胰酪大豆胨液体培养基

C. 胰酪大豆胨琼脂培养基　　　　　　D. 硫乙醇酸盐流体培养基

8. 无菌检查时需、厌氧菌的培养温度是（　　）；无菌检查真菌的培养温度是（　　）；需氧菌总数检查培养温度是（　　）；霉菌、酵母菌总数检查培养温度是（　　）；控制菌检查培养温度是（　　）。

A. 37℃　　　　　　　　B. 28℃　　　　　　　　C. 30～35℃　　　　　　D. 20～25℃

9. 无菌检查时需、厌氧菌的培养时间是（　　）；无菌检查真菌的培养时间是（　　）；需氧菌总数检查培养时间是（　　）；霉菌、酵母菌总数检查培养时间是（　　）。

A. 14 天　　　　　　　B. 5～7 天　　　　　　C. 3～5 天　　　　　　D. 2 天

10. 各种控制菌检查过程中通常都需要做的检查项目是（　　）。

A. 革兰染色、镜检　　　　　　　　　B. IMViC 试验

C. 血清学凝集试验　　　　　　　　　D. 毒力检查试验

11. 用薄膜过滤法进行无菌检查的滤膜孔径是（　　）。

A. 不小于 $0.45\mu m$　　　　　　　　B. 不小于 $0.22\mu m$

C. 不大于 $0.45\mu m$　　　　　　　　D. 不大于 $0.22\mu m$

12. 下列生化试验不用于铜绿假单胞菌检查的是（　　）。

A. 42℃生长试验　　　　　　　　　B. 明胶液化试验

C. 绿脓杆菌素试验　　　　　　　　D. 血清学凝聚试验

13. 下列生化试验常用于金黄色葡萄球菌检查的是（　　）。

A. 血浆凝固酶试验　　　　　　　　B. 硫化氢生成试验

C. 乳糖发酵试验　　　　　　　　　D. 靛基质试验

14. 下列生化试验不用于沙门菌检查的是（　　）。

A. 脲酶试验　　　　　　　　　　　B. 过氧化氢酶试验

C. 动力试验　　　　　　　　　　　D. 氰化钾试验

15. 下列可用于大肠埃希菌检查的试验是（　　）。

A. 氧化酶试验　　　　　　　　　　B. IMViC 试验

C. 硝酸盐还原产气试验　　　　　　D. 三糖铁琼脂穿刺接种试验

16. 下列可用于白色念珠菌检查的试验是（　　）。

A. 芽管试验　　　　　　　　　　　B. 乳糖发酵试验

C. 硫化氢生成试验　　　　　　　　D. 赖氨酸脱羧酶试验

17. 进行药品控制菌检查时需进行厌氧培养的微生物是（　　）。

A. 耐胆盐革兰阴性菌　　　　　　　B. 沙门菌

C. 梭菌　　　　　　　　　　　　　D. 白色念珠菌

四、简答题

1. 为什么要进行药品的微生物学检查？

2. 药品微生物检查为什么一定要做方法适用性试验？

3. 微生物检查时，设阳性、阴性对照的目的是什么？

4. 某批产量 800 支，装量为 20ml/支的注射液，确定其无抑菌活性，请写出无菌检查详细过程，并说明如何判断结果。

5. 写出葡萄糖酸钙口服液的微生物总数检查的详细过程，并说明如何判断结果。

五、分析与应用

自然界中致病菌种类繁多，但药品控制菌为什么只检查规定的七种？请阐述个人观点。

第七章　微生物制药

1. 掌握抗生素的概念、特点及其作用机制。
2. 熟悉抗生素的分类及微生物发酵制药的基本流程。
3. 了解其他微生物制剂。

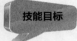

1. 能胜任微生物制药岗位的工作。
2. 能根据抗生素的作用机制指导用药。

拓宽视野，利用好微生物这把双刃剑，互利共赢，为人类健康服务。

　　微生物在医药工业中的用途非常广泛，许多医药产品如抗生素、生物制品、微生态制剂、维生素、氨基酸、甾体激素、酶制剂、诊断试剂等都可以利用微生物生产。

一、微生物发酵制药的基本流程

　　利用微生物生产各类医药产品最常用的方法就是发酵，很多抗生素、氨基酸、维生素、基因工程药物都可通过此法生产，利用微生物现代发酵技术生产产品的基本流程见图7-1。

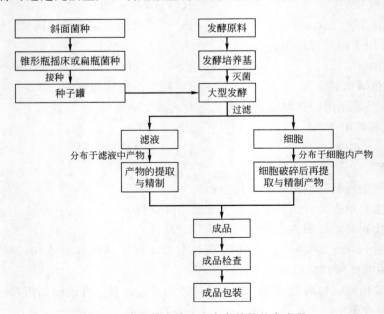

图 7-1　微生物发酵法生产产品的基本流程

152

1. 菌种的来源与制备

（1）菌种的来源　微生物发酵的生产菌种主要来源：①从自然环境中筛选分离，经改良培育，适用于工业生产的菌种。②从菌种保藏机构购得的高产菌株。这些菌株往往都经过诱变处理或基因工程技术改造。通过基因工程技术获得工程菌用于基因工程药物生产，为微生物制药开拓了广阔的发展前景。

（2）菌种的制备　将新购或保藏的菌种接种于斜面活化培养，对活化后的菌种进行性能确认，将确认后的斜面菌种接种于锥形瓶摇床培养，或扁瓶的固体培养基上培养，扩大菌种量。将扩大培养的菌种接种于种子罐。接种后，在搅拌下通入无菌空气，保持一定的罐温，促进菌体大量繁殖，进一步扩大培养种子，其目的是得到适用于大型发酵罐接种的菌量。

2. 发酵培养基的制备

发酵培养基的主要成分有碳源（一般为淀粉）、氮源（一般是玉米浆、花生饼粉、黄豆饼粉及蛋白胨等）以及无机盐和微量元素。不同产品的培养基有其独特的营养组分和最佳配比及适宜的 pH，按要求将各原料配备成适宜大规模生产发酵的培养基，用高压蒸汽灭菌法灭菌后使用。

3. 发酵过程

将种子罐中的菌种按比例接种于大型发酵罐进行发酵，发酵的目的是使微生物生长繁殖，并合成大量的目标产物，分好氧发酵和厌氧发酵。整个过程是在纯培养条件下进行，所用的培养基和设备都必须经过灭菌，通常采用高压蒸汽灭菌，与培养液接触的罐体、管件均应严密不渗漏，避免杂菌污染，好氧发酵所通入的空气需经空气净化系统处理呈无菌状态。发酵过程需严格监控温度、pH、溶解氧量、罐压，定期检查菌体浓度和状态，检测发酵产物，必要时中间可酌情补料、加入消泡剂和酸碱调节剂，使发酵条件保持最佳状态。

4. 产物的分离、提取及精制

发酵结束后，用过滤的方法使菌体和滤液分开。根据产物的分布特点及性质进行提取和精制。对存在于滤液中的产物，如一般抗生素，根据其理化性质采用萃取、沉淀、离子交换或大孔树脂吸附等方法进行提取和精制。对分布于菌体细胞内的产物，如以大肠埃希菌为宿主的基因工程药物，则需要将菌体细胞破碎，使产物游离出来后，再用过滤、离心、色谱分离等方法分离、提取和精制。

5. 成品检查及包装

提取精制后得到的成品，按相应的质量标准进行全面检查，合格后包装成产品，作为原料药提供给药品生产单位，进一步制备成适宜的剂型。

二、抗生素

抗生素，旧称抗菌素，其原始含义是：由微生物产生的，能抑制或杀灭其他微生物的物质。随着抗生素研究的不断深入和应用的日益广泛，抗生素的来源与作用已远远超出了微生物的范畴。其来源主要是微生物，还可以来自动物、植物、半合成和全合成。其生物活性，不仅可以抗细菌、真菌、病毒、原虫和癌细胞，而且还可用于杀虫、除草和抑制某些生物体的酶活性。

因此，抗生素较确切的概念是：生物在其生命活动过程中产生的（有些已部分或全部化学合成）极微量即能选择性地抑制或影响他种生物机能的一类化学物质，自 20 世纪 40 年代

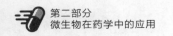
开创利用微生物现代发酵法生产抗生素以来，抗生素的种类越来越多，各种抗生素在抗感染治疗方面发挥了无可比拟的重要作用，为保障身体健康做出了不朽的贡献。

1. 医用抗生素的特点

（1）差异毒力较大　差异毒力也称选择性毒力，即对微生物或癌细胞有强大的抑制或杀灭作用，而对人体和动物体只有轻微损害或完全没有损害。抗生素的差异毒力越强，越有利于临床应用。

（2）抗菌活性强　抗菌活性是指药物抑制或杀灭微生物的能力。极微量的抗生素就可对微生物起作用。抗菌活性的强弱常以最低抑菌浓度（MIC）来衡量。MIC 指抗生素能抑制微生物生长的最低浓度，以 $\mu g/ml$ 表示。MIC 值越小，表示抗生素的作用越强。

（3）有不同的抗菌谱　抗菌谱指某种抗生素所能抑制或杀灭微生物的范围和所需剂量。每种抗生素都具有特有的抗菌谱。对多种病原微生物有抑制或杀灭作用，即抗菌范围广者称广谱抗生素；反之则称窄谱抗生素。

（4）不良反应少和副作用小　良好的抗生素不易使病菌产生耐药性，对机体毒性低，副作用小。

2. 抗生素的分类

抗生素的种类繁多，分类方法不一，常见的分类方法有以下几种。

（1）根据抗生素的生物来源分类

① 放线菌产生的抗生素　放线菌产生的抗生素最多，约有 4200 多种，其中以链霉菌属产生的种类最多，其次是小单胞菌属和诺卡菌属。放线菌产生的主要有抗细菌的抗生素，如链霉素、卡那霉素、四环素、土霉素、红霉素等；抗真菌的有两性霉素 B；抗癌的有放线菌素 D、平阳霉素等。

② 真菌产生的抗生素　来自真菌的抗生素约有 1450 种，其中较重要的有青霉菌属产生的青霉素、灰黄霉素，头孢霉菌属产生的头孢霉素等。

③ 细菌产生的抗生素　来自细菌的抗生素约有 850 种，主要由多黏芽孢杆菌、枯草芽孢杆菌、假单胞菌和肠道细菌产生。

④ 植物及动物产生的抗生素　动植物来源的抗生素约有 2800 种。如地衣和藻类产生的地衣酸，蒜中提取的蒜素，动物脏器中提取的鱼素等。

（2）根据抗生素的化学结构和性质分类

① β-内酰胺类抗生素　是结构中含有一个四元内酰胺环的抗生素，如青霉素类、头孢霉素类及其衍生物。它们的抗菌机制在于干扰革兰阳性细菌细胞壁的肽聚糖合成。在 β-内酰胺类中，青霉素和头孢菌素都是疗效高、毒性低的抗生素。

② 氨基糖苷类抗生素　是结构中含有氨基糖苷及氨基环醇的抗生素，如链霉素、卡那霉素等。它们的作用机制是抑制致病菌蛋白质的合成。

③ 大环内酯类抗生素　是结构中以一个大环内酯作为配糖体，并以糖苷键和 1～3 个分子的糖相连的抗生素，如红霉素、麦迪霉素、两性霉素 B 等。其中包括多氧大环内酯抗生素（如红霉素、螺旋霉素等）、多烯大环内酯抗生素（具有抗真菌的作用，如曲古霉素、制霉菌素等）、蒽沙大环内酯抗生素（抗菌谱较广，有很强的抗结核菌作用，并有抗癌活性，如利福平等）。

④ 四环素类抗生素　是以四并苯为母核的抗生素，如四环素、金霉素、土霉素等，它们是具有酸、碱两性的化合物，都有宽广的抗菌谱，能抑制很多革兰阳性及阴性细菌、某些

立克次体、较大的病毒和一部分原虫，抑菌机制主要是抑制致病菌的蛋白质合成。

⑤ 多肽类抗生素　是结构中含有多种氨基酸，经肽键缩合而成的多肽类化合物，如多黏菌素、杆菌肽等。大多数能抗革兰阳性细菌，也有些抗革兰阴性细菌，如铜绿假单胞菌，其作用机制是使细菌细胞膜的通透性增加，易裂解死亡。

此外，临床上有些较重要的抗生素，其结构尚不能归入上述类别中，如氯霉素、林可霉素、新生霉素和 D-环丝氨酸等。常见抗生素的化学结构见图 7-2、图 7-3。

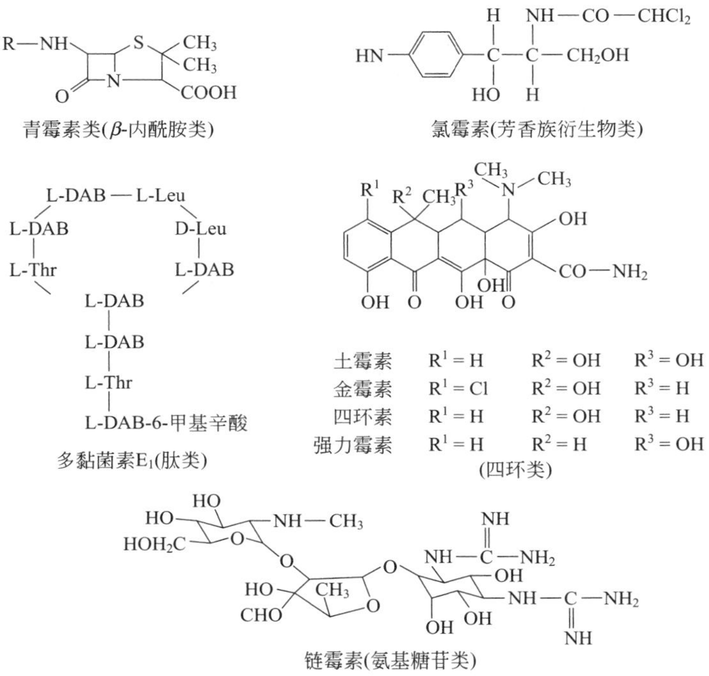

图 7-2　常见抗生素的化学结构

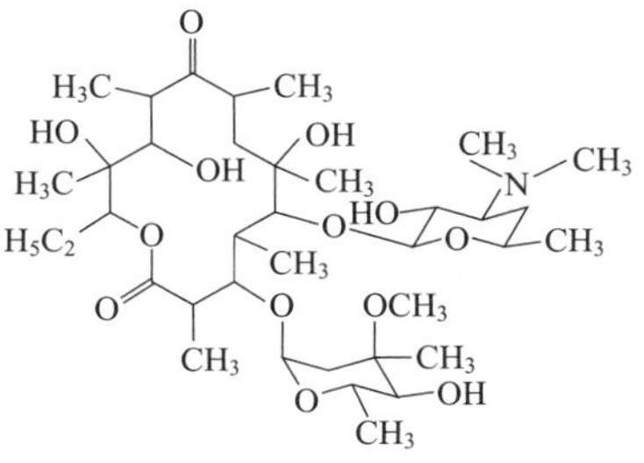

图 7-3　红霉素（大环内酯类）的化学结构

（3）根据抗生素的作用分类

① 抗革兰阳性细菌的抗生素　如青霉素、红霉素等。

② 抗革兰阴性细菌的抗生素　如链霉素、多黏菌素等。

③ 抗真菌的抗生素　如灰黄霉素、制霉菌素、多烯类等。

④ 抗病毒的抗生素　如四环素对较大的病毒有作用。

⑤ 抗癌的抗生素　如丝裂霉素、阿霉素等。

（4）根据抗生素的作用机制分类

① 影响细胞壁合成的抗生素 如青霉素、头孢霉素、万古霉素等。

② 影响核酸合成的抗生素 如灰黄霉素、利福平、丝裂霉素等。

③ 影响蛋白质合成的抗生素 如氯霉素、四环素、红霉素、林可霉素等。

④ 影响细胞膜通透性的抗生素 如两性霉素 B、制霉菌素、多黏菌素等。

三、氨基酸

氨基酸是构成蛋白质的基本结构单位，是人和动物重要的营养物质，在医疗保健、食品、化妆品和农业饲养方面均有广泛的应用。

1. 利用微生物生产氨基酸的方法

氨基酸来源广，制备方法多种多样，利用微生物生产的方法主要有直接发酵法、添加中间产物发酵法和酶转化法三种。

（1）**直接发酵法** 利用廉价原料，利用特殊的突变菌株或可控制的野生型菌株直接发酵生产氨基酸，大多数氨基酸可用此法生产。

（2）**添加中间产物发酵法** 采用添加氨基酸的前体，利用微生物转化为目的氨基酸，丝氨酸、色氨酸、蛋氨酸、异亮氨酸可用此法生产。

（3）**酶转化法** 不经发酵过程，利用固化菌体细胞或微生物产生的酶，将底物直接经酶促反应转化为氨基酸。赖氨酸、色氨酸、酪氨酸、天冬氨酸和丙氨酸可用此法生产。

2. 用于氨基酸生产的微生物种类

可用于氨基酸生产的微生物主要是细菌，有棒杆菌属、短杆菌属、微杆菌属、微球菌属和节杆菌属，主要生产菌种是谷氨酸棒杆菌、北京棒杆菌、钝齿棒杆菌、黄色短杆菌及乳酸发酵短杆菌。

四、菌体制剂

医药用的菌体制剂主要有疫苗、微生态制剂、药用酵母等。

医用微生态制剂是利用正常菌群或能促进正常菌群生长的微生物制成的活菌制剂，用于调节人体不同部位的微生态平衡，可用于多种疾病的治疗和预防。常用于制备微生态制剂的微生物有各种乳酸杆菌、双歧杆菌、肠球菌、粪链球菌、蜡样芽孢杆菌、地衣芽孢杆菌、酪酸菌、酵母菌等。微生态制剂种类繁多，根据微生态制剂的微生物种类不同可分为单一型和复合型，前者以一种菌种为主要成分，后者是两种或两种以上菌种联合使用。根据剂型不同分为片剂、胶囊剂、口服液、散剂等。根据使用部位不同分为肠道微生态制剂、创伤性皮肤疾病治疗微生态制剂、阴道微生态制剂，其中最常用的是肠道微生态制剂，可合成维生素等营养物质，调节肠道菌群平衡，改善肠道微环境，治疗菌群失调症，提高正常菌群的生物拮抗作用，抑制致病菌的生长繁殖，对维护肠道健康有积极的作用。

药用酵母是经高温干热处理的死酵母菌，含丰富的蛋白质、氨基酸、维生素，并含有辅酶 A、细胞色素 c、谷胱甘肽、麦角固醇等生物活性物质和多种酶类，可促进代谢，增进食欲，用于消化不良和 B 族维生素缺乏症的治疗。

五、其他利用微生物生产的医药产品

具体见表 7-1。

表 7-1　部分利用微生物生产的医药产品

产品类型	产品名称	主要生产菌种	主要生产方式
维生素	核黄素(维生素 B_2)	棉阿舒囊霉	深层液体发酵或固态发酵
	生物素(维生素 H)	棒杆菌、假单胞菌	深层液体好氧发酵
	维生素 C	生黑葡糖杆菌、氧化葡糖杆菌	深层液体好氧发酵
	维生素 B_{12}	芽孢杆菌、谢氏丙酸杆菌	深层液体先厌氧后好氧发酵
核苷酸	肌苷	枯草芽孢杆菌突变株	深层液体好氧发酵
	肌苷酸	谷氨酸棒杆菌	深层液体好氧发酵
	三磷酸腺苷	产氨棒杆菌	深层液体好氧发酵
激素	睾甾醇	青霉	固态好氧发酵
	皮质醇	蓝色犁头霉	微生物酶转化
医药用酶制剂	链激酶、链道酶	乙型溶血性链球菌	深层液体好氧发酵
	透明质酸酶	化脓性链球菌、产气荚膜梭菌	深层液体好氧发酵
医药用酶制剂	天冬酰胺酶	大肠埃希菌	深层液体好氧发酵
	蛋白酶	短小芽孢杆菌、枯草芽孢杆菌、米曲霉、中华根霉等	深层液体好氧发酵或固体好氧发酵
	淀粉酶	米曲霉、芽孢杆菌	深层液体好氧发酵或固体好氧发酵

小　结

主要内容	重点小结
微生物发酵	现代微生物发酵流程
抗生素	概念、医用抗生素特点、分类
利用微生物生产氨基酸	生产方法、常用微生物种类
菌体制剂	疫苗、微生态制剂、药用酵母
利用微生物生产的其他医药产品	维生素、核苷酸、医用酶制剂

 目标检测

一、名词解释

抗生素、微生态制剂

二、填空题

1. 微生物发酵的菌种主要来自_____和_____。

2. 根据来源不同抗生素分为_____、_____、_____和_____。抗生素最主要的来源是_____。

3. 利用微生物生产氨基酸的方法包括_____、_____和_____。

4. 医药用菌体制剂有_____、_____和_____。

三、选择题（每空只有一个最佳答案）

1. 青霉素属于（　　）；红霉素属于（　　）；链霉素属于（　　）；金霉素属

于（　　　）。

A. 氨基糖苷类抗生素　　　　　　　　B. 四环素类抗生素

C. 大环内酯类抗生素　　　　　　　　D. β-内酰胺类抗生素

2. 发酵培养基最常用的灭菌方法是（　　　）。

A. 巴氏消毒法　　　　B. 辐照灭菌　　　　C. 煮沸消毒法　　　　D. 高压蒸汽灭菌法

3. 下列具有抗细菌作用的抗生素是（　　　）；抗真菌作用的抗生素是（　　　）；抗癌作用的抗生素是（　　　）；抗病毒作用的抗生素是（　　　）。

A. 丝裂霉素　　　　B. 两性霉素　　　　C. 链霉素　　　　D. 干扰素

四、简答题

1. 举例说明不同抗生素的作用机制。

2. 简述微生物发酵的基本过程。

五、分析与应用

从微生物制药角度分析微生物与人类健康的关系。

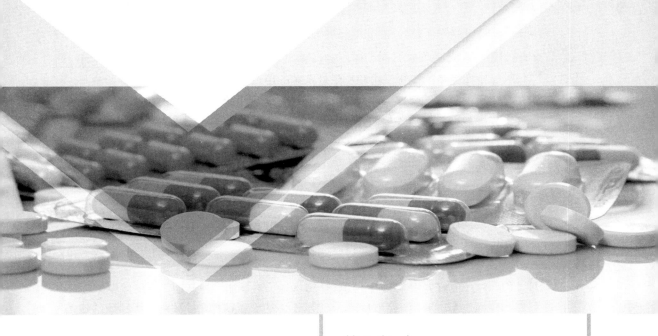

第八章 >
免疫学基础 / 160

第三部分

免疫学

第八章　免疫学基础

　　免疫是机体识别和清除抗原异物，维持内环境稳定的一种生理功能，正常情况下对机体有利，异常情况下可对机体造成损伤。免疫学是研究机体免疫系统的组成、功能、免疫应答机制及免疫相关疾病的一门科学。传统的免疫学是从研究动物机体对微生物侵染的抵抗力及对同种微生物再感染的特异性防御能力开始的，如人们很早就发现，患过天花已恢复健康的人不会再次感染天花，人们用"免疫"即免除疫患来形容这一现象，因此长期以来对免疫的认识多局限于抗传染免疫方面。

　　随着研究的深入，人们发现机体的很多防御反应如器官移植排斥反应、过敏反应等与病原微生物感染无关，免疫的作用也超出抗传染的范围，目前认为免疫对机体具有以下三方面的功能：

　　（1）免疫防御　是机体识别和清除入侵的微生物及其毒素等抗原异物的功能，即抗感染免疫。若其功能异常，反应过高，引起超敏反应；反应过低或缺陷即成为免疫缺陷病，易引起反复感染。

　　（2）免疫自稳　是清除体内衰老和死亡的自身细胞，维护机体的生理平衡和稳定的功能。此功能失调，可发生自身免疫疾病。

　　（3）免疫监视　是机体识别、清除自身突变及病毒感染细胞的功能。此功能失调可发生肿瘤，或导致病毒在体内持续性感染。

第一节　抗原

　　抗原（Ag）是指能刺激机体免疫系统发生特异性免疫应答，产生免疫应答产物抗体和

（或）效应 T 淋巴细胞，并能在体内外与之发生特异性结合的物质（图 8-1），是启动免疫应答的因素。

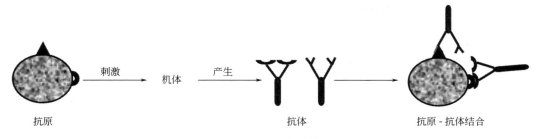

图 8-1　抗原与抗体

一、抗原的性能

抗原具有两种基本性能，即免疫原性及免疫反应性（或抗原性）。免疫原性是指抗原能刺激机体免疫系统产生抗体和（或）效应 T 淋巴细胞的能力。免疫反应性是指抗原与相应的抗体和（或）效应 T 淋巴细胞特异性结合的能力。

二、抗原的种类

1. 完全抗原与不完全抗原

既有免疫原性又有免疫反应性的物质称为完全抗原，简称抗原，如微生物、异种蛋白等。只有免疫反应性而无免疫原性的物质称半抗原或不完全抗原，半抗原一般是分子量较小的简单有机化合物，如多糖、类脂、药物及某些小分子物质，半抗原与蛋白质结合后可转变为完全抗原。

2. 胸腺依赖性抗原与非胸腺依赖性抗原

需要 T 细胞辅助才能刺激 B 淋巴细胞产生抗体的抗原称为胸腺依赖性抗原（TD-Ag），如各种微生物、异种细胞、异种蛋白等，刺激机体后可产生免疫记忆。不需要 T 细胞辅助即能刺激 B 淋巴细胞产生抗体的抗原称为非胸腺依赖性抗原（TI-Ag），如脂多糖、荚膜多糖等，刺激机体后不能产生免疫记忆。

三、决定抗原免疫原性的因素

1. 异物性

异物性是决定抗原免疫原性的首要条件，抗原是"非己"物质。

（1）异种物质　如病原微生物、异种动物血清对人都是良好的抗原。一般抗原物质与机体的亲缘关系越远，组织结构差异越大，免疫原性越强。

（2）同种异型物质　同种生物不同个体，由于遗传的差异，组织细胞的结构也有差异，因而具有抗原性。

（3）自身物质　与机体淋巴细胞从未接触的自身物质或自身物质在外伤、感染、烧伤、药物、电离辐射等因素影响下，其结构发生改变，成为自身抗原，引起自身免疫性疾病。

2. 具有一定的理化性质

凡具有免疫原性的物质，多为大分子胶体物质，分子量一般大于 10000，分子量越大，免疫原性越强。其次，抗原物质表面具有一些特殊结构的化学基团，易与免疫细胞表面抗原受体接触、结合，它是启动免疫应答、决定抗原与抗体识别和结合的物质基础，这些基团发生变化，可导致抗原性改变或丧失。此外，抗原的化学性质与结构也影响免疫原性，以芳香族氨基酸为主的蛋白质免疫原性最强，结构复杂的多糖、脂多糖有免疫原性，而一般脂类、核酸免疫原性很弱。

3. 特异性

抗原的特异性是指抗原刺激机体，只能产生相应的抗体或效应 T 淋巴细胞，也只能与相应抗体或效应 T 淋巴细胞发生特异性结合反应的性质。例如伤寒杆菌抗原刺激机体只能产生抗伤寒杆菌的抗体，而不能产生抗结核分枝杆菌的抗体；而且伤寒杆菌抗原只能与抗伤寒杆菌抗体特异性结合，不能与抗结核分枝杆菌的抗体结合。抗原的特异性是由抗原表面的一些特殊化学基团决定的，这些化学基团称为抗原决定簇，也称为抗原表位。它既是免疫细胞识别并结合抗原的位点，又是抗原结合抗体的位点。一个抗原可以有多个抗原决定簇，某些微生物与人之间也可能存在共同的抗原决定簇，当该微生物进入人体时可能引发超敏反应，如溶血性链球菌感染引起的肾小球肾炎，就是由于链球菌与人肾小球基底膜存在的共同抗原决定簇所导致的超敏反应。

四、医学上重要的抗原

1. 病原微生物及其代谢产物

各类微生物，如细菌、真菌、病毒、螺旋体等都具有很强的免疫原性，且抗原组成都较复杂。如细菌细胞含有菌体（O）抗原、荚膜抗原、鞭毛抗原及其他表面抗原。这些抗原成分可独立制成疫苗进行免疫接种，如脑膜炎多糖疫苗成分是该菌的荚膜多糖。

细菌产生外毒素和脱毒后的类毒素也是很好的抗原，类毒素因其无毒而具有免疫原性可制备疫苗，如破伤风、白喉疫苗成分即为类毒素。

2. 动物免疫血清

用疫苗免疫马等动物后，该动物血清中产生大量抗毒素，取动物血液提取精制得到含抗毒素的血清即为动物免疫血清，用于微生物感染的治疗和紧急预防。这种来源于动物的抗毒素对人具有抗原和抗体两重性：一方面抗毒素可中和相应的外毒素，起到防治疾病的目的；另一方面对人而言抗毒素是异种动物蛋白，具有抗原性，可使人致敏，引起超敏反应，所以动物免疫血清不宜反复多次或大量使用。

3. 同种异型抗原

同种生物不同个体之间因遗传差异，存在着组织成分的不同，相互间成了互为抗原。人类同种异型抗原主要有两类。

（1）红细胞血型抗原　红细胞血型系统有三十多种，其中最重要的是 ABO 血型系统，根据人体红细胞表面 ABO 血型抗原成分的不同将人的血型分为 A 型、B 型、AB 型及 O 型。此外，还有 Rh 血型系统，将人血型分为 Rh^+、Rh^- 血型，中国人 99％为 Rh^+ 血型，Rh^- 血型极为稀少。

（2）主要组织相容性抗原　主要组织相容性抗原（MHC）是分布于生物体有核细胞表面的抗原性物质，代表个体特异性，能引起强烈而迅速的移植排斥反应，人的主要组织相容性抗原又称为人类白细胞抗原（HLA），与器官移植的排斥反应有关，它更重要的功能是参与特异性免疫应答，MHC-Ⅰ参与内源性抗原、MHC-Ⅱ参与外源性抗原的特异性免疫应答。

4. 自身抗原

正常情况下，机体的自身物质或细胞不能刺激自体的免疫系统发生免疫应答，但在特殊情况下，自身物质也具有抗原性，如因外伤、辐射、感染使自身的组织结构发生改变具有了免疫原性，或体内隐蔽成分（如眼球蛋白、精子蛋白、甲状腺蛋白等）因外因进入血液循环成为自身抗原，免疫功能紊乱也会使某些组织成分具有了抗原性，这些自身抗原可引发自身免疫疾病。

5. 肿瘤抗原

肿瘤抗原包括肿瘤特异性抗原和肿瘤相关抗原，前者只分布于某些癌细胞的表面，后者非癌细胞特有，正常细胞上也有，但在细胞癌变时，含量明显增加。肿瘤抗原可用于临床上某些肿瘤的辅助诊断。

另外，药物、花粉、食物、化学物质等也是与医学有关的抗原物质。

第二节　免疫系统

免疫系统是指体内行使免疫功能的主要组织结构，包括免疫器官、免疫细胞、免疫分子，是机体免疫应答的物质基础。

一、免疫器官

根据其在免疫中所起的作用不同分为中枢免疫器官和外周免疫器官两大类。

1. 中枢免疫器官

中枢免疫器官是免疫细胞发生、分化和成熟的场所。人类中枢免疫器官包括骨髓和胸腺，禽类还包括法氏囊或类囊器官。骨髓是哺乳动物和人的造血器官，骨髓中的多能干细胞是各种血细胞的总来源，骨髓也是人和哺乳动物 B 细胞（B 淋巴细胞）分化成熟的场所。胸腺是 T 细胞（T 淋巴细胞）分化成熟的场所，所以 T 细胞又称为胸腺依赖型细胞。

2. 外周免疫器官

外周免疫器官是成熟的 T、B 细胞定居、增殖和发生免疫应答的场所，也是抗原刺激免疫细胞后产生抗体及效应 T 细胞、清除抗原异物的场所，包括脾脏、淋巴结、黏膜相关淋巴组织免疫系统等。脾脏是最大的淋巴器官，淋巴结广泛分布于全身淋巴通道，黏膜相关淋巴组织包括扁桃体、肠系膜淋巴结、肠集合淋巴结、阑尾及黏膜下分布的淋巴小结和分散的淋巴组织，能产生分泌性 IgA，在黏膜表面抗感染免疫中具有重要作用。

二、免疫细胞

免疫细胞指所有参与免疫应答及与免疫应答有关的细胞，分为淋巴细胞、抗原提呈细胞及其他免疫细胞三大类。

1. 淋巴细胞

淋巴细胞包括 T 细胞、B 细胞、NK 细胞和 K 细胞，前两种在特异性免疫应答中起主要作用。

（1）T 细胞　T 细胞是由来自骨髓的淋巴干细胞在胸腺内分化成熟而成，成熟后定居于外周免疫器官，接受抗原刺激后，增殖分化为效应 T 淋巴细胞，发挥细胞免疫及协助活化 B 细胞等功能。

① T 细胞表面的主要膜分子及其功能

a. T 细胞表面抗原受体（TCR） 是所有 T 细胞表面的特征性标志，是 T 细胞识别并结合抗原的位点，TCR 与抗原结合是启动 T 细胞活化的第一信号。TCR 识别 MHC 时具有双重特异性，即既要识别抗原肽的表位，也要识别自身 MHC。

b. CD3 CD3 以非共价键与 TCR 结合形成 TCR-CD3 复合物，CD3 分子的功能是转导 TCR 识别抗原所产生的活化信号，转导至 T 细胞内。

c. CD4 和 CD8 成熟的 T 细胞一般只表达 CD4 或 CD8 分子，因此 T 细胞分为 $CD4^+$ T 细胞和 $CD8^+$ T 细胞。CD4 和 CD8 的主要功能是辅助 TCR 识别抗原及参与 T 细胞活化信号的转导，CD4 和 MHC-Ⅱ类、CD8 和 MHC-Ⅰ类分子的结合可增强 T 细胞与抗原提呈细胞或靶细胞之间的相互作用并辅助 TCR 识别抗原，CD4 还是 HIV 包膜蛋白 gp120 受体，通过与 CD4 结合，HIV 可侵入并感染 $CD4^+$ T 细胞或巨噬细胞。

d. CD28 是协同刺激分子 B7 的受体，B7 主要表达于专职抗原提呈细胞表面，CD28 与 B7 分子结合产生的协同刺激信号是 T 细胞活化的第二信号，可诱导 T 细胞表达抗细胞凋亡蛋白，刺激 T 细胞合成 IL-2 及其他细胞因子，并促进 T 细胞的增殖和分化。

e. CD40 配体（CD40L） 主要表达于活化的 $CD4^+$ T 细胞表面，CD40L 与 B 细胞表面的 CD40 结合构成 B 细胞活化的第二信号。

f. 其他受体 T 细胞表面还有丝裂原受体及绵羊血红细胞受体，与丝裂原结合可直接诱导静息 T 细胞的活化、增殖和分化。与绵羊血红细胞结合形成的围绕 T 细胞的花环，称为 E 花环试验，可用于 T 细胞计数。

② T 细胞亚群 T 细胞是分化不均一的细胞群体，依分类特征不同可分为不同的亚群，根据表面 CD4、CD8 分子表达情况不同，可将成熟的 T 细胞分为 $CD4^+$ Th 细胞和 $CD8^+$ T 细胞（表 8-1）。

表 8-1 T 细胞的亚群及功能

T 细胞亚群		功能
$CD4^+$ Th 细胞	辅助性 T 细胞 1(Th1)	释放细胞因子,参与细胞免疫和迟发型超敏反应
	辅助性 T 细胞 2(Th2)	协助 B 细胞活化及抗体合成
$CD8^+$ T 细胞	细胞毒 T(Tc 或 CTL)细胞	杀伤清除靶细胞,如肿瘤细胞及胞内寄生病原体的细胞
	抑制性 T(Ts)细胞	抑制及调控特异性免疫

a. $CD4^+$ Th 细胞 称为辅助 T 细胞，主要识别 MHC-Ⅱ分子上结合的外源性抗原肽，参与外源性抗原的特异性免疫应答，依功能不同分为辅助性 T 细胞 1（Th1）及辅助性 T 细胞 2（Th2）细胞，Th1 主要分泌细胞因子参与细胞免疫和迟发型超敏反应炎症的形成，又称为炎症反应细胞；Th2 参与体液免疫，它能促进 B 细胞增殖、分化为浆细胞，合成各类抗体。

b. $CD8^+$ T 细胞 主要识别 MHC-Ⅰ分子上结合的内源性抗原肽，参与内源性抗原的特异性免疫应答。依功能不同分为细胞毒 T（Tc 或 CTL）细胞及抑制性 T（Ts）细胞，Tc 细胞主要识别和杀伤清除靶细胞，如肿瘤细胞及感染了病毒、胞内菌、寄生虫的体细胞。Ts 具有抑制及调节特异性免疫应答的功能。

（2）**B 细胞**　人类的 B 细胞是骨髓多能干细胞在骨髓中分化成熟而成。B 细胞成熟后定居于外周免疫器官，接受抗原刺激后，增殖分化为浆细胞，产生抗体，发挥体液免疫的功能。

① B 细胞表面的主要膜分子及其功能

a. B 细胞表面抗原受体（BCR）　是 B 细胞表面的特征性标志，是镶嵌在 B 细胞膜上的膜免疫球蛋白（mIg），其功能是识别并结合抗原，形成启动 B 细胞活化的第一信号。

b. CD40　是 B 细胞表面的协同刺激分子，CD40 与活化的 Th2 细胞表面的 CD40L 结合成为启动 B 细胞活化的第二信号。

c. IgG Fc 受体　B 细胞上 IgG Fc 受体可与抗原抗体免疫复合物中 IgG 的 Fc 段结合，能辅助 B 细胞捕获并结合抗原，促进 B 细胞活化（图 8-2）。

d. 补体受体（CR）　CR 与相应的补体裂解片段结合，可促进 B 细胞活化。

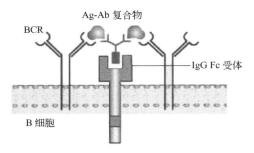

图 8-2　IgG Fc 受体作用示意图

e. 丝裂原受体　与丝裂原结合，促进诱导静息 B 细胞的活化、增殖和分化。

② B 细胞亚群及其功能　根据细胞表面能否表达 CD5，将 B 细胞分为 B1 细胞和 B2 细胞。

a. B1 细胞　能表达 CD5，主要定居于腹膜腔、胸膜腔和肠道固有层中。B1 细胞主要对多糖抗原产生应答，无须 Th2 细胞的辅助即可合成 IgM 抗体，但合成的 IgM 亲和力低，能与多种不同的抗原表位结合，特异性不强，所以 B1 细胞属于非特异性免疫细胞，参与的是非特异性免疫应答。B1 细胞在免疫应答的早期发挥作用，尤其在腹膜腔等部位能针对微生物感染迅速产生抗体，构成了机体免疫的第一道防线。

b. B2 细胞　不能表达 CD5，主要定居于外周淋巴器官，在抗原刺激下，需要 Th2 细胞的辅助，才能分化为浆细胞，产生高亲和力、特异性强的抗体，行使体液免疫功能，是参与特异性免疫的主要细胞，也是通常所指的 B 细胞。

（3）**NK 细胞**　NK 细胞又称自然杀伤细胞，是一类既不需特异性抗体参与，也不需抗原预先致敏，能直接杀伤靶细胞的淋巴细胞，但在有特异性抗体参与下，杀伤能力增强。其作用机制是释放穿孔素和颗粒酶、表达 FasL 及分泌肿瘤坏死因子溶解破坏靶细胞或诱导靶细胞凋亡。

（4）**K 细胞**　K 细胞是对靶细胞具有杀伤作用的一类淋巴细胞，故也叫杀伤细胞。它对靶细胞的杀伤作用必须通过特异性抗体作中介，这种作用被称为抗体依赖性细胞介导的细胞毒作用（简称 ADCC）。

2. 抗原提呈细胞（APC）

T 细胞的 TCR 不能直接识别天然抗原，只能识别抗原经处理后与 MHC 结合在一起的抗原肽分子，具有摄取抗原，并将其加工成抗原肽-MHC 复合物，表达在细胞表面，呈送给 T 细胞识别功能的细胞称为抗原提呈细胞（APC）。狭义上是指处理外源性抗原、形成抗原肽-MHC-Ⅱ复合物，表达于细胞表面递呈给 $CD4^+$ Th 细胞识别的单核吞噬细胞、树突状细胞和 B 细胞，广义上也包括处理内源性抗原、形成抗原肽-MHC-Ⅰ复合物，表达于细胞表面递呈给 $CD8^+$ T 细胞识别的靶细胞，如肿瘤细胞、病毒感染细胞。

（1）**单核吞噬细胞**　包括血液中的单核细胞和组织中的巨噬细胞，单核细胞从外周血进入组织后发育为巨噬细胞，胞内都有大量溶酶体，具有很强的吞噬消化能力，表面有免疫球蛋白 Fc 受体和补体受体，可结合抗体和补体，提高其吞噬能力。主要功能有：①吞噬和杀伤作用，具有抗感染、抗肿瘤作用。②抗原提呈作用。③合成和分泌多种免疫分子，参与特异性免疫应答和免疫调节的功能。④参与炎症反应。

（2）**树突状细胞**　树突状细胞（DC）因表面有许多树状分枝而得名，体内数量较少，是抗原提呈功能最强的免疫细胞，少量抗原和少量的 DC 细胞即可激活 T 细胞，是机体特异性免疫应答的主要启动者。

（3）**B 细胞**　通过 BCR 捕获抗原，加工后形成抗原肽-MHC-Ⅱ复合物，表达在细胞表面，呈送给 Th 细胞识别，特别在抗原再次刺激后其提呈作用更为突出。

3. 其他免疫细胞

粒细胞：包括嗜中性粒细胞、嗜酸性粒细胞、嗜碱性粒细胞和肥大细胞。

（1）**嗜中性粒细胞**　又称小吞噬细胞，是血液中含量最多、反应最快的白细胞，是机体发生急性炎症的主要反应细胞，也是检查急性炎症的主要指标，内含较多溶酶体，趋化和吞噬能力很强，可吞噬细菌和坏死组织细胞，细胞膜上含有 IgG 的 Fc 受体和补体受体，通过结合抗体和受体具有调理吞噬和促进杀菌的作用，其吞噬和杀菌机制与单核-巨噬细胞相同。

（2）**嗜碱性粒细胞和肥大细胞**　两者具有共同的结构特征，生物学活性也相似，细胞内含丰富的嗜碱性颗粒，颗粒中均含白三烯、肝素、组胺等血管活性物质，作用于血管可引起毛细血管扩张和通透性增加，且细胞表面有大量的 IgE 的 Fc 段受体，参与过敏反应。

（3）**嗜酸性粒细胞**　主要参与寄生虫免疫及抑制嗜碱性粒细胞和肥大细胞的过敏反应。

三、免疫分子

免疫分子主要由免疫细胞产生，包括细胞膜表面的免疫分子和体液中的免疫分子，前者如主要组织相容性抗原、黏附分子、白细胞表面的分化抗原，后者包括补体系统、免疫球蛋白和细胞因子等。

1. 免疫球蛋白（Ig）

（1）**抗体与免疫球蛋白**

① 抗体（Ab）是指 B 细胞在抗原刺激下分化成浆细胞，由浆细胞产生的能与抗原发生特异性结合的球蛋白，主要分布在血清、体液和黏膜分泌液中。

② 免疫球蛋白（Ig）是指具有抗体活性或化学结构与抗体相似的球蛋白。免疫球蛋白是化学结构上的概念，而抗体是生物学功能上的概念，抗体都是免疫球蛋白，但免疫球蛋白不一定都是抗体。Ig 有分泌型和膜型两种存在形式，前者在体液中，后者在 B 细胞膜上的 BCR。

（2）**免疫球蛋白的基本结构**　免疫球蛋白的基本结构是由四条多肽链组成，其中两条相同的长链称为重链（H 链），每条链由 450～550 个氨基酸组成；另两条相同的短链称为轻链（L 链），每条链由 214 个氨基酸组成，重链与轻链之间、两条重链之间通过二硫键连接构成"Y"形结构（图 8-3）。

每条肽链有两端两区，游离氨基末端称为 N 端，游离羧基末端称为 C 端；靠近 N 端（包括 L 链的 1/2 与 H 链的 1/4）的氨基酸种类和排列顺序随相应的抗原结构不同而发生变化，称为可变区（V 区），它是抗原抗体特异性识别结合的部位。肽链的靠近 C 端的其余部

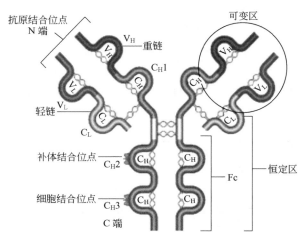

图 8-3　抗体的基本结构模式图

分（L 链的 1/2 与 H 链的 3/4）的氨基酸种类和排列顺序稳定，称为恒定区（C 区）。

（3）免疫球蛋白的功能区　免疫球蛋白的各条肽链内由二硫键连接形成的球形结构，具有特定的功能称为免疫球蛋白的功能区。L 链有两个功能区分别是 V_L、C_L；H 链上有四个，分别是 V_H、C_H1、C_H2、C_H3，IgM 和 IgE 还有一个 C_H4，其中 V_L 和 V_H 组成抗原结合部位，能识别并结合抗原；C_L 与 C_H1 为遗传标志区；C_H2 具有补体的结合位点和通过胎盘区；由 C_H2 及 C_H3 组成的部分称为 Fc 段，C_H3 可与细胞膜上的 Fc 受体结合，固定于组织细胞表面，与不同细胞结合产生不同的免疫效应。

（4）免疫球蛋白的种类　按理化性质和抗原性的不同可将免疫球蛋白分为 IgG、IgA、IgM、IgD、IgE 五类（图 8-4）。

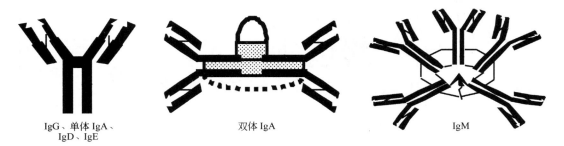

图 8-4　五类抗体结构示意图

①　IgG　单体，出生三个月后产生，主要在血液，是含量最高、作用最强、唯一能通过胎盘的抗体，也是最主要的抗感染抗体，可参与Ⅱ型、Ⅲ型超敏反应。

②　IgA　有单体和双体两种存在形式，单体为血清型，分布于体液中；双体为分泌型，分布于唾液、眼泪、初乳、支气管及胃肠黏膜的分泌物中，在黏膜局部抗感染中发挥重要作用。

③　IgM　五体，分子量最大，产生最早，胎儿末期即开始产生，血液中抗感染效率最高，但含量少，消失快，实际作用不如 IgG。

④　IgE　单体，含量很少，与肥大细胞、嗜碱性粒细胞亲和力很强，与过敏反应有关。

⑤　IgD　单体，含量极低，功能不清楚，可能与自身免疫疾病及超敏反应有关。

（5）免疫球蛋白的生物活性

① 特异性结合抗原　也称为中和作用，一种抗体只能与相应抗原发生特异性结合（图 8-5），如抗毒素可以中和毒素防止中毒，抗病毒抗体中和病毒阻止感染细胞，抗体可以结合标志抗原，但抗体没有杀伤能力，不能独立清除抗原，必须在巨噬细胞、补体等的共同参与下才能达到最终消灭抗原的目的。临床上常利用抗原抗体特异性结合的特性诊断疾病。

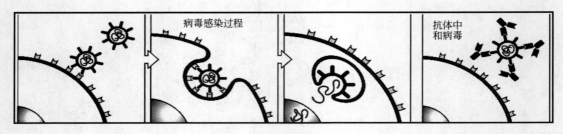

图 8-5　抗体的中和病毒作用

② 激活补体　抗原抗体结合后可通过经典激活途径活化补体，发挥溶菌、溶病毒或溶血的生理作用。

③ 结合细胞　免疫球蛋白通过 C_H3 的细胞结合位点与膜上有 Fc 受体的细胞结合，产生不同的效应。与吞噬细胞结合，可调理吞噬，促进吞噬细胞的吞噬作用（图 8-6）；与 NK 细胞结合，增强 NK 细胞的杀伤作用，称抗体依赖性细胞介导的细胞毒作用（ADCC）；与肥大细胞、嗜碱性粒细胞结合，引起 Ⅰ 型超敏反应。

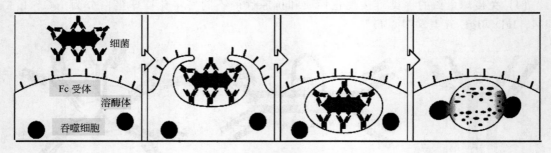

图 8-6　抗体介导的吞噬作用

④ 通过胎盘和黏膜　IgG 能通过胎盘进入胎儿血液循环，形成婴儿的自然被动免疫，有些 IgA 可通过消化道和呼吸道黏膜，是局部抗感染免疫的重要因素。

2. 补体系统

补体是存在于正常人和脊椎动物新鲜血清中的一组与免疫相关并具有酶活性的球蛋白。正常情况下补体以酶原形式存在，经激活后成为活性酶，才能发挥作用。激活后的补体具有扩大、协助、补充、加强抗体的作用，故而得名。

（1）补体系统的组成和性质　补体由补体固有成分、补体调节蛋白和细胞膜表面的补体受体分子三类成分组成，统称为补体系统。

① 补体固有成分　包括 C1～C9、MBL、B、D、P 因子等，其中 C1 由 C1q、C1r 和 C1s 三种亚单位组成。

② 补体调节蛋白　包括 C1 抑制物、I 因子、H 因子、C4 结合蛋白等，在补体系统激活过程中起调节作用。

③ 补体受体分子　存在于不同细胞表面，可与补体的片段结合发挥生物学效应。

补体主要由肝细胞、巨噬细胞、肠道上皮细胞和脾细胞等合成，性质很不稳定，易受理化因素影响，加热 56℃30min 多数补体失去活性，称为灭活，紫外线、机械振荡、强酸、强碱、酒精、胆汁、蛋白酶等均可影响其活性，低温可长期保存。血清中含量稳定，各成分含量不等，其中 C3 含量最多，D 因子最少。

（2）补体系统的激活　补体系统的激活是补体在某些激活物的作用下，按一定的顺序活化并发挥生物学效应，是一种级联放大反应。补体系统的激活途径主要有三条：经典激活途径、MBL 途径和旁路途径（图 8-7）。

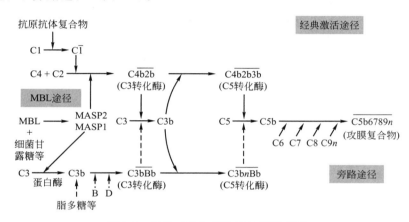

图 8-7　补体三条途径激活过程示意图

① 经典激活途径　经典激活途径的激活物是抗原和特异性抗体结合形成的复合物，参与这一激活途径的补体固有成分有 C1～C9。激活过程分为以下三个阶段：

a. 识别阶段　C1 识别抗原和抗体复合物，活化形成 C1 酯酶阶段。识别单位 C1 由一个 Clq、两个 Clr 和两个 Cls 组成，Ca^{2+} 存在时三者连成大分子复合物。当抗原和特异性抗体结合导致抗体分子构象改变，使抗体 Fc 段的补体结合位点暴露出来时，Clq 分子识别并与之结合，进一步活化 Clr 和 Cls，形成 C1 酯酶。

b. 活化阶段　C3 和 C5 转化酶形成阶段。C1 酯酶形成后，首先裂解 C4 为 C4a 和 C4b 两个片段，C4a 进入液相，C4b 与邻近的细胞膜结合形成固相 C4b。进而 C2 与膜上的 C4b 结合，在 C1 酯酶作用下裂解为 C2a 和 C2b 两个片段，C2a 进入液相，C2b 与膜上的 C4b 结合形成 $\overline{C4b2b}$ 复合物，即 C3 转化酶，它可裂解 C3 为 C3a 和 C3b 两个片段。C3a 进入液相，C3b 可与细胞膜上的 $\overline{C4b2b}$ 结合形成 $\overline{C4b2b3b}$ 复合物，即为 C5 转化酶。

c. 攻膜阶段（膜攻阶段）由 C5、C6、C7、C8 和 C9 组成攻膜复合物。C5 在 C5 转化酶作用下裂解为 C5a 和 C5b 两个片段，C5a 进入液相，C5b 结合于细胞膜表面，依次与 C6、C7 结合形成 $\overline{C5b67}$ 复合物，并插入靶细胞膜的脂质双分子层中。C8 对复合物中的 C7 成分有高度的亲和性，与之结合形成 C5b678 复合物并牢固结合于细胞膜上，并使细胞膜出现轻微损伤，C5b678 可催化多个单位的 C9 分子与之聚合，共同形成大分子攻膜复合物 C5b6789n，它贯穿靶细胞膜，形成直径约 10nm 的小孔，导致细胞内容物外泄，水大量内流，靶细胞因过度膨胀而溶解、死亡。如果靶细胞为血细胞，称为免疫溶血作用；如果是细菌即为免疫溶菌作用。

② MBL 途径　又称凝集素途径，正常情况下血清中的甘露糖结合凝集素（MBL）水平很低，在微生物急性感染期，肝细胞合成 MBL，使 MBL 水平升高，MBL 可与细菌的甘露糖、岩藻糖、N-乙酰葡萄糖胺等残基结合，致其构象改变，进而激活与之相连的 MBL 相关丝氨酸蛋白酶（MASP），MASP 有多种成分，其中的 MASP1、MASP2 具有蛋白酶活性，活化后的 MASP2 能以类似 C1s 的方式裂解 C4、C2，形成 C3 的转化酶，依照经典激活途径激活其他成分，激活时没有 C1 参与。活化后的 MASP1 则直接激活 C3，形成旁路途径 C3 转化酶 $\overline{C3bBb}$ 参与旁路途径。MBL 与经典激活途径及旁路途径均有交叉作用。

③ 旁路途径　旁路途径也称为替代途径，激活时没有 C1、C4、C2 参与，也不需要抗原抗体复合物参与，激活物为细菌脂多糖、酵母多糖、某些植物成分、IgA 和 IgG。血清中 C3 首先在蛋白酶作用下缓慢、持续地分解产生少量 C3b。正常情况下 C3b 很快被灭活，但在激活物存在时，C3b 不被灭活，在 B 因子、D 因子参与下形成 $\overline{C3bBb}$ 复合物，即旁路途径的 C3 转化酶，裂解 C3 产生大量的 C3b，C3b 进一步与 $\overline{C3bBb}$ 形成大分子复合物 $\overline{C3bnBb}$，即为 C5 转化酶，裂解 C5 成为 C5a 和 C5b，然后以与经典激活途径相同的方式形成攻膜复合物，导致靶细胞溶解。

三条途径中 MBL 途径和旁路途径主要在感染早期发挥作用，经典激活途径则在感染持续过程及后期起作用。

(3) 补体的生物学功能

① 溶菌或杀伤细胞作用　激活补体系统能形成攻膜复合物，起到溶细胞或杀菌作用。动物的红细胞、血小板、淋巴细胞等组织细胞，革兰阴性细菌、有包膜病毒、某些肿瘤细胞等都能被补体破坏；而革兰阳性细菌、酵母、霉菌等对补体不敏感。

② 调理作用　补体裂解产物 C3b、C4b 可以作为"桥梁"，促进抗原抗体复合物与吞噬细胞结合，增强机体的吞噬作用及免疫反应，称为补体的调理作用。

③ 清除免疫复合物　中等大小的抗原抗体免疫复合物（IC）可沉积于组织，引起组织损伤，补体 C3b 可与 IC 的抗体结合，进而与有补体受体的红细胞、血小板或某些淋巴细胞结合，随血液循环进入肝脏、脾脏，被其中的吞噬细胞吞噬清除。

④ 炎症介质作用　补体裂解产物如 C3a、C4a、C5a 具有过敏毒素作用，可刺激嗜碱性粒细胞和肥大细胞释放组胺等血管活性物质，引起平滑肌收缩，毛细血管通透性增强，与 Ⅱ 型和 Ⅲ 型超敏反应有关。C3a、C5a、C5b67 具有趋化因子的作用，能吸引嗜中性粒细胞和单核巨噬细胞到达炎症区域，并使微血管扩张、通透性增强，使局部炎症反应加剧。C2a 具有激肽样作用，使毛细血管扩张，通透性增强，引起炎症性充血。

3. 细胞因子

细胞因子是由淋巴细胞、巨噬细胞、血管内皮细胞等多种细胞，特别是活化的淋巴细胞合成并分泌的一类具有高活性、多功能的小分子多肽或糖蛋白。细胞因子的主要功能是调节免疫应答、参与免疫细胞的分化发育、介导炎症反应、刺激造血功能及参与组织修复。

细胞因子种类很多，以参与免疫应答及免疫调节为主的有集落刺激因子（CSF）、干扰素（IFN）、白细胞介素（IL）、肿瘤坏死因子（TNF）；以促细胞增殖为主的有表皮生长因子（EGF）、血小板衍生因子（PDGF）、成纤维细胞生长因子（FGF）、神经生长因子（NGF）、胰岛素生长因子（IGF-Ⅱ）等。

第三节　非特异性免疫

机体的防御机能，包括非特异性免疫和特异性免疫两大类。非特异性免疫也称固有性免疫，是机体在长期的进化过程中逐渐建立起来的天然防御机能，其特点是：①人人天生即有，可遗传。②作用无特异性，对多种病原体及异物都起作用。③反应迅速，接触抗原即发挥作用。④无记忆性。⑤有种属特异性而无个体差异性，如人对鸡霍乱弧菌天然不感染。非特异性免疫是特异性免疫的基础，包括机体的生理屏障、非特异性免疫细胞的作用及正常体液因素三个方面。

一、机体的生理屏障

1. 皮肤黏膜屏障

（1）机械阻挡作用　完整的皮肤和黏膜可阻挡微生物入侵；鼻毛、呼吸道黏膜上的黏液和纤毛有利于排除异物。

（2）分泌抑菌或杀菌物质　汗腺分泌的乳酸、胃黏膜分泌的胃酸、呼吸道黏膜中的溶菌酶对病原微生物都有抑制或杀灭作用。

（3）正常菌群的拮抗作用　正常菌群具有占位性屏障作用和抑菌作用。口腔中唾液链球菌产生的抗菌物质能对抗多种革兰阴性菌；肠道中的大肠埃希菌能分泌细菌素，抑制某些厌氧菌和革兰阳性菌定居和繁殖，保持肠道中的菌群平衡。

2. 血-脑屏障

血-脑屏障主要由软脑膜、脉络丛、脑血管和星形胶质细胞组成。其结构致密，能阻挡血液中的病原微生物及其大分子物质进入脑组织，对中枢神经系统起保护作用。婴幼儿血-脑屏障尚未发育完善，病原微生物易穿过血-脑屏障，导致中枢神经系统感染。

3. 胎盘屏障

胎盘屏障由母体子宫内膜的基蜕膜、胎儿的绒毛毛细血管内皮及基膜、滋养层细胞共同构成。它可阻挡母体血液中的病原微生物进入胎儿体内，保护胎儿免遭感染。妊娠早期（前3个月内）此屏障尚不完善，且胎儿处于各器官形成期，此时孕妇若感染某些病毒，如风疹病毒、巨细胞病毒，可致胎儿畸形、流产或死胎。

二、非特异性免疫细胞的作用

1. 吞噬细胞的吞噬作用

吞噬细胞主要指组织中的巨噬细胞及血液中的单核细胞、中性粒细胞。这类细胞内含有大量的溶菌酶，具有很强的吞噬消化能力，能清除进入机体的病原微生物及机体老死、损伤的细胞。其表面具有抗体、补体的结合位点，可与抗体和补体结合，增强吞噬功能。吞噬细胞在机体的防御方面、抗原提呈中起重要作用。

吞噬细胞的吞噬过程分为三个连续的阶段。

（1）趋化作用　病原微生物入侵机体后，吞噬细胞偶然或通过趋化因子的作用与病原微生物接触。

趋化作用指吞噬细胞通过趋化因子的吸引作用，向病原微生物入侵的部位做定向移动（图 8-8）。

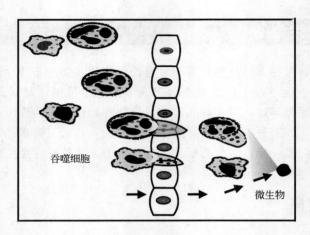

图 8-8　吞噬细胞的趋化作用

（2）吞入　吞噬细胞通过细胞变形，将与之接触的病原微生物等颗粒性异物摄入细胞内，形成吞噬体。

（3）杀菌和消化　吞噬体与吞噬细胞中的溶酶体融合为吞噬性溶酶体，利用溶酶体内的多种消化酶将菌体杀死、消化分解，不能消化的残渣排出胞外，此过程称为完全吞噬（图 8-9）。一般敏感的细菌被吞噬后约 30～60min 内便可销毁，但也有一些内寄生性的细菌如结核分枝杆菌、麻风分枝杆菌、伤寒杆菌及一些病毒虽被吞噬，但不被杀死反而在吞噬细胞内长期存活并繁殖，随吞噬细胞带到机体其他部位，造成感染和损害，这种吞噬称为不完全吞噬。

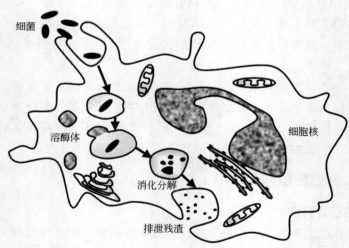

图 8-9　吞噬细胞的吞噬和消化过程示意图

2. NK 细胞的作用

NK 细胞在有或无抗体的介导下都能直接溶解破坏靶细胞或诱导靶细胞凋亡，参与非特异性免疫。

3. B1 细胞的作用

B1 细胞接受脂多糖刺激后，产生特异性不强、亲和力不高的抗体，可与多种抗原结合，发挥非特异性免疫作用。

三、正常体液因素

机体正常血液和组织液中含有许多抑菌、杀菌和加强吞噬作用的物质，包括补体系统、溶菌酶、干扰素等。

1. 补体系统

其作用参见免疫分子。

2. 干扰素

干扰素是脊椎动物有核细胞受病毒或其他因子诱导产生的低分子糖蛋白。它具有以下作用：①抑制病毒增殖。②抑制细胞分裂、分化及成熟，可用于肿瘤治疗。③免疫调节，活化巨噬细胞及抑制细胞内寄生物。

3. 溶菌酶

溶菌酶是一种低分子的碱性蛋白质，广泛分布于血清、泪液、唾液、乳汁及肠道分泌液中。溶菌酶对大多数革兰阳性菌溶菌作用较强，对革兰阴性菌无影响。

第四节　特异性免疫

特异性免疫又称为适应性免疫，是个体在生活过程中受病原微生物等抗原物质刺激或被动获得抗体等免疫物质后所建立起来的免疫，主要发生在外周免疫器官。其特点为：①出生后受抗原物质刺激后产生，为后天获得性免疫。②具有特异性，只对特定的抗原起作用。③反应较慢。④有记忆性。

免疫应答是指机体接受抗原刺激后，以淋巴细胞为主的细胞类群发生一系列的变化并发挥免疫效应的生理过程。免疫应答分为三个阶段：①感应阶段，抗原提呈细胞（APC）摄取、提呈抗原及 B 细胞、T 细胞识别抗原的过程。②反应阶段，B 细胞、T 细胞接受双信号刺激后活化、增殖、分化，产生效应细胞。③效应阶段，利用免疫应答产物清除抗原异物，发挥免疫效应。根据参与的细胞及应答的机制不同，特异性免疫应答分为 T 细胞介导的细胞免疫和 B 细胞介导的体液免疫。

一、T 细胞介导的细胞免疫

1. T 细胞识别抗原

前面已经介绍，T 细胞只能识别经 APC 加工处理后与 MHC 结合的抗原肽。

（1）CD4$^+$Th 细胞识别外源性抗原物质　外源性抗原异物，如病原微生物，进入机体后，被吞噬细胞、树突状细胞、B 细胞等 APC 摄入胞体内，经降解、加工成小分子的抗原肽，抗原肽携带了外源性抗原异物的抗原信息，它与 APC 内合成的 MHC-Ⅱ结合成抗原肽-MHC-Ⅱ复合物，转运到细胞表面（图 8-10），将抗原信息呈送给 CD4$^+$Th 细胞表面的 TCR 识别并结合。

（2）CD8$^+$Tc 细胞识别内源性抗原物质　内源性的抗原物质，如肿瘤细胞抗原、被病毒感染细胞表达的病毒抗原等，可在靶细胞（肿瘤细胞或被感染细胞）内加工成抗原肽，与细胞内合成 MHC-Ⅰ结合成抗原肽-MHC-Ⅰ复合物，转运到靶细胞表面（图 8-11），将抗原信息呈送给 CD8$^+$Tc 细胞表面的 TCR 识别并结合。

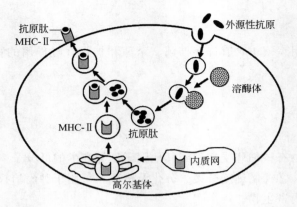

图 8-10　外源性抗原提呈过程

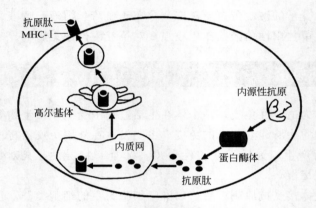

图 8-11　内源性抗原提呈过程

2. T 细胞的活化、增殖与分化

T 细胞活化需受双信号刺激，第一信号是 T 细胞表面 TCR 与抗原肽结合，在识别抗原肽的同时，T 细胞还要与 MHC 进行识别，称为双识别作用；第二信号是 T 细胞表面的 C28 膜分子与 APC/靶细胞表面的 B7 分子结合，在双信号刺激下，T 细胞分化为效应 T 细胞和少量记忆 T 细胞。记忆 T 细胞可记住抗原信息，但它停止分化，进入静息状态，长期存活，在抗原再次刺激时，可快速活化，做出反应，但在本轮免疫应答中不发挥作用。

(1) CD4$^+$Th 细胞活化、增殖与分化　CD4$^+$Th 细胞通过 TCR 与 APC 表面的外源性抗原肽-MHC-Ⅱ识别结合，构成活化的第一信号，CD4$^+$Th 细胞也要通过 CD4 分子与 APC 表面的 MHC-Ⅱ识别，同时 CD4$^+$Th 细胞表面的 C28 膜分子与 APC 表面的 B7 分子结合构成第二信号，在双重信号刺激下，CD4$^+$Th 细胞活化、增殖、分化为记忆 Th 细胞和效应 Th1、Th2 细胞（图 8-12）。效应 Th1 细胞分泌细胞因子，发挥多种免疫，效应 Th2 细胞则辅助 B 细胞活化，参与体液免疫。

(2) CD8$^+$Tc 细胞活化、增殖与分化　CD8$^+$Tc 细胞通过 TCR 与靶细胞表面的内源性抗原肽-MHC-Ⅰ识别结合，构成活化的第一信号，CD8$^+$Tc 细胞也要通过 CD8 分子与靶细胞表面的 MHC-Ⅰ识别，同时 CD8$^+$Tc 细胞表面的 C28 膜分子与靶细胞表面的 B7 分子结合构成第二信号，在双重信号刺激下，CD8$^+$Tc 活化、增殖、分化为记忆 T 细胞和效应 Tc 细胞（图 8-13）。效应 Tc 细胞参与细胞免疫。

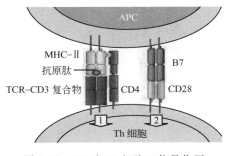

图 8-12　$CD4^+$ Th 细胞双信号作用

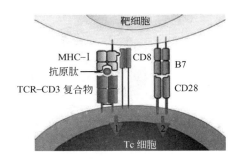

图 8-13　$CD8^+$ Tc 细胞双信号作用

3. T 细胞的免疫效应

（1）**效应 Th1 细胞免疫效应**　分泌白细胞介素、肿瘤坏死因子、干扰素等多种细胞因子发挥多种免疫功能，主要有：①增强巨噬细胞活性，促进杀伤巨噬细胞内的病原体。②促进免疫细胞如 Th1 细胞、Tc 细胞的增殖，扩大免疫效应。③促进炎症反应，与Ⅳ型超敏反应、移植排斥反应有关。

（2）**效应 Th2 细胞免疫效应**　辅助 B 细胞活化，活化的 Th2 表面可以表达 CD40L 分子，与 B 细胞表面的 CD40 结合，提供了 B 细胞活化的第二信号，参与体液免疫。

（3）**效应 Tc 细胞参与细胞免疫**　效应 Tc 细胞又称为细胞毒 T 细胞（CTL），可高效、特异性杀伤靶细胞，而不损伤周围的组织。作用时 CTL 首先与靶细胞识别结合，进而启动杀伤程序，主要机制与 NK 细胞相同，通过释放穿孔素破坏靶细胞，释放颗粒酶和表达 FasL 诱导靶细胞凋亡（图 8-14）。

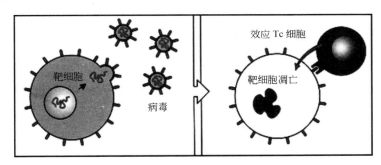

图 8-14　效应 Tc 细胞杀伤病毒感染细胞

二、B 细胞介导的体液免疫

1. B 细胞识别抗原

B 细胞可以通过表面 BCR 直接识别并结合 TD-Ag，形成活化的第一信号（图 8-15）。

2. B 细胞的活化、增殖与分化

B 细胞表面的 CD40 与活化的 Th2 细胞表达的 CD40L 结合，形成活化的第二信号（图 8-15），在双信号及细胞因子作用下，B 细胞活化、增殖、分化为浆细胞和少量的记忆 B 细胞，浆细胞具有合成抗体的功能。记忆 B 细胞进入静息状态，当再次接受相同抗原刺激后，可快速转化为浆细胞，合成大量抗体。

需要说明的是，B 细胞也是 APC，它也能为 Th2 细胞提呈抗原，活化 Th2 细胞，尤其

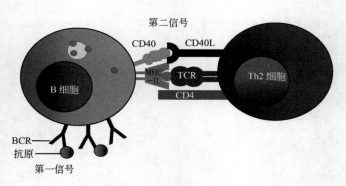

图 8-15　B 细胞双信号作用

在抗原再次刺激的时候，通过 B 细胞提呈的抗原，可加快 Th2 细胞活化速度，所以 B 细胞与 Th2 细胞具有互为活化的作用。

B1 细胞接受 TI-Ag 刺激直接转化为浆细胞，不需要 Th2 细胞的辅助，无记忆性，产生的抗体特异性很弱，参与非特异性免疫。

3. B 细胞的免疫效应

浆细胞合成抗体，分泌到体液中，发挥体液免疫效应，抗体的功能详见免疫球蛋白部分。

机体受抗原刺激后抗体产生随时间变化的规律与抗原接触的情况有关（图 8-16）。

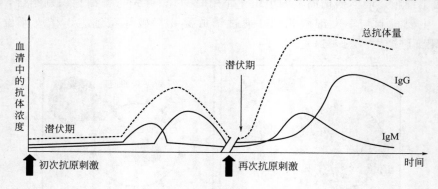

图 8-16　初次与再次免疫应答

（1）**初次应答**　抗原初次进入机体后，需经过 1～2 周潜伏期才开始产生抗体，且产生抗体量低，主要是亲和力低的 IgM，维持时间短，免疫作用不强，这一现象称为初次应答。

（2）**再次应答**　初次应答一定时间后，当相同的抗原再次进入机体，则潜伏期明显缩短，约为 2～3 天，产生的抗体量大幅度上升，而且维持时间较长，产生的抗体以亲和力强的 IgG 为主，免疫作用较强，这一现象称为再次应答。

实践中可利用这一规律指导预防接种、临床诊断和抗体的制备。

特异性免疫应答的过程见图 8-17。

三、机体的抗感染免疫

病原微生物具有致病性，一定条件下能引起机体感染。机体对病原微生物具有免疫力，机体抵抗病原微生物感染的免疫包括特异性免疫和非特异性免疫。其抗感染免疫机制可用

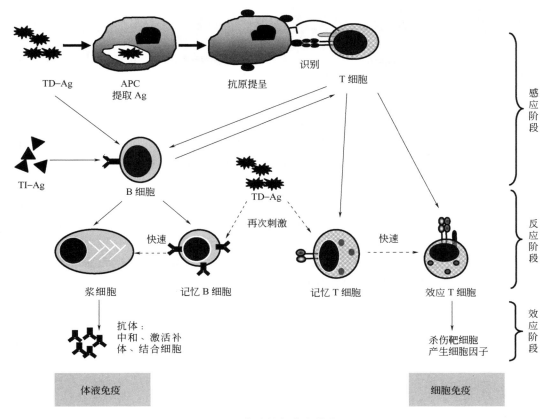

图 8-17　特异性免疫应答的过程

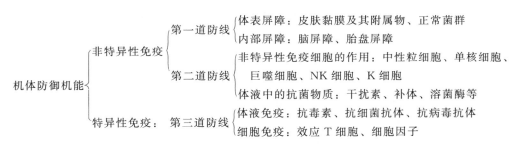

图 8-18　机体的抗感染免疫机制

图 8-18 表示。感染的发生与否及其演变和转归，依机体的免疫力与病原微生物的致病性相互作用而定。

机体的各种免疫机能不是孤立地起作用，而是既有分工，又密切配合，相辅相成，相互制约，维持相对稳定的状态。在各种免疫中，非特异性免疫是基础，抗感染免疫中，首当其冲的是非特异性免疫，但它的作用强度弱，难于消灭致病性强的病原微生物，需特异性免疫的配合。特异性免疫需非特异性免疫的激发，它出现慢，但专一性强，杀菌作用强度远远超过非特异性免疫，并能促进非特异性免疫。特异性免疫中 B 细胞介导的体液免疫和 T 细胞介导的细胞免疫的免疫作用也并不是均等的，体液免疫主要是针对组织细胞外的病原微生物及游离的外毒素；细胞免疫则在消灭细胞内寄生微生物（如结核分枝杆菌、伤寒杆菌及某些病毒和真菌等）方面起重要作用。

第五节　超敏反应

正常的免疫应答能清除"非己"抗原物质，维持机体正常的生理状态，异常的免疫应答易造成机体组织的免疫损伤或自身免疫疾病，如超敏反应。超敏反应又称变态反应，是机体受同一抗原物质再次刺激后产生的一种以生理功能紊乱或组织损伤为主要表现的病理性免疫应答，其实质为一种"不适当"的免疫应答。

引起超敏反应的抗原物质称为变应原。变应原种类很多，可以是完全抗原，也可以是半抗原，常见的有异种动物血清、异体组织细胞、自身抗原、微生物、花粉、鱼、虾、尘螨、药物等。

超敏反应特点：①本质上是异常反应。②一般发生在再次接触相同抗原时。③有明显的个体差异性。④不同变应原可引起相同的病理反应，同一变应原在不同机体可表现不同的反应。

按超敏反应发生的速度不同分为速发型和慢发型；按反应发生的机制和临床特点可将超敏反应分为Ⅰ、Ⅱ、Ⅲ、Ⅳ四种类型（图 8-19）。

$$
类型
\begin{cases}
速发型（抗体介导）
\begin{cases}
Ⅰ型超敏反应：过敏反应型 \\
Ⅱ型超敏反应：溶细胞型或细胞毒型 \\
Ⅲ型超敏反应：免疫复合物型
\end{cases} \\
慢发型（细胞介导）：Ⅳ型超敏反应：迟发型
\end{cases}
$$

图 8-19　超敏反应的类型

一、Ⅰ型超敏反应

Ⅰ型超敏反应又称过敏反应，是临床上最常见的超敏反应，可以是局部性的，也可以是全身性的。

1. 特点

① 反应快，消失快。Ⅰ型超敏反应在各类型超敏反应中发生速度最快，一般在第二次接触抗原后数分钟内出现反应，故称速发型超敏反应或过敏反应。

② 由 IgE（主）、IgG 抗体参与。

③ 有明显的个体差异性和遗传倾向。

④ 使机体发生功能性紊乱，一般不发生严重的组织破坏。

2. 变应原

引起Ⅰ型超敏反应的变应原广泛存在于大自然中，如吸入性物质、食物、药物。吸入性变应原主要有真菌、植物花粉、尘螨、动物脱落皮毛、羽毛。食物性变应原常见的有蛋白质含量较高的牛奶、鸡蛋、海产类食物（如无鳞鱼、海蟹、虾、海贝等）、真菌食物（如蘑菇等），食物防腐剂、保鲜剂和调味剂也成了一类新的重要变应原。药物变应原可经口服、注射和吸入等途径进入体内，少数病人用药后出现局部或全身药物过敏反应，如药疹、阿司匹林性哮喘、青霉素过敏性休克等。

3. 发生机制

Ⅰ型超敏反应过程分为三个阶段：

（1）致敏阶段　变应原初次进入机体，产生特异性抗体 IgE 和 IgG，与肥大细胞或嗜碱性粒细胞表面的受体结合，使机体处于致敏状态。致敏状态可持续半年至一年，如果长期不接触变应原，致敏状态可逐渐消失。

（2）发敏阶段 指相同变应原再次进入机体时，通过与致敏肥大细胞或嗜碱性粒细胞表面 IgE、IgG 抗体特异性结合，使之脱颗粒，释放生物活性介质的阶段。释放的生物活性介质有组胺、白三烯、前列腺素、激肽、嗜酸性粒细胞趋化因子等。

（3）效应阶段 生物活性介质作用于效应组织和器官，引起局部或全身过敏反应的阶段。组胺、白三烯、前列腺素等生物活性介质，使平滑肌痉挛、毛细血管扩张、通透性增高、腺体分泌增加等作用，导致出现皮肤荨麻疹、过敏性鼻炎、支气管哮喘、腹痛、腹泻、恶心、呕吐、过敏性休克等一系列过敏症状（图 8-20）。

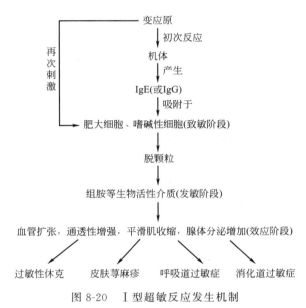

图 8-20 Ⅰ型超敏反应发生机制

4. 常见的Ⅰ型超敏反应疾病

（1）过敏性休克 过敏性休克是发生最为迅速和最严重的一种超敏反应，常见的有药物性和血清性。

药物过敏以青霉素最常见、最严重，发生率在 0.7%～10% 之间，主要症状为心慌、气短、哮喘、出冷汗、脸色苍白、呼吸困难、血压下降甚至休克，少数病人若抢救不及时将会在短时间内窒息死亡。青霉素引起的过敏反应主要是其分解产物青霉烯酸和青霉噻唑酸所致，两者均为半抗原，与人体蛋白结合为完全抗原，刺激机体产生 IgE 和 IgG，使机体致敏，当再次接触青霉素即出现过敏性休克。除青霉素外，链霉素、头孢菌素、普鲁卡因、有机碘及某些中药针剂如穿心莲、板蓝根也会引起过敏性休克。

血清过敏性休克是再次使用动物免疫血清如破伤风抗毒素、白喉抗毒素进行治疗或紧急预防时，可发生过敏性休克，症状与药物引起的相似，重者可在短时间内死亡。近年来，由于免疫血清的纯化，血清过敏性休克的发生率已大为减少。

（2）皮肤过敏性反应 皮肤过敏性反应可由药物、食物、花粉、油漆或冷热刺激、日光照射、肠内寄生虫感染等引起，主要表现为荨麻疹、湿疹、皮炎、神经血管性水肿，以皮肤荨麻疹常见。

（3）**呼吸性过敏反应**　有些人吸入尘螨、花粉、霉菌、动物皮屑或呼吸道感染等可引起呼吸性过敏反应，常见的有过敏性鼻炎和支气管哮喘等。

（4）**消化道过敏反应**　有些人进食鱼、虾、蟹、蛋、奶等食物后可发生消化道过敏反应，出现过敏性肠胃炎，主要表现为恶心、呕吐、腹痛和腹泻等症状。

二、Ⅱ型超敏反应

Ⅱ型超敏反应又称溶细胞型或细胞毒型超敏反应。

1. 特点

① 与 IgG 或 IgM 抗体有关。

② 有补体、巨噬细胞、NK 细胞参与，引起细胞溶解或损伤。

2. 变应原

变应原主要是吸附结合在细胞膜上的抗原或半抗原如药物；同种异型抗原如红细胞血型抗原；发生改变的自身细胞表面抗原。

3. 发生机制

引起Ⅱ型超敏反应的变应原多存在于细胞膜上，如红细胞血型抗原或者吸附于细胞膜表面的药物半抗原，后者进入机体后，与机体蛋白结合转变为完全抗原，激发机体产生 IgG 或 IgM 类抗体。这些抗体与细胞表面的抗原结合，在补体系统、吞噬细胞及 NK 细胞等参与下，引起的以细胞裂解死亡为主的病理损伤（图 8-21）。

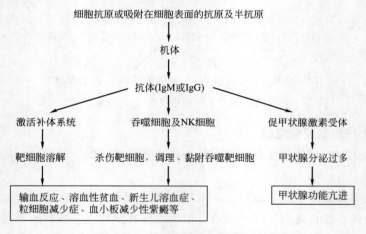

图 8-21　Ⅱ型超敏反应发生机制

4. 常见的Ⅱ型超敏反应疾病

（1）**输血反应**　多发生于 ABO 血型不符的输血。供血者红细胞表面的抗原与受血者血清中的天然抗体结合，激活补体，红细胞被破坏，出现溶血、血红蛋白尿等现象。

（2）**新生儿溶血症**　人的血型系统有三十多种，除了 ABO 血型系统外，较常见的还有 Rh 血型系统，它分为 Rh⁺ 和 Rh⁻ 两种类型。Rh⁺ 者红细胞表面有 D 抗原，Rh⁻ 者其红细胞无 D 抗原，中国人绝大多数为 Rh⁺。如果母亲为 Rh⁻，胎儿为 Rh⁺，在首次分娩时，胎儿红细胞进入母体内，母亲被胎儿的 Rh⁺ 红细胞致敏，产生了以 IgG 类为主的抗 Rh 抗体。当再次妊娠时，胎儿同样为 Rh⁺ 时，母亲的抗 Rh 抗体经胎盘进入胎儿体内，并与胎儿红细胞膜上的 Rh D 抗原结合，在血浆补体蛋白作用下，引起红细胞溶解破坏，故胎儿出生后发生新生儿溶血症，溶血现象严重，甚至死亡。首次分娩后 72h 内给母体注射抗 Rh D 血清，对再次妊娠胎儿免于发生新生儿溶血症有较好的预防效果。

母亲与胎儿 ABO 血型不符的情况很普遍，但所致新生儿溶血症并不常见，即使发生亦较轻，其原因为：①母亲体内天然存在的血型抗体为 IgM，不能通过胎盘进入胎儿体内。②ABO 血型抗原除存在于红细胞外，其他组织的细胞表面及体液中亦有，所以进入胎儿体内的血型抗体首先与体液中的血型抗原结合，从而减少了对红细胞的影响，所以反应轻微，症状不明显。

（3）自身免疫性Ⅱ型超敏反应

①自身免疫性溶血性贫血　可因病毒、支原体等的感染或长期服用某种药物如甲基多巴，使自身红细胞表面抗原成分发生变化，刺激机体产生自身红细胞抗体，主要为 IgG 类，与红细胞结合，激活补体，如补体活化至 C9，则红细胞直接被溶解；如补体仅激活 C3，则覆盖有 IgG 抗体和 C3b 的红细胞被肝脾中的吞噬细胞吞噬消化。

②肺出血肾炎综合征　肺组织与肾小球基底膜有共同抗原，当病毒感染或吸入有机溶剂导致肺组织免疫原性改变，产生自身抗体。自身抗体与肺组织及肾小球基底膜结合，激活补体，吸引白细胞攻击，致免疫损伤，引起肺出血和肾小球肾炎，即为肺出血肾炎综合征。

（4）药物过敏性血细胞减少症　某些药物如青霉素、磺胺、安替比林、奎宁、异烟肼等为半抗原，进入机体后与血细胞表面的蛋白质相结合，则成为完全抗原，刺激机体产生相应的抗体，这种抗体与结合于细胞膜上的抗原结合，可激活补体或细胞毒作用，血细胞溶解破坏，血细胞减少。如与持续服用氯丙嗪、非那西汀、青霉素有关的溶血性贫血，与服氨基匹林或奎尼丁有关的粒细胞缺乏症，用奎宁、司眠脲引起的血小板减少性紫癜等均属此类。

（5）刺激型　此型的机制与以上疾病不同，是患者血清中出现一种刺激性自身免疫性 IgG，可与甲状腺细胞表面的促甲状腺激素受体结合，刺激甲状腺分泌过多，引起甲亢。

三、Ⅲ型超敏反应

Ⅲ型超敏反应又称免疫复合物反应、血管炎型超敏反应。Ⅲ型超敏反应是游离抗原与抗体结合成免疫复合物（IC），分子量大的 IC 容易被吞噬细胞清除，分子量小的则可通过肾小球基底膜的过滤作用随尿液排出，中等大小的因不易清除也难于排出，沉积于局部或全身毛细血管基底膜、肾小球基底膜、关节滑膜，通过激活补体，并在血小板、嗜碱性粒细胞、嗜中性粒细胞参与作用下，引起的以充血水肿、局部坏死和中性粒细胞浸润为主要特征的炎症反应和组织损伤。

1. 特点

① 变应原为可溶性抗原。

② 有 IgG 或 IgM 参与。

③ 变应原与抗体形成中等大小的可溶性免疫复合物沉积于血管等组织的基底膜。

2. 变应原

各种病原微生物、寄生虫、药物、异种血清、肿瘤抗原、类风湿关节炎的变性 IgG、全身性红斑狼疮的核抗原等。

3. 发生机制

可溶性抗原与抗原刺激产生的相应 IgG 或 IgM 类抗体结合形成免疫复合物，其大小取决于抗原、抗体的比例：①高亲和抗体且抗原抗体比例合适，形成大分子免疫复合物，它可被体

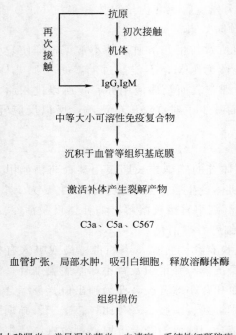

图 8-22　Ⅲ型超敏反应发生机制

内吞噬细胞及时吞噬清除。②低亲和力抗体，抗原或抗体量大大过剩，形成小分子免疫复合物，它在循环中难以沉积，通过肾脏时易被滤过，随尿排出体外。③中等亲和力抗体，抗原量稍多于抗体，形成中等大小可溶性免疫复合物，既不能被吞噬清除，又不能通过肾小球过滤排除，长期存在于循环中，沉积于毛细血管基底膜、肾小球基底膜、关节滑膜等处，通过激活补体，产生 C3a、C5a、C567 等补体裂解产物使毛细血管扩张，导致组织水肿，并吸引中性粒细胞聚集于免疫复合物周围进行吞噬，在吞噬过程释放溶酶体酶等活性物质，损伤基底膜和邻近的组织引起病变（图 8-22）。

4. 常见的Ⅲ型超敏反应疾病

（1）**Arthus 反应**　用马血清皮内免疫家兔，几周后再次重复注射同样血清后，在注射局部出现红肿反应，3～6h 反应达高峰。红肿程度随注射次数增加而加重，注射 5～6 次后，局部出现缺血性坏死，反应可自行消退或痊愈，此即 Arthus（阿瑟）反应。其机制是所注射的抗原与血管内的抗体结合形成可溶性免疫复合物并沉积在注射部位的小动脉壁上，引起免疫复合物介导的血管炎。补体活化后迅速产生的过敏毒素引起肥大细胞脱颗粒，血小板聚合并释放出血管活性胺，使红肿加剧。

（2）**血清病**　血清病是一种由循环免疫复合物引起的全身性疾病。有些病人初次大剂量注射含抗毒素的马血清，7～14 天出现体温升高、全身荨麻疹、淋巴结肿大、关节肿痛等症状，有的还可有轻度急性肾小球肾炎和心肌炎，血清中补体水平下降，由于该病主要因注射异种动物血清所致，故称为血清病。该反应机制是一次注射大量异种血清后，机体产生抗异种血清抗体，由于异种血清还未完全清除，两者在抗原量多于抗体量的条件下结合，形成了中等大小的免疫复合物，随血液循环到达全身，嵌入肾小球基底膜，或沉积于关节滑膜、心肺及皮下组织毛细血管壁中，激活补体，并引起相应的组织损伤，出现上述血清症状。

用抗蛇毒抗体治疗蛇咬伤；用鼠源性单克隆抗体治疗恶性肿瘤或自身免疫病；用抗淋巴细胞或抗胸腺细胞血清治疗移植排斥反应时也可出现血清病。在停止注入上述血清后，症状一般不经治疗可自行消退。

（3）**链球菌感染后的肾小球肾炎**　A 型溶血性链球菌感染以后 2～3 周，机体产生抗 A 型溶血性链球菌抗体，与血液中相应的链球菌可溶性抗原结合形成中等大小的可溶性免疫复合物，随血流沉积于肾小球基底膜，引起炎症损伤。临床上常见有水肿、血尿、蛋白尿等急性肾小球肾炎等症状。其他微生物如伤寒沙门菌、乙肝病毒等感染后也可发生类似病症。

（4）**类风湿关节炎**　本病发病原因尚不清楚。可能是自身变性的 IgG 刺激机体产生抗变性 IgG 的 IgM 抗体（又称类风湿因子），当 IgM 与变性的 IgG 结合形成的免疫复合物沉积于关节滑膜时，引起关节炎。

（5）**系统性红斑狼疮**　系统性红斑狼疮是自身免疫性疾病。原因是体内持续出现抗自身

DNA 抗体，与相应的抗原结合形成中等大小的免疫复合物，反复沉积于肾小球、关节、皮肤和其他多种器官的毛细血管内壁，引起多个器官的损害，如皮肤红斑、肾小球肾炎、关节炎和脉管炎，该病反复发作，经久不愈。

四、Ⅳ型超敏反应

Ⅳ型超敏反应是由效应 T 细胞与相应抗原作用后，引起的以单核细胞浸润和组织细胞损伤为主要特征的炎症反应。其发生较慢，当机体再次接受相同抗原刺激后，需经 24～72h 方可出现炎症反应，因此又称迟发型超敏反应。

1. 特点

① 反应慢，消失也慢，故名迟发型超敏反应。

② 与效应 T 淋巴细胞有关，又称细胞介导型超敏反应。

③ 引起的病变是以单核细胞浸润和细胞变性坏死为主，抗体、补体不参与。

④ 多数没有个体差异性。

2. 变应原

变应原为细菌（多为胞内寄生菌，如结核分枝杆菌、麻风分枝杆菌）、病毒、真菌、寄生虫、化学物质（如药物、油漆、农药、塑料、染料等）、异体组织器官等。

3. 发生机制

Ⅳ型超敏反应实质为细胞免疫，与抗体和补体无关，而与效应 T 细胞和吞噬细胞及其产生的淋巴因子或细胞毒性介质有关。与一般细胞免疫所不同的是其结果直接损伤正常的组织细胞，引起病变。引起Ⅳ型超敏反应的抗原初次进入机体，刺激 T 细胞增殖分化为效应 T 细胞和记忆 T 细胞，使机体处于致敏状态，这种致敏状态可保持多年。被致敏的机体再次接触同一变应原后，使记忆细胞活化、增殖，并分化为效应 T 细胞，直接杀伤带有特定抗原的靶细胞，并释放出各种淋巴因子，使变应原周围的微血管通透性异常增高，吞噬作用过强，引起局部组织肿胀、化脓、坏死等炎性变化（图 8-23）。

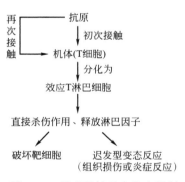

图 8-23　Ⅳ型超敏反应发生机制

4. 常见的Ⅳ型超敏反应疾病

（1）传染性变态反应 传染性变态反应是由胞内寄生菌（如结核分枝杆菌、麻风分枝杆菌）、病毒和真菌在传染过程中引起的超敏反应，反应的本质是机体为消灭病原微生物所进行的细胞免疫过程，但由于反应过高，常常引起组织损伤。

成年人结核病大多数是再次感染，机体已形成了对结核分枝杆菌的细胞免疫功能，结核分枝杆菌难于扩散常呈局限性病灶，但如果局部组织反应强烈，出现组织炎症、坏死、液化以至空洞的形成，则出现超敏反应。

（2）接触性皮炎 有些人接触了药物、化妆品、油漆、农药、塑料、染料等小分子半抗原物质后，这些半抗原可与表皮细胞的角质蛋白或胶原蛋白结合形成完全抗原，使机体致敏。当再次接触同一抗原时，可出现局部皮肤红肿、硬结、水疱，严重的甚至发生剥落性皮炎。

超敏反应发生的机制非常复杂。临床实践所见往往为混合型，但以某一型损伤为主。一种变应原可以在不同个体或同一个体间引起不同的超敏反应，如青霉素可引起 I 型、II 型、III 型、IV 型四种类型的超敏反应。同一疾病过程也可以由几种超敏反应共同引起，如 II 型、III 型、IV 型三种类型的超敏反应都可以引起肾小球肾炎。

第六节 免疫学应用

随着免疫学的发展，免疫学的应用范围越来越广泛，从经典的传染病的预防、诊断、治疗扩大到其他疾病，如超敏反应疾病、肿瘤、器官移植等方面的防治、诊断和治疗。

一、免疫预防与治疗

特异性免疫按照获得方式不同分为多种不同类型（表 8-2）。

表 8-2　特异性免疫种类

获得方式			实例
自动免疫	自然自动免疫	自然状态下接触抗原	患传染病或隐性传染后获得
	人工自动免疫	人工接种抗原	接种抗原疫苗或类毒素
被动免疫	自然被动免疫	自然状态下获得抗体	通过胎盘或初乳获得抗体
	人工被动免疫	人工输入抗体、致敏 T 淋巴细胞及（或）产物	注射抗体、抗毒素、致敏 T 淋巴细胞、淋巴因子等

1. 人工自动免疫制剂

人工自动免疫是指将人工方法制备的抗原物质接种于人体所产生的特异性免疫力。其特点是免疫力出现慢，接种后需 1～4 周才能产生效果，但维持时间较长，可达半年至数年，常用于传染病的预防。用于人工自动免疫的生物制品主要有以下几种：

（1）菌苗、疫苗　用细菌和螺旋体制成的生物制品称为菌苗；用病毒、立克次体制成的生物制品称为疫苗，习惯上这两种生物制品统称为疫苗。

① 活疫苗　是用无毒或充分减毒，但仍保留免疫原性的活的微生物制成，常用的活疫苗有预防结核病的卡介苗、预防小儿麻痹症的脊髓灰质炎疫苗、预防炭疽病的皮上划痕人用炭疽活疫苗等。

② 死疫苗　是选用抗原性强的病原微生物，用物理或化学方法杀死后制成，这些病原微生物失去毒力，但仍保留免疫原性，常见的死疫苗有伤寒疫苗、霍乱疫苗、百日咳疫苗、狂犬病疫苗等。

（2）类毒素　细菌外毒素用 $0.3\%～0.4\%$ 甲醛处理，可使其失去毒性仍保留免疫原性而称为类毒素，常见的有破伤风类毒素、白喉类毒素疫苗。

（3）新型疫苗　新型疫苗有亚单位疫苗、合成疫苗及基因工程疫苗。

① 亚单位疫苗　从微生物中提取纯化免疫有效成分制成的疫苗，如伤寒 Vi 多糖疫苗。

② 合成疫苗　人工合成具有保护性免疫力的成分与载体结合，加佐剂制成的疫苗。

③ 基因工程疫苗　利用基因工程技术，将编码有效免疫抗原成分的基因导入宿主，让宿主大量表达抗原物质，提取纯化后制成的疫苗，如重组乙型肝炎疫苗（酿酒酵母）。

2. 人工被动免疫用生物制品

直接注射抗体、细胞因子等免疫物质，而使机体被动获得免疫力，称人工被动免疫。其特点是免疫力出现快，注射后立即出现，但维持时间短，仅 2～3 周，可用于治疗或紧急预防，常用的人工被动免疫用生物制品抗体类有抗毒素、抗菌血清、抗病毒血清、胎盘球蛋白与血浆丙种球蛋白；细胞因子类的有重组人干扰素、重组人白细胞介素、重组人表皮生长因子等。

二、免疫学检测技术

抗原和相应抗体，在体内或体外相遇后所发生的反应统称为抗原抗体反应。体外反应根据抗原的物理性状、抗体的类型及参与反应的介质不同，可出现凝集反应、沉淀反应、补体参与的反应及中和反应等各种不同的反应类型。体外进行的抗原抗体反应，因抗体多采用血清，也称为血清学反应。由于抗原抗体具有严格的特异性和较高的敏感性，因此可采用已知抗原或抗体中的任何一方去检测未知的另一方，作为传染病的辅助诊断、微生物的鉴定和化学分析测定等。

1. 抗原抗体反应的特点

（1）特异性 所谓特异性，即一种抗原只能和由它刺激产生的抗体相结合，不能跟与它无关的抗体发生反应，例如白喉抗毒素只能与白喉外毒素相结合，而不能与破伤风外毒素结合。

（2）比例合适 抗原与抗体是按一定的分子比例相结合的，只有二者比例适合时，抗原抗体才能结合得最充分，形成的大块复合物最多，出现肉眼可见的反应（图 8-24）。

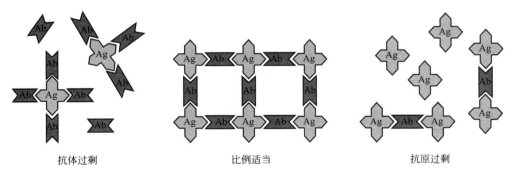

|抗体过剩|比例适当|抗原过剩|

图 8-24 抗原抗体比例与形成免疫复合物大小的关系

（3）可逆性 抗原与抗体的结合是分子表面的结合，两者的结合虽然相当稳定，但是可逆的，解离后各自生物学活性不变。

（4）阶段性 抗原抗体反应可分为两个阶段：第一为抗原与抗体发生特异性结合的阶段，此阶段反应快，仅需几秒至几分钟，但不出现可见反应。第二为可见反应阶段，抗原抗体复合物在环境因素（如电解质、pH、温度、补体）的影响下，进一步交联和聚集，表现为凝集、沉淀、溶解、补体结合介导的生物现象等肉眼可见的反应。此阶段反应慢，往往需要数分钟至数小时。

（5）敏感性 抗原抗体不仅有高度特异性，还具有较高敏感性，不仅可用于定性，还可用于检测极微量的抗原抗体，其灵敏程度大大超过当前应用的常规化学方法，不过视反应的类型不同，其敏感性有很大的差异。

2. 抗原抗体反应的类型

抗原抗体反应因抗原、抗体性质和反应条件的不同而表现为各种不同的形式。

(1) 凝集反应 颗粒性抗原或细胞性抗原（如细菌、红细胞）与相应抗体混合，在电解质参与下出现肉眼可见凝集物，称为凝集反应，反应中的抗原称为凝集原，抗体称为凝集素。凝集反应又可分为直接凝集反应、间接凝集反应和间接凝集抑制反应（图 8-25）。

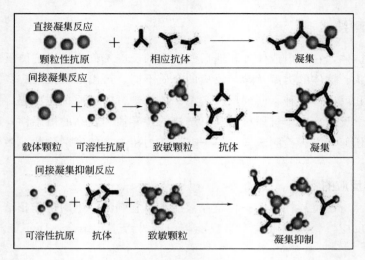

图 8-25 凝集反应

① 直接凝集反应 指颗粒性抗原与相应的抗体直接结合所出现的凝集现象，分为玻片法和试管法两种，前者为定性法，是在玻片上用已知抗体（诊断血清）检测未知抗原，可用于菌种鉴定和 ABO 血型鉴定；后者为定量法，是在试管内用已知抗原检测病人血清中的未知抗体及其含量，可协助诊断疾病，如诊断伤寒或副伤寒病的肥达氏反应。

② 间接凝集反应 是指将可溶性抗原先吸附于与免疫无关的小颗粒（载体）表面，然后与相应的抗体结合，在电解质存在下即可发生凝集现象，称为间接凝集反应。常用的载体颗粒有人 O 型红细胞和动物（绵羊、兔、鸡等）的红细胞、聚苯乙烯乳胶、活性炭等，其中以红细胞最为常用。

③ 间接凝集抑制反应 将可溶性抗原与相应抗体预先混合并充分作用后，再加入抗原致敏的载体，此时因抗体已被可溶性抗原结合，阻断了抗体与致敏载体上的抗原结合，不再出现凝集现象，称为间接凝集抑制反应。临床常用的免疫妊娠试验即属此类。若以红细胞作为载体则称为间接血凝抑制试验。

(2) 沉淀反应 可溶性抗原（如血清、细菌抽提液、组织浸出液等）与相应抗体混合，在电解质存在下形成肉眼可见的沉淀现象，称为沉淀反应，反应中的抗原称为沉淀原，抗体称为沉淀素。沉淀反应常用的方法有以下几种。

① 环状沉淀法 在小试管内先加已知抗体，然后将待检抗原重叠于抗体上，若液面交界处出现白色沉淀环为阳性反应。本法可用于血迹鉴定。

② 双向琼脂扩散试验 将融化的半固体琼脂浇注于玻片上，待冷却凝固后再按要求打孔并分别加入抗原和抗体，使两者同时在琼脂板上扩散，若两者对应且比例合适，则在抗原和抗体两孔之间形成白色沉淀线。一对相应的抗原抗体只形成一条沉淀线，因此可根据沉淀

线的数目推断待测抗原液中有多少种抗原成分；根据沉淀线的吻合、相切或交叉形状，可鉴定两种抗原是完全相同、部分相同还是完全不同（图8-26）。本法常用于测定原发性肝癌病人血清中的甲胎蛋白、乙型肝炎病人体内的 HBsAg 等，但所需时间较长，敏感度不高。

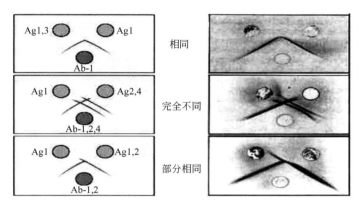

图 8-26　双向琼脂扩散试验

③ 对流免疫电泳试验　本法是在电场的作用下的双向琼脂扩散试验。以琼脂作支持物，将抗原、抗体分别加入近阴极孔和近阳极孔中进行电泳，由于所带电荷的差别，抗原向正极移动，抗体向负极移动，两者相遇时将出现白色沉淀线。本法所需时间短，且灵敏度较双向琼脂法高 10～15 倍，常用于甲胎蛋白、病原微生物抗原的检测。

④ 单向琼脂扩散试验　将抗血清与融化后冷却至 50℃ 左右的半固体琼脂混合浇注于玻璃板，凝固后打多个圆孔，孔中分别加入不同稀释度的抗原，抗原向四周扩散，当与相应的抗体结合后可在孔周围出现一白色沉淀环，沉淀环的直径与抗原浓度成正比。本法常用于定量检测免疫球蛋白及补体的含量。

（3）中和反应　毒素、酶、激素或病毒与相应的抗体结合后，可导致其毒性或传染性等生物活性丧失的反应称为中和反应。该试验不仅可用于毒素或病毒种型的鉴定与抗原性分析，还可用于抗毒素或中和抗体的效价滴定。这种中和作用，不仅有严格的种、型特异性，而且还表现在量的方面，即一定量的病毒必须有相应数量的中和抗体才能被中和。

（4）补体参与的反应

① 溶菌反应　某些细菌，与相应抗体结合后，在有适量电解质存在条件下，形成抗原抗体复合物，如加入补体，则出现细菌溶解现象，称为溶菌反应。可用于鉴定某些细菌。

② 溶血现象　红细胞与相应抗体特异性结合后，在有足量补体存在条件下，出现红细胞溶解的现象，称为溶血反应。参与本反应的抗体称为溶血素，本反应常用于作为补体结合反应的指示系统，也用来测定血清中的补体总量。

③ 补体结合反应　本反应包括两个系统五种成分。一为待检系统（即已知抗体和未知抗原或已知抗原和未知抗体）；另一为指示系统，绵羊红细胞及相应的抗体（溶血素），此外还有参与反应的补体。试验时，先将抗原、抗体和一定量的补体加至试管或微量板孔内，使它们有充分优先结合的机会。温育一定时间后，再加入指示系统。如待测系统中的抗原与抗体反应，则必然与补体结合而将补体消耗，指示系统无补体参与，就不发生溶血，此为补体反应阳性；如待测系统抗原抗体不反应，则不结合补体，游离的补体能与指示系统中的抗原抗体结合，使绵羊红细胞溶血，此为补体反应阴性（图8-27）。

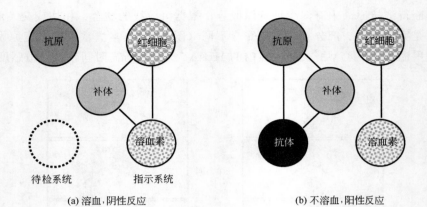

(a) 溶血，阴性反应　　　　　　　　　　(b) 不溶血，阳性反应

图 8-27　补体结合反应

(5) 免疫标记检测技术

① 荧光抗体技术　某些荧光物质在一定条件下，既能与抗原或抗体结合，又不影响抗原与抗体的特异性结合。用荧光标记的抗体侵染可能含有抗原的细胞或组织切片，在荧光显微镜下观察，如有相应的抗原存在，荧光抗体即与之特异性结合，则可看到抗原抗体复合物显示出荧光。根据荧光抗体的不同可分直接法和间接法，前者即用荧光标记的第一抗体直接检测标本片上的抗原，如病毒及某些蛋白质成分等；后者则在未标记的相应抗体（第一抗体）处理标本片后，覆以荧光标记的抗球蛋白抗体（第二抗体），借此可检测多种抗原与抗体（图 8-28）。与直接法相比，间接法仅需标记一种第二抗体即可适应多种抗原抗体系统的检测，且敏感性较高。本法能定性、定量和定位测定。常用于病原微生物的快速检查和组织切片、培养中的抗原、抗体的检测。

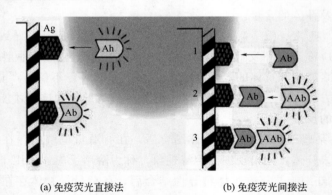

(a) 免疫荧光直接法　　　　　　　　　(b) 免疫荧光间接法

图 8-28　荧光抗体技术

② 酶免疫测定法　酶联免疫吸附技术（ELISA）是将抗原和抗体的免疫反应和酶的催化反应相结合而建立的一种新技术。其原理是用酶标记抗原（或抗体），当酶标抗原（或抗体）与相应的抗体（或抗原）结合后，用酶的底物处理标本，底物被酶分解后生成有色物质，颜色深浅可目测或借助酶标仪比色，以颜色深浅来显示样品中抗体或抗原的含量。常用方法有间接法和双抗体夹心法（图 8-29）。ELISA 常采用的酶为辣根过氧化物酶（HRP），其底物常用的有二氨基苯胺（DAB）和四甲基联苯胺（TMB），前者被分解后呈棕褐色，后者被分解后呈蓝色。本法已广泛应用于各种抗原和抗体的定性、定量测定。

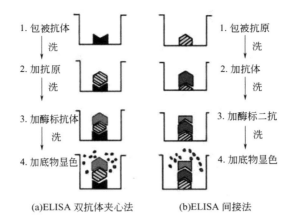

(a)ELISA 双抗体夹心法　　(b)ELISA 间接法

图 8-29　免疫酶技术

小　结

主要内容	重点小结
免疫的功能	免疫防御、免疫自稳、免疫监视
启动免疫的因素	抗原　性能:免疫原性和免疫反应性 　　　　决定抗原的因素:异物性、一定的理化性质、特异性
参与免疫的物质基础	免疫系统　免疫器官、免疫细胞、免疫分子
免疫防御机能	非特异性免疫　机体的生理屏障、非特异性免疫细胞作用、体液因素 特异性免疫　T 细胞介导细胞免疫、B 细胞介导体液免疫
异常免疫应答	超敏反应　Ⅰ型超敏反应:过敏反应型 　　　　　Ⅱ型超敏反应:溶细胞型或细胞毒型 　　　　　Ⅲ型超敏反应:免疫复合物型 　　　　　Ⅳ型超敏反应:迟发型
免疫学应用	免疫防治　疫苗、人工被动免疫用生物制品 免疫检测　利用抗原抗体特异性结合特点,进行传染病辅助诊断、微生物鉴定和化学分析测定等

目标检测

一、名词解释

免疫、抗原、抗原决定簇、抗体、补体、非特异性免疫、特异性免疫、免疫应答、超敏反应

二、填空题

1. 免疫的功能包括_____、_____和_____。

2. 免疫系统由_____、_____和_____组成。

3. 抗原的基本性能是_____和_____。

4. 抗原来源与宿主亲缘关系越_____,其免疫原性越_____;抗原的特异性取决于抗原分子表面的_____。

5. 机体免疫防御机能分为_____和_____。其中先天即有的是_____,

有记忆性的是_____，反应迅速的是_____，作用有选择性的是_____。

6. 非特异性免疫包括_____、_____和_____。

7. 吞噬细胞的吞噬过程包括_____、_____和_____三个阶段。

8. 补体途径分为_____、_____和_____三种，由抗原抗体复合启动的是_____。

9. 免疫应答的基本过程包括_____、_____和_____三个阶段。

10. 特异性免疫应答分为_____和_____两类，以 B 淋巴细胞介导的为_____，B 细胞分化为终末效应细胞的是_____；以 T 淋巴细胞介导的为_____。

三、选择题（每空只有一个最佳答案）

1. 以下不属于非特异性免疫的是（　　）。

A. 抗体中和病毒

B. 肠道中的大肠埃希菌抑制肠道中致病菌的生长

C. 皮肤表面的乳酸的抑菌作用

D. 血-脑屏障保护中枢

2. 下列关于抗原异物性叙述错误的是（　　）。

A. 微生物等异种生物　　　　　　　B. 同种异体物质

C. 结构发生改变的自身物质　　　　D. 一定是来自机体外的物质

3. 兄弟姐妹间进行器官移植引起排斥反应的物质是（　　）。

A. 异种抗原　　　B. 同种异型抗原　　　C. 自身抗原　　　D. 超抗原

4. 抗原表面与抗体结合的特殊化学基团称为（　　）。

A. 抗原识别受体　　　　　　　　　B. 独特型决定簇

C. 抗原结合价　　　　　　　　　　D. 抗原决定簇

5. T 细胞分化成熟的场所是（　　）；B 细胞分化成熟的场所是（　　）。

A. 骨髓　　　　　B. 胸腺　　　　　C. 脾脏　　　　　D. 淋巴结

6. 下列有关抗体的生物学活性错误的是（　　）。

A. 能与抗原进行特异性结合　　　　B. 激活补体

C. 结合细胞　　　　　　　　　　　D. 能直接消灭病原体

7. 下列有关抗体产生规律叙述错误的是（　　）。

A. 再次反应产生的抗体量大　　　　B. 再次反应的潜伏期短

C. 初次反应免疫性强　　　　　　　D. 初次反应抗体产生时间短

8. 下列抗体在人类免疫反应中作用最大的是（　　）。

A. IgM　　　　　B. IgD　　　　　C. IgA　　　　　D. IgG

9. 结核分枝杆菌感染后引起的肉芽肿属于（　　）超敏反应；输血反应属于（　　）超敏反应；青霉素过敏性休克属于（　　）超敏反应；全身性红斑狼疮属于（　　）超敏反应；新生儿溶血症属于（　　）超敏反应。

A. Ⅰ型　　　　　B. Ⅱ型　　　　　C. Ⅲ型　　　　　D. Ⅳ型

10. 接种卡介苗属于（　　）；婴儿从母乳中获得抗体属于（　　）；感染乙型肝炎病毒获得的免疫属于（　　）；注射破伤风抗毒素获得免疫属于（　　）。

A. 自然自动免疫　　B. 自然被动免疫　　C. 人工自动免疫　　D. 人工被动免疫

四、简答题

1. 决定抗原的因素有哪些？试列举医学上重要的抗原。

2. 简述病原微生物进入机体后所发生的免疫过程。

3. 抗体产生的初次反应和再次反应有何特点和实践意义？

4. 超敏反应分为哪几类？各有何特点？

5. 比较人工自动免疫与人工被动免疫的区别。

五、分析与应用

2016年3月，某地警方查出有人无证非法经营二类疫苗，且在销售过程中未按要求在2～8℃冷链储运。涉案疫苗包括儿童及成人用疫苗25种，涉及多个省市，这在社会上引起极大的反应及担忧。请从免疫学角度分析涉案疫苗可能带来的危害。

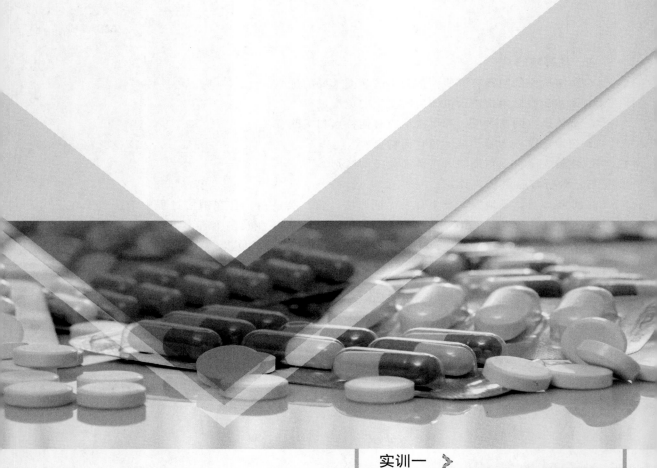

第四部分

实训项目

实训一
普通光学显微镜的使用及微生物的形态观察 / 193

实训二
细菌染色技术 / 198

实训三
培养基的制备与灭菌 / 202

实训四
微生物的接种与分离技术 / 208

实训五
微生物的分布测定技术 / 214

实训六
药物的体外抗菌试验 / 216

实训七
药品的无菌检查 / 218

实训八
口服药品的微生物总数检查 / 221

实训九
口服药物的大肠埃希菌检查 / 224

实训十
凝集反应（玻片法测定 ABO 血型） / 228

实训一　普通光学显微镜的使用及微生物的形态观察

【实训目的】

1. 熟悉普通光学显微镜构造。
2. 掌握普通光学显微镜的使用和保养方法。
3. 认识真菌、细菌的形态结构特征。

【实训原理】

普通光学显微镜是由一套透镜组成的精密光学仪器，通常能将物体放大 40～1000 倍。

1. 普通光学显微镜的构造

普通光学显微镜的构造可分为机械部分和光学部分（实训图 1-1），这两部分很好地配合，才能发挥显微镜的作用。

（1）显微镜的机械部分　显微镜的机械装置包括镜座、镜筒、物镜转换器、载物台、推动器、调节器等部件。

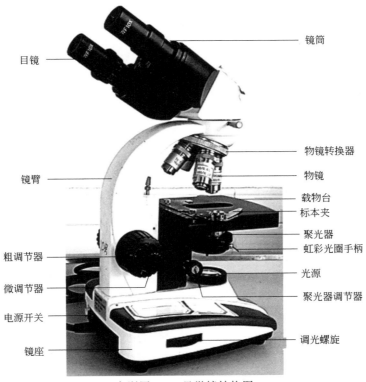

实训图 1-1　显微镜结构图

① 镜座　镜座是显微镜的基本支架，它由底座和镜臂两部分组成。在它上面连接有载物台和镜筒，它是用来安装光学放大系统部件的基础。

② 镜筒　镜筒上接目镜，下接转换器，形成接目镜与接物镜（装在转换器下）间的暗室。从物镜的后缘到镜筒尾端的距离称为机械筒长。物镜的放大倍数是对一定的镜筒长度而言的，镜筒长度的变化会影响放大倍数及成像质量。因此，使用显微镜时，不能任意改变镜筒长度，国际上将显微镜的标准筒长定为160mm，此数字标在物镜的外壳上。

③ 物镜转换器　物镜转换器上可安装3～4个物镜，一般是三个接物镜（低倍镜、高倍镜、油镜），现有显微镜装有四个物镜。转动转换器，可以按需要将其中的任何一个接物镜和镜筒接通，与镜筒上面的接目镜构成一个放大系统。

④ 载物台　载物台为镜筒下的平台，用于载放被检标本。载物台中央有一孔，称为通光孔，可通过集中的光线。在台上装有弹簧标本夹，标本夹的作用是固定标本。

⑤ 标本移动螺旋　标本移动螺旋又称为推进器，是移动标本的机械装置，它是由一横一纵两个推进齿轴的金属架构成的，可用于移动标本的位置，使镜检对象恰好位于视野中心。好的显微镜在纵横架杆上刻有刻度标尺，构成很精密的平面坐标系。如果需重复观察已检查标本的某一部分，在第一次检查时，可记下纵横标尺的数值，以后按数值移动标本移动螺旋，就可以找到原来标本的位置。

⑥ 调焦装置　调焦装置分为粗调节器和微调节器，它是移动镜筒（或载物台），调节接物镜和标本间距离的机件。用粗调节器只可以粗放地调节焦距，要得到最清晰的物像，需要用微调节器做进一步调节。

（2）显微镜的光学系统　普通光学显微镜的光学系统由光源、聚光器、物镜和目镜等组成，光学系统使标本物像放大，形成倒立的放大物像。

① 光源　较早的普通光学显微镜是用自然光检视物体，在镜座上装有反光镜，新近出产的较高档次的显微镜镜座上装有光源，并有调光螺旋，可通过调节电流大小调节光照强度。

② 聚光器　聚光器在载物台下面，它是由聚光透镜、虹彩光圈和升降螺旋组成的。聚光器的作用是将光源的光线聚焦于样品上，以得到最强的照明，使物像获得明亮清晰的效果。聚光器的高低可以调节，使焦点落在被检物体上，以得到最大亮度。一般聚光器的焦点在其上方1.25mm处，而其上升限度为载物台平面下方0.1mm。因此，要求使用的载玻片厚度应在0.8～1.2mm之间，否则被检样品不在焦点上，影响镜检效果。聚光器前透镜组前面还装有虹彩光圈，它可以开大和缩小，影响着成像的分辨力和反差。若将虹彩光圈开放过大，超过物镜的数值孔径时，便产生光斑；若收缩虹彩光圈过小，虽然反差增大，但分辨力下降。因此，在观察时一般应将虹彩光圈开启到视场周缘的外切处，使不在视场内的物体得不到任何光线的照明，以避免散射光的干扰。

③ 物镜　安装在镜筒前端转换器上的接物透镜利用入射光线使被检物像进行第一次成像。物镜的性能取决于物镜的数值孔径（NA），每个物镜的数值孔径都标在物镜的外壳上，数值孔径越大，物镜的性能越好。有四个物镜（实训图1-2），镜身上分别标有放大倍数、数值孔径、镜筒长度、盖玻片厚度。如100×物镜标记：100/1.25、160/0.17，即放大倍数为100倍、数值孔径为1.25、镜筒长度为160mm、盖玻片最大厚度为0.17mm。

根据物镜放大率的高低，可分为：

低倍物镜指4×、10×；高倍物镜指40×；油浸物镜指100×。

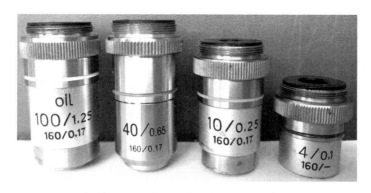

实训图 1-2　光学显微镜物镜的主要参数

④ 目镜　目镜的作用是把物镜放大了的实像再放大一次，并把物像映入观察者的眼中。

物体放大倍数＝物镜放大倍数×目镜的放大倍数

2. 油镜的原理

细菌的个体微小，一般要用油浸物镜（简称油镜）才能观察到其形态结构。

油镜的镜头开口很小，进入镜头中的光线较少，其视野比用低、高倍镜时暗。当油镜与标本之间为空气时，由于空气的折射率为 1.0，而玻璃的折射率为 1.52，故有一部分光线被折转而不能进入镜头内，以致视野很暗。为了增强光照亮度，一般用香柏油（或液体石蜡）充填镜头与标本片之间的空隙。因为香柏油的折射率为 1.51（液体石蜡折射率为 1.45～1.52），与玻璃的折射率相近，故通过的光线极少折射而损失，这样，视野充分明亮，便于清晰地观察标本（实训图 1-3）。

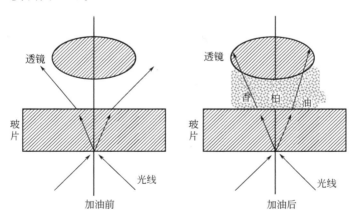

实训图 1-3　油镜的使用原理

【仪器与试剂】

1. 仪器

普通光学显微镜。

2. 试剂

香柏油、二甲苯（或液体石蜡）。

3. 观察材料

真菌：青霉装片、曲霉装片、根霉装片、酵母菌装片；细菌：细菌三形片、鞭毛装片、芽孢装片、荚膜装片。

【实训步骤】

1. 观察前准备

（1）取镜　将显微镜从镜箱内取出时，用右手紧握镜臂，左手托住镜座，镜身保持直立，平稳地将显微镜放到离边缘约10cm的桌面上，使镜臂对着左肩，右侧可放记录本或绘图纸。放置妥当后，检查各部分是否完好。

（2）调节光照　转动粗调节器，使镜筒上升（或下降载物台），将低倍镜转入通光孔，将聚光器上的虹彩光圈打开到最大位置，用左眼观察目镜中视野的亮度，可通过调光螺旋调节光照强弱。

2. 低倍镜观察

镜检任何标本都要养成必须先用低倍镜观察的习惯，因为低倍镜视野较大，易于发现目标和确定检查的位置。

将标本片放置在载物台上，用标本夹固定，转动标本移动螺旋，使被观察的目标处在物镜正下方。转动粗调器，使物镜接近标本，用目镜观察并同时转动粗调节器慢慢升起镜筒（或下降载物台），直至出现模糊的物像，再转动微调节器使物像清晰为止。转动标本移动螺旋移动标本片，找到合适的目标进行观察。镜检时，两眼同时睁开，一般用左眼观察，用右眼协助绘图或记录。

3. 高倍镜观察

在低倍物镜下找到物像后，将需要观察的目标移至视野中央。侧面观察转换高倍镜，避免镜头与玻片相撞，正常情况下，高倍物镜的转换不应碰到载玻片或盖玻片。然后从目镜观察，调节光照，使亮度适中。调节微调节器，直至物像清晰为止，找到需观察的目标进行观察、绘图。

4. 油镜观察

在低倍物镜下找到物像后，将需要观察的目标移至视野中央，在玻片上滴加香柏油或液体石蜡，然后转换油镜，调节观察。

油镜的工作距离（指物镜前透镜的表面到被检物体之间的距离）很短，一般在0.2mm以内，使用油镜时要特别细心，避免由于"调焦"不慎而压碎标本片并使物镜受损。

油镜操作步骤如下。

（1）先用低倍物镜观察，找到物像后将目标移至视野中央，并将低倍镜转出。

（2）在玻片标本的镜检部位（通光孔正上方玻片部位）滴上一滴香柏油（或液体石蜡）。

（3）从侧面注视，直接转换油镜，使油镜浸入油滴中，镜头不得与标本相碰。如果转换油镜时发现两者发生接触，有两个可能的原因：一是低倍物镜观察时并未调节到最佳焦距；二是低倍物镜与油镜属不同型号。如果是第一个原因，解决方法是返回低倍物镜，重新调节到最佳焦距后再滴油换油镜。如果是第二个原因，则需先稍稍将镜筒提升（或将载物台下降），再从侧面注视，转动粗调节器将镜筒缓缓下降（或载物台上升），使油浸物镜浸入香柏油中，使镜头几乎与标本接触，但两者切不可相碰。

（4）从接目镜内观察，调节聚光器和调光螺旋，使视野内光线充分。调节粗调节器使镜筒徐徐上升（或载物台下降），当出现模糊的物像后，改用微调节器调至最清晰为止。如油镜已离开油面而仍未看到物像，必须重复上述（3）（4）步操作。

（5）清洁。观察完毕，上升镜筒（或下降载物台），将油镜头转出，先用擦镜纸擦去镜头上的香柏油（或液体石蜡）。若滴加的是香柏油，还需再用擦镜纸蘸少许乙醚酒精混合液（乙醚 2 份，纯酒精 3 份）或二甲苯，擦去镜头上残留油渍，最后再用擦镜纸擦拭镜头 2～3 遍即可；如果使用液体石蜡则不需要用二甲苯清洁，只用干净的擦镜纸擦镜头 3～4 遍即可（注意朝一个方向擦拭）。滴过油的标本片亦需擦干净油渍。

5. 用后处理

将各部分还原，转动转换器，使物镜镜头不与载物台通光孔相对，而是成外八字形位置，再将载物台下降至最低，降下聚光器，关闭虹彩光圈，将调光螺旋调至最小位置，用一个干净手帕将接目镜罩好，以免目镜头沾污灰尘。最后用柔软纱布清洁载物台等机械部分，然后将显微镜放回镜箱内。

【记录观察结果及绘图】

记录观察结果，并绘制显微镜下观察到的微生物形态结构图。

【注意事项】

（1）取放显微镜要做到"一握、一托、镜身直"，取用过程中应避免碰撞。

（2）显微镜不得擅自拆卸，不得用手触摸镜头。发现故障，应及时报告老师，以便检查修理。

（3）使用显微镜的总原则：先低后高，先粗后微，宜慢忌快，谨防镜头与标本片碰撞损坏镜头。特别是油镜，焦距很短，调焦一定要慢，切忌过快。

（4）使用高倍镜和油镜只需调微调节器，取出标本片时，必须先提升镜筒（或下降载物台），将镜头转离通光孔，方可取出。

（5）使用完毕，各个附件要清点齐全，归还原位，经老师检查签名后，方可放回箱内。

（6）滴一滴香柏油或液体石蜡即可，不宜多加，油镜使用完毕一定要及时清洁干净。

【思考题】

（1）使用显微镜时，为什么要先用低倍镜？

（2）如何正确使用和清洁油镜？

实训二　细菌染色技术

【实训目的】

1. 学习细菌涂片、染色的基本技术。
2. 掌握细菌的单染色法。
3. 掌握细菌革兰染色原理、方法、结果判断及其意义。
4. 学习无菌操作技术，巩固显微镜的使用方法。

【实训原理】

细菌的涂片和染色是微生物学实训中的一项基本技术。细菌的细胞小而透明，在普通的光学显微镜下不易识别，必须对它们进行染色，经染色后的细菌细胞与背景形成鲜明的色差，在显微镜下更易于识别，同时也可以利用染色结果进行细菌鉴别。

用于微生物染色的染料主要有带正电荷的碱性染料，如亚甲蓝、结晶紫、碱性复红或孔雀绿等；带负电荷的酸性染料如伊红、酸性复红或刚果红等；中性染料是前两者的结合物，又称复合染料，如伊红亚甲蓝、伊红天青等。碱性染料亲和力强，染色效果较好。

根据染色程序不同，细菌染色方法分为单染色法和复染色法。单染色法只用一种染料使细菌着色，适于观察细菌的形状和排列方式，此法操作简便，但难于辨别细菌细胞的结构。复染色法是用两种或两种以上染料分步染色，可用于细菌的鉴定，又称为鉴别染色法。常用的有革兰染色法和抗酸染色法。

革兰染色法是 1884 年由丹麦病理学家 Christian Gram 创立的，革兰染色法可将所有的细菌区分为革兰阳性（G^+）菌和革兰阴性（G^-）菌两大类，是细菌学中最重要的鉴别染色法。

革兰染色法的基本步骤是：首先用草酸铵结晶紫初染，再用卢戈碘液媒染，然后用 95％乙醇（或丙酮）脱色，最后用沙黄染液复染。经此方法染色后，细胞保留初染试剂颜色（蓝紫色）的细菌为革兰阳性菌；细胞染上复染试剂颜色（红色）的细菌为革兰阴性菌。

革兰染色法可将细菌分为革兰阳性菌和革兰阴性菌，两类菌染色结果不同的主要原因是细胞壁的结构和组成有差异。实际上，当用草酸铵结晶紫初染后，所有细菌都被染成初染试剂的蓝紫色。卢戈碘液作为媒染剂，它能与结晶紫结合成结晶紫-碘的复合物，从而增强了染料与细菌的结合力。当用脱色剂处理时，两类细菌的脱色效果是不同的。革兰阳性菌的细胞壁主要由肽聚糖组成，类脂质含量低，且肽聚糖层数多且厚，交联度高，结构致密，用乙醇（或丙酮）脱色时细胞壁脱水，使肽聚糖层的孔径缩小，通透性降低，从而使结晶紫-碘的复合物短时间内不易被洗脱而保留在细胞内，经脱色和复染后仍保留初染试剂的蓝紫色。革兰阴性菌则不同，由于其细胞壁肽聚糖层数少，较薄且交联度低，脂类含量高，脱色处理时，脂类被乙醇（或丙酮）溶解，细胞壁透性增大，使结晶紫-碘的复合物短时间内较容易被洗脱出来，呈无色，用复染试剂复染后，细胞被染上复染试剂的红色。此外染色结果的差异还与两类细菌等电点及细胞内核糖核酸镁盐含量不同有关。革兰阳性菌等电点低，细胞内核糖核酸镁盐含量高，结合阳性染料多，结合牢固，难脱色；相反，革兰阴性菌结合阳性染料少,易脱色。

染色前必须固定细菌,其目的有三:一是杀死细菌,使细胞质蛋白变性凝固,以固定细菌形态;二是使菌体黏附于玻片上,染色和水洗时不会脱落;三是增加其对染料的亲和力。常用的有加热和化学固定两种方法。

【仪器与试剂】

1. 仪器

显微镜、酒精灯、载玻片、接种环、擦镜纸、吸水纸。

2. 试剂

草酸铵结晶紫染液、卢戈碘液、95%乙醇、沙黄染液、香柏油、无菌生理盐水、二甲苯(或液体石蜡)。

3. 菌种

枯草芽孢杆菌菌液、16~24h大肠埃希菌培养物及金黄色葡萄球菌培养物。

【实训步骤】

1. 细菌单染色法

流程:涂片→干燥→固定→染色→水洗→干燥→镜检。

(1)涂片 涂片过程应进行无菌操作,要在以酒精灯火焰为中心、半径5cm内的无菌操作区进行。取一块洁净无油的载玻片,将接种环在酒精灯火焰上灼烧灭菌,伸入枯草芽孢

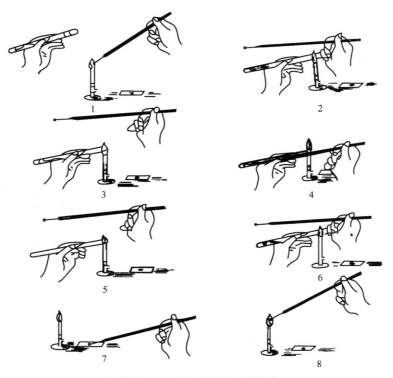

实训图2-1 涂片过程的无菌操作

1—灼烧接种环;2—火焰旁拔试管塞;3—灼烧试管口;4—取菌;

5—再次灼烧试管口;6—塞回试管塞;7—涂布;8—再次灼烧接种环

杆菌菌液内挑取菌液，在载玻片上涂抹成直径约 1.0cm 的菌膜（实训图 2-1）。若取菌苔或菌落染色，则先在洁净载玻片中间加一小滴无菌生理盐水，用无菌接种环取少许菌体（注意不要取到培养基，否则含杂质太多干扰结果观察），在生理盐水中涂抹均匀，若菌量过多，可在玻片上进行稀释，以免菌膜过厚影响染色效果。

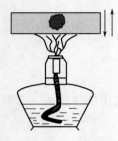

实训图 2-2　加热固定

（2）干燥　涂片最好在室温下自然干燥。也可以将菌面朝上在酒精灯上方利用热气烘干，或用吹风机吹干。

（3）固定　让菌膜面朝上，将载玻片在酒精灯外焰来回通过三次，即为固定（实训图 2-2）。

（4）染色　将玻片平放于桌面上，滴加染液 1～2 滴于涂片上（染液刚好覆盖涂片薄膜为宜）。沙黄（或草酸铵结晶紫）染色 1～2min。

（5）水洗　倾去染液，斜置玻片，用细水流从载玻片上端流下洗去多余的染液。注意水流不能直接冲洗菌膜。

（6）干燥　甩去玻片上的水珠自然干燥、电吹风吹干或用吸水纸吸干均可以（注意勿擦去菌膜）。

（7）镜检　涂片必须完全干燥后才能镜检。先用低倍镜找到物像，于油镜下进行观察，绘出菌体及芽孢染色图。

（8）实训结束后处理　清洁显微镜。先用擦镜纸擦去镜头上的香柏油，然后再用擦镜纸蘸取少许二甲苯擦去镜头上的残留油渍，最后用擦镜纸擦去残留的二甲苯。若用液体石蜡，直接用擦镜纸擦拭 3～4 次，不必用二甲苯清洁，擦镜头时向一个方向擦拭。

染色玻片用洗衣粉水清洗，晾干后备用。

2. 细菌革兰染色法

流程：涂片→干燥→固定→染色［初染→水洗→媒染→水洗→脱色→水洗→复染→水洗（见实训图 2-3）］→晾干→镜检。

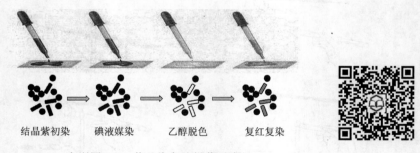

结晶紫初染　　碘液媒染　　乙醇脱色　　复红复染

实训图 2-3　革兰染色法操作示意

（1）涂片　分别取金黄色葡萄球菌和大肠埃希菌做革兰染色。涂片方法与单染色相同。

（2）干燥　干燥方法与单染色相同。

（3）固定　固定方法与单染色相同。

（4）初染　滴加草酸铵结晶紫（以刚好将菌膜覆盖为宜）于涂面上，染色 1min，倾去染色液，细水冲洗至洗出液为无色，将载玻片上的积水甩干。

（5）媒染　用卢戈碘液媒染约 1min，水洗。

（6）脱色　用滤纸吸去玻片上的残水，将玻片倾斜，在白色背景下，用滴管连续滴加

95％的乙醇通过涂面脱色 20～30s，至玻片下端流出的乙醇无色时，立即水洗，将载玻片上的积水甩干。革兰染色结果是否正确，乙醇脱色是操作的关键环节。

（7）复染 在涂片上滴加沙黄染液复染约 1min，水洗，然后用吸水纸吸干。在染色的过程中，染液不得干涸。

（8）晾干 甩去玻片上积水，自然干燥、电吹风吹干或用吸水纸吸干均可以（注意勿擦去菌膜）。

（9）镜检 镜检方法与单染色相同。判断两种菌体染色反应性。菌体被染成蓝紫色的是革兰阳性（G$^+$）菌，被染成红色的为革兰阴性（G$^-$）菌。

（10）实训结束后的清洁与复原 方法与单染色相同。

【记录实训结果及绘图】

按要求记录实训结果及绘制形态图。

【注意事项】

（1）载玻片要洁净无油，涂片时，取菌切不可多，更不可将培养基刮下，涂抹要均匀，菌膜不宜过厚。

（2）干燥时，玻片切勿离火焰太近，因温度太高会破坏菌体形态。

（3）染色过程勿使染料干涸，水洗时，水流不要直接冲洗菌膜，水流不宜过急、过大，以免菌膜脱落，一般以冲洗下来的水基本无色为度。

（4）革兰染色要严格控制各试剂的作用时间，尤其是酒精脱色，时间过短，G$^-$菌可被染成紫色造成假阳性；反之，G$^+$菌也可被染成红色造成假阴性。

（5）革兰染色 G$^+$菌培养 12～18h 为宜，菌龄太老，因菌体死亡或自溶常使阳性菌呈阴性反应。

【思考题】

1. 细菌染色前，为什么必须进行固定？
2. 哪些环节会影响革兰染色结果的正确性？其中最关键的环节是什么？
3. 不经过复染这一步，能否区别革兰阳性菌和革兰阴性菌？
4. 如果涂片未经热固定，将会出现什么问题？加热温度过高、时间太长，又会怎样呢？

实训三　培养基的制备与灭菌

【实训目的】

1. 掌握培养基制备的基本程序。
2. 熟悉高压蒸汽灭菌方法。
3. 熟悉玻璃器皿的包扎方法。

【实训原理】

培养基是人工配制的、适合微生物生长繁殖及积累代谢产物的营养基质。培养基要具备以下基本条件：①适宜的营养物质。②适宜的 pH 值。③合适的物理状态。④本身应呈无菌状态。

由于微生物种类繁多，对营养要求各异，加之实训和研究目的不同，故培养基的种类很多。按培养对象不同，培养基可分为细菌培养基、放线菌培养基、真菌培养基。细菌培养基常用蛋白胨作氮源、牛肉膏作碳源，再加适量的无机盐和水。放线菌分解淀粉能力强，且对无机盐要求较高，其培养基大多含有淀粉，并加入钾、钠、硫、磷、铁、镁、锰等元素。真菌喜糖，培养基由麦芽糖或葡萄糖、蛋白胨等组成。

按物理状态不同，培养基可分为液体培养基、固体培养基和半固体培养基。其差别主要在于凝固剂——琼脂的含量不同，不加琼脂的为液体培养基；加入 1.5％～2.0％琼脂的为固体培养基；加入 0.2％～0.5％琼脂的为半固体培养基。琼脂是从石花菜等海藻中提取的多糖类物质，一般微生物不能分解，是应用最广的凝固剂。加琼脂制成的培养基在 98～100℃下熔化，于 45℃以下凝固，但多次反复熔化，其凝固性降低。

任何一种培养基一经制成就应及时彻底灭菌，以备纯培养用。一般培养基可采用高压蒸汽灭菌法灭菌，含不耐热成分的可用过滤除菌法或其他适宜的方法灭菌。

【仪器与试剂】

1. 仪器

天平、称量纸、玻璃纸、pH 试纸（pH5.4～9.0）、量筒、试管、锥形瓶、漏斗、分装架、玻璃棒、烧杯、药匙、试管架、铁丝筐、棉花、线绳、牛皮纸或报纸、干燥箱、高压蒸汽灭菌器。

2. 试剂

蛋白胨、牛肉膏、可溶性淀粉、氯化钠、磷酸氢二钾、琼脂、硝酸钾、硫酸镁、硫酸亚铁、麦芽糖、葡萄糖、1mol/L NaOH 溶液、1mol/L HCl 溶液。

【实训步骤】

1. 培养基的制备

（1）培养基制备的基本方法　原料称量→加水溶解（固体、半固体培养基则要加琼脂熔化）→补水→调节 pH 值→过滤分装→加塞包扎、做标记→灭菌，若制备斜面培养基，灭菌后立即摆斜面。

① 原料称量　按培养基配方依次准确称取各种原料，放入适当大小的烧杯中。添加原料时注意：a. 牛肉膏黏稠，牛肉浸粉、蛋白胨极易吸潮，称量要迅速，且用玻璃纸称量。b. 若配方中有淀粉，先将淀粉用少量冷水调成糊状，并在火上加热搅拌，然后加其他原料。c. 用量很少的原料可先配成高浓度的溶液，按比例换算后取一定体积的溶液加入容器。d. 培养基中的琼脂，要在一般原料溶解后再加，琼脂粉直接加，琼脂条剪成小段后再加。e. 不耐热或高温易破坏的原料（如葡萄糖等），要在其他原料（包括琼脂）溶解后，最后再加。f. 不能用热力法灭菌的成分，要单独过滤除菌后再加入灭菌培养基中，混匀使用。

② 溶解　用量筒量取一定量（约占总量的1/2）蒸馏水倒入烧杯中，在电热套中加热，并用玻璃棒搅拌，以防液体溢出或烧焦。待各种原料完全溶解后，停止加热，补足水分。

③ 调节pH　根据培养基对pH的要求，用1mol/L氢氧化钠或1mol/L盐酸溶液调至所需pH，经高压蒸汽灭菌后，培养基的pH略有降低，故在调整pH时，一般比配方高出0.2。

④ 过滤分装　若是液体培养基，玻璃漏斗中放一层滤纸，若是固体或半固体培养基，则需在漏斗中放多层纱布，或两层纱布夹一层薄薄的脱脂棉趁热进行过滤。过滤后立即进行分装，分装时注意不要使培养基沾染在管口或瓶口，以免浸湿棉塞，引起污染。液体分装高度以试管高度的1/4左右为宜，固体分装量为管高的$\frac{1}{5} \sim \frac{1}{3}$为宜，半固体分装试管一般以试管高度的1/3为宜；分装锥形瓶，其装量以不超过锥形瓶容积的一半为宜。

⑤ 加塞包扎、做标记　培养基分装后加好塞子或试管帽，然后再用牛皮纸或报纸包好瓶（管）口，用橡皮圈或棉线扎紧。在包装纸上标明培养基名称、制备组别或姓名、日期等信息。

⑥ 灭菌　上述培养基应按配方中规定的条件及时进行灭菌。普通培养基为121℃ 20min，如为含有不耐高热物质的培养基如糖类、血清、明胶等，则应采用低温灭菌或间歇法灭菌，一些不能加热的试剂如亚碲酸钾、卵黄、TTC、抗生素等，待培养基高压灭菌后凉至50℃左右再加入，以保证灭菌效果和不损伤培养基的有效成分。如需要做斜面固体培养基，则灭菌后立即摆放成斜面（实训图3-1），斜面长度一般以不超过试管长度的1/2为宜；半固体培养基灭菌后，垂直冷凝成半固体深层琼脂。

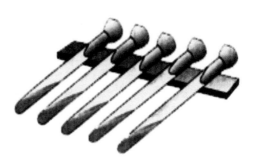

实训图3-1　摆斜面

（2）常用培养基的配方及其制备方法

① 营养肉汤培养基（培养细菌）

牛肉膏3～5g　蛋白胨10g　氯化钠5g　蒸馏水1000ml　pH7.4

制备方法：按配方比例依次加入各种成分。加热溶解、补水，调pH至7.6，分装后，加塞包扎，用高压蒸汽灭菌法（0.1MPa，121℃）灭菌20～30min后备用。

② 营养琼脂培养基

牛肉膏3g　蛋白胨10g　氯化钠5g　琼脂15～20g　蒸馏水1000ml　pH7.4

制备方法与营养肉汤培养基相同。

③ 营养肉汤半固体培养基

牛肉膏 3～5g　蛋白胨 10g　氯化钠 5g　琼脂 2～5g　蒸馏水 1000ml　pH7.4

制备方法与营养肉汤培养基相同。

2. 灭菌前物品的包扎

所有需要灭菌的物品首先应清洗干净晾干，包扎好后再进行灭菌。

（1）棉塞的制作　装有培养基或稀释液的锥形瓶（或试管）需加上棉塞，瓶（管）口上的棉塞可以过滤空气，防止杂菌侵入，并可减缓培养基水分蒸发，保持容器内空气流通。好的棉塞，在形状和大小上均应与锥形瓶口（试管口）完全配合，松紧适度。棉塞制法如实训图 3-2 所示。正确制得的棉塞，头较大，约有 1/3 在瓶口（管口）外、2/3 在瓶口（管口）内（实训图 3-3）。另外为了便于无菌操作，减少棉塞的污染机会，或因棉花纤维过短，可在棉塞外面包上 1～2 层纱布（医用纱布），延长其使用时间。

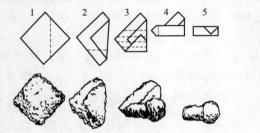
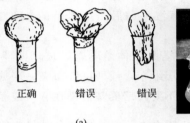
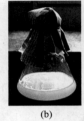

实训图 3-2　棉塞的制作过程　　　　实训图 3-3　棉塞（a）和锥形瓶（b）包扎

瓶（管）口塞好棉塞后，在塞子与瓶口外再用纸包好，用棉绳以活结扎紧（实训图 3-3），以防灭菌后瓶口被外部杂菌所污染。

也可用透气性好的胶塞代替棉塞，锥形瓶还可用 8～12 层纱布代替棉塞。

（2）吸量管包扎　将吸量管洗净，晾干，在管口上端松松地塞上 1～2cm 的棉花，然后用 4～5cm 宽的长条纸，逐支以螺旋式包扎。为防止松开，可将末端多余纸反折后打结（实训图 3-4）。

（3）培养皿的包扎　洗净晾干的培养皿，每 10 套左右一组，用报纸或牛皮纸包好，还可用金属套筒直接装好（实训图 3-5），灭菌。

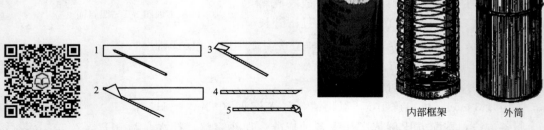

灭菌器皿的　　实训图 3-4　吸量管的包扎过程　　　实训图 3-5　培养皿包扎
包扎方法

3. 灭菌

本实训主要介绍物理方法中高压蒸汽灭菌法和烘烤灭菌两种。

（1）高压蒸汽灭菌法　高压蒸汽灭菌用途广、效率高，是微生物学实训中最常用的灭菌方法。这种灭菌方法是基于水的沸点随着蒸汽压力的升高而升高的原理设计的。当蒸汽压力达到 0.1MPa 时，水蒸气的温度升高到 121.3℃，经 15～30min 可杀死全部锅内物品上的各种微生物。一般培养基、玻璃器皿、耐高温的药物原辅料、注射剂、传染性标本和工作服等都可用此法灭菌。常用的高压蒸汽灭菌器有手提式灭菌器、立式灭菌器和卧式灭菌器（实训图 3-6）。

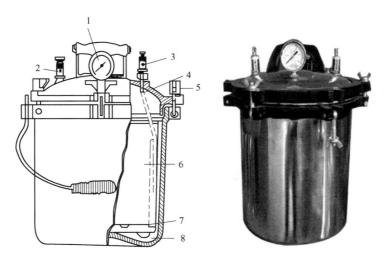

(a) 手提式灭菌器

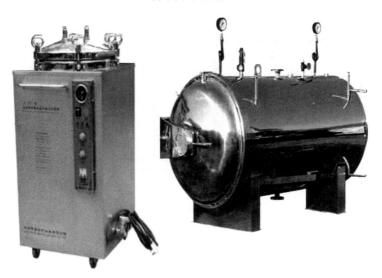

(b) 立式灭菌器　　　　　　　　　　(c) 卧式灭菌器

实训图 3-6　三种类型的高压蒸汽灭菌器
1—压力表；2—安全阀；3—放气阀；4—通气软管；
5—紧固螺栓；6—灭菌内桶；7—电热管；8—水

① 高压蒸汽灭菌器操作方法

a. 加水　锅内加水到水位线。立式灭菌器最好用已煮开过的水，以便减少水垢积存。

注意水要加够，防止灭菌过程中干锅。

b. 装料、加盖　灭菌材料放好后，将灭菌盖上的软管插入灭菌桶的槽内，关闭灭菌器盖，采用对角式均匀拧紧锅盖上的螺旋，使灭菌器密闭，勿使漏气。

c. 加热排气　打开电源，加热，待容器内压力达到 0.05MPa 时，打开排气阀放出冷气。当有大量蒸汽排出时，维持 5min，使锅内冷空气完全排净。

d. 升压、保压和降压取料　冷空气排净后，关闭排气阀，压力开始上升。当压力上升至所需压力时，控制电压以维持恒温，并开始计算灭菌时间。待时间达到要求，停止加热。待压力降至接近 0 时，打开排气阀，取出灭菌材料趁热烘干。注意不能过早、过急地排气，否则会由于瓶内压力下降的速度比锅内慢而造成瓶内液体冲出容器之外。

e. 灭菌后的培养基存放　灭菌后的培养基经检查灭菌彻底后，可放于 2～25℃ 避光保存备用。制斜面的培养基取出后，立即摆成斜面。

② 注意事项

a. 锅内水分要充足，灭菌物品装量不宜太满，以不超过容积的 85% 为宜。

b. 灭菌初期先排净锅内冷空气再升压。

c. 灭菌时间计算：达到规定压力和温度才开始计时。

d. 灭菌结束需缓慢减压，趁热取出灭菌物品。

（2）烘烤灭菌　用干热空气杀灭微生物的方法叫烘烤灭菌。实训室常用于培养皿、锥形瓶、试管等玻璃器皿及陶瓷、金属制品灭菌。

① 装料　将包扎好的物品放入电烘箱内（实训图 3-7），注意不要摆放太密，以免妨碍空气流通；器皿不得与烘箱的内层底板直接接触。

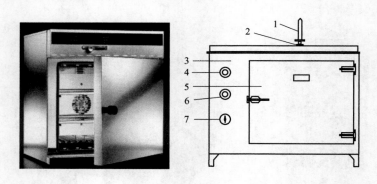

实训图 3-7　电热烘箱的外观（左）和结构图（右）
1—温度计；2—通气阀；3—箱体；4—控温器旋钮；
5—箱门；6—指示灯；7—通风开关

② 升温后维持恒温　将烘箱的温度设定在 160～170℃，打开电源开关，升到规定温度后恒温维持 2h。注意勿使温度过高，若超过 170℃，器皿外包裹的纸张、棉花会被烤焦燃烧。如果是为了烤干玻璃器皿，温度为 120℃持续 30min 即可。

③ 降温　灭菌结束关闭电源开关，自然降温，温度降至 60～70℃ 时方可打开箱门，取出物品，否则玻璃器皿会因骤冷而爆裂。

常用于空玻璃器皿（如培养皿、吸量管、试管等）、陶瓷制品、金属器具、油类的灭菌，培养基及带有胶皮的物品不能用此法灭菌。

附：灭菌温度与时间

① 烘烤灭菌温度 160～170℃，2h。
② 高压蒸汽灭菌温度与时间见实训表 3-1。

实训表 3-1　高压蒸汽灭菌温度与时间

灭菌条件	不含糖等耐热物质培养基	含糖类等不耐热培养基	染菌培养物	器械、器皿
灭菌温度/℃	121.3	115	121.3	121.3
灭菌压力/MPa	0.1	0.069	0.1	0.1
灭菌时间/min	15～30	20～30	15～30	15～30

【思考题】

（1）制备培养基的一般程序是什么？
（2）灭菌在微生物学实训操作中有何重要意义？
（3）试述高压蒸汽灭菌的操作方法和原理。
（4）高压蒸汽灭菌时，为何要排尽锅内冷空气？
（5）电烘箱烘烤灭菌有哪些注意事项？

实训四　微生物的接种与分离技术

【实训目的】

1. 掌握微生物的斜面培养基、液体培养基、半固体培养基接种技术。
2. 掌握分离纯化微生物的方法。
3. 能正确描述细菌的菌落特征。
4. 能正确进行无菌操作。

微生物的接种与
分离方法

【实训原理】

　　将微生物的培养物或含有微生物的样品移植到培养基上的操作技术称为接种。接种是微生物实训及科学研究中的一项最基本的操作技术。无论微生物的分离、培养、纯化或鉴定以及有关微生物的形态观察及生理研究都必须进行接种。接种的关键是要严格进行无菌操作，如操作不慎引起污染，则实训结果不可靠，影响下一步工作的进行。常用的细菌接种技术有斜面接种技术、液体培养基接种技术和穿刺接种技术。

　　含有一种以上微生物的培养物称为混合培养物；只有一种微生物存在状态下进行的培养称为纯培养。在自然条件下，微生物以混合形式存在，而在进行微生物实训时，所用的微生物一般均要求为纯培养。从混合培养微生物中得到纯培养的过程称为分离纯化，常见的分离纯化技术有平板划线分离法和稀释平板分离法。

【仪器与试剂】

1. 仪器

酒精灯、火柴、试管架、接种环、恒温培养箱、培养皿、试管、标签等。

2. 菌种

大肠埃希菌营养琼脂斜面、金黄色葡萄球菌营养琼脂斜面、大肠埃希菌和金黄色葡萄球菌的混合菌液。

3. 培养基

营养肉汤培养基、营养肉汤半固体培养基、营养琼脂斜面和平板。

4. 常用的接种与分离工具及用途

常用工具见实训图 4-1。

（1）接种针　专用于蘸取纯培养物做深层固体、半固体培养基的穿刺接种。

（2）接种环　主要用于挑取液体培养物或菌苔。前端的圆环要求圆而封口，否则液体不会在环内形成液膜。

（3）涂布棒　用于将含菌溶液均匀涂布在琼脂平板上。

（4）吸量管、移液枪、注射器、滴管　用于菌液接种。

【实训步骤】

　　接种和分离是必须在无杂菌污染的环境中严格进行的无菌操作。在微生物实训中，一般小

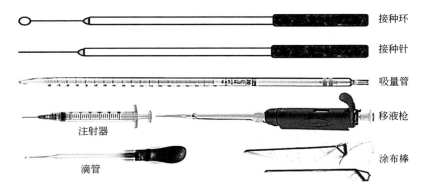

接种环

接种针

吸量管

移液枪

注射器

涂布棒

滴管

实训图 4-1　常用微生物接种与分离工具

规模的接种操作使用超净工作台，工作量大时使用无菌室接种，要求严格在无菌室内再结合使用超净工作台。接种时要点燃酒精灯，在以酒精灯火焰为中心、半径约 5cm 的无菌区操作。

1. 接种技术

（1）斜面接种技术　斜面接种技术是从已生长好的菌种上挑取少量菌移植到另一支新鲜斜面培养基上的一种接种方法，主要用于菌种的活化、增菌培养和菌种保藏。其操作过程见实训图 4-2。

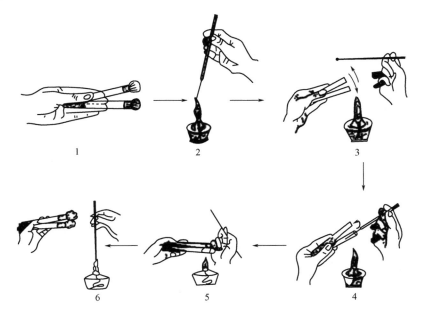

实训图 4-2　斜面接种技术操作示意图
1—左手挟住试管；2—灼烧接种环；3—拔出管塞，夹在手掌、小指、无名指之间，管口过火；
4—取菌，接种；5—接种后管口过火，在火焰上方迅速塞好管塞；6—灼烧接种环

① 点燃酒精灯。

② 左手持试管：将菌种试管与待接种的试管培养基依次排列，挟于左手的拇指与其他四指之间，斜面朝上。

③ 旋松试管塞：先用右手旋松棉塞或塑料塞，以便接种时拔出。

④ 接种环灭菌：右手像握钢笔一样拿接种环，将接种环垂直插入酒精灯火焰中烧红，

然后将可能伸入试管的其余部分再横过火焰灼烧灭菌（实训图4-3）。

⑤ 拔试管塞：用右手按实训图4-2的步骤3的姿势先后拔出试管塞并挟住，将试管口置于酒精灯火焰上过火灭菌。

⑥ 接种环冷却：将灼烧过的接种环伸进菌种管中，在无菌培养基上停留片刻待其冷却，以免烫死被接种的菌体。

⑦ 取菌：待接种环冷却后，轻轻蘸取少量菌体或孢子，移出菌种管，接种环从菌种管中抽出时不得碰到管壁，不得通过火焰。

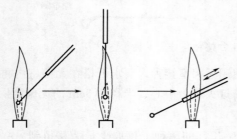

实训图4-3　接种环的灼烧灭菌

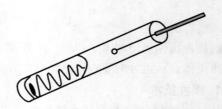

实训图4-4　斜面培养基接种

⑧ 接种：在火焰旁迅速将带菌种的接种环伸进待接种斜面，在培养基中由底部向上轻轻划"之"字形线（实训图4-4）。划线在培养基表面进行，不要划破培养基，亦不要沾污管壁。

⑨ 塞回试管塞：取出接种环，灼烧试管口，在火焰旁塞上试管塞。

⑩ 接种环灼烧灭菌：烧死接种环上的残余菌，把试管和接种环放回原处。

⑪ 在斜面管口写明菌种名称、接种日期，置恒温培养箱在规定温度下培养。

（2）液体培养基接种技术　实训室的液体培养基接种主要用于微生物的增菌培养或生化鉴定。

① 液体培养基接种技术与斜面接种技术基本相同。不同的是将挑取菌种接种到含液体培养基的试管中，涂于下端接近液面的倾斜的管壁上，并轻轻研磨（实训图4-5），再直立试管，菌种即溶于培养液中。

② 灼烧接种环，放回原处，两试管口经火焰灭菌后塞上棉塞。

③ 在新接种管上写明菌种名称、接种日期，直立置于恒温培养箱在规定温度下培养。

（3）穿刺接种技术　穿刺接种法是一种用接种针从菌种斜面上挑取少量菌体并把它穿刺到固体或半固体的深层培养基中的接种方法。常作为保藏菌种的一种形式，也可用于检查细菌的运动性。它只适用于细菌和酵母菌的接种培养。其操作方法见实训图4-6。

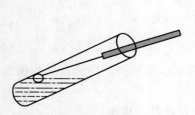

实训图4-5　液体试管接种

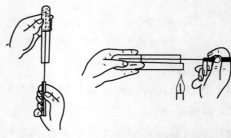

实训图4-6　半固体培养基穿刺接种过程

① 点燃酒精灯。

② 按斜面接种技术中的姿势握持菌种管和待接种管，靠近火焰，旋松管塞。

③ 右手握接种针，其姿势、灼烧灭菌法、取菌法与斜面接种技术中的接种环用法相同。

④ 将接种针从培养基中央垂直刺入至管底 3/4 处，然后原路退出。接种针不能在培养基中左右移动，接种要做到手稳，动作轻巧快速。

⑤ 试管口经火焰灭菌后，塞上管塞，灼烧接种针。

⑥ 在新接种管上写明菌种名称、接种日期，直立置于恒温培养箱按规定温度培养。

2. 分离技术

（1）平板划线分离法

① 制备平板　将营养琼脂培养基熔化并冷却到约 50℃，在酒精灯火焰旁打开瓶塞，右手持锥形瓶中下部，瓶口过火。左手持培养皿，左手中指、无名指和小指托出培养皿底部，左手大拇指、食指稍稍揭开皿盖，将约 15ml 的培养基倒入培养皿中，平放于桌面，凝固后待用（实训图 4-7）。

② 灼烧接种环灭菌。

③ 划线分离（实训图 4-8）。

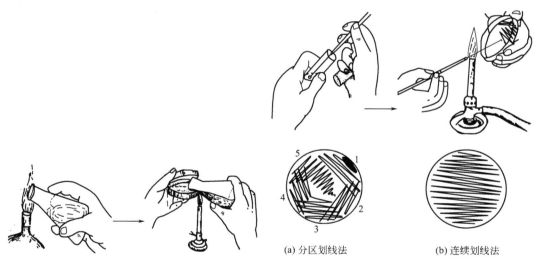

实训图 4-7　倒琼脂平板

(a) 分区划线法　　(b) 连续划线法

实训图 4-8　划线分离操作示意图

a. 以无菌操作法，用接种环蘸取待分离的大肠埃希菌和金黄色葡萄球菌的混合液。b. 在近火焰旁，左手与制备平板同法持培养皿，右手持已蘸取混合菌液的接种环，伸入平板内划线。划线可以按以下两种方法进行：第一种是连续划线法，从平板边缘的一点开始，连续做紧密的"之"字形或平行划线，接种线经过整个平板，划线过程不烧接种环。第二种是分区划线法，在平板的一边做第一次"之"字形或平行划线，转动培养皿约 60°角，灼烧接种环灭菌冷却后，做第二次同法划线，第二次划首条接种线要与第一次的 2～3 条线有交叉。同法进行第三、四次、五次划线，首次划线后的每次划线前要灼烧接种环。划线应该密而不重复，充分利用平板表面。划线完毕立即盖上皿盖。

④ 灼烧接种环灭菌。培养皿倒置于恒温培养箱培养，可长出单个菌落。

（2）稀释平板分离法

① 倾注平板法　按无菌操作法用吸量管取一定量的混合菌液先放入培养皿中，然后倒入熔化并冷却至45℃左右的固体培养基，迅速摇匀，使菌液稀释且均匀分布。待平板凝固之后，倒置于恒温培养箱培养，即可长出单个菌落。此法可用于微生物的分离和计数（实训图4-9）。

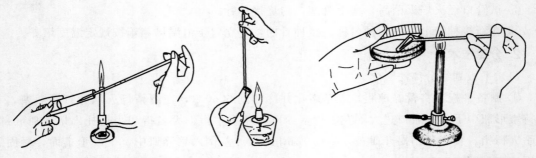

实训图4-9　吸量管吸取菌液示意图　　　　实训图4-10　涂布平板法操作示意图

② 涂布平板法　先制备好平板，然后再用吸量管吸取一定量的菌液加入平板。左手持平板，右手拿涂布棒灼烧灭菌并冷却后平放在平板表面，将菌液沿同心圆方向轻轻地向外扩展涂布，使之分布均匀。室温下静置5～10min，使菌液浸入培养基。倒置于恒温培养箱培养即可长出单个菌落。此法亦可用于细菌的分离和计数（实训图4-10、实训图4-11）。

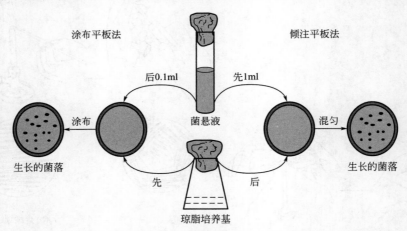

实训图4-11　涂布平板法与倾注平板法图解

③ 混合接种　取一定量菌悬液与熔化好的、保持在45℃左右的营养琼脂培养基充分混合，然后把这混合物倾注到无菌的培养皿中，待凝固之后，把平板倒置在恒温培养箱中培养，可得到单个菌落。

【注意事项】

（1）无论是倒培养基还是接种过程都严格要求无菌操作，在以酒精灯火焰为中心、半径5cm的范围内（无菌区）进行。整个过程无论是菌种管还是待接培养基管的棉塞均不得放在台面。

（2）倒平板时培养基的温度不能太高，如果是混合平板温度要控制在45～50℃之间，以感觉锥形瓶的温度下降到手心不烫、手背烫时为宜；一般平板可以稍高温，以紧握烫手但还能握持为宜。温度过高，培养皿盖上会产生较多冷凝水，易造成污染。

（3）培养皿要注意倒置培养。平板冷凝后，皿盖上会凝结水珠，凝固后的培养基表面的湿度也比较高，将平板倒置培养具有以下作用：①保持湿度。②防止空气中的微生物污染。③防止计数出现误差。

【思考题】

（1）何谓无菌操作？在进行微生物接种时，无菌操作不严格会带来什么后果？

（2）如何对接种环、接种针进行灭菌？

（3）实训室常用哪种方法分离纯化细菌？

（4）琼脂平板为何要倒置培养？

（5）连续划线法与分区划线法中，哪种方法分离微生物效果更好？为什么？

实训五　微生物的分布测定技术

【实训目的】

1. 了解自然界中微生物的分布。
2. 掌握空气中微生物测定方法。
3. 掌握水中菌落总数测定方法。
4. 掌握手部细菌数测定方法。

【实训原理】

1. 空气中微生物的测定

空气中微生物检查方法有沉降法、气流撞击法、滤过法等，其中以沉降法最为简单、常用。沉降法是将琼脂平板暴露放置于室内指定的位置，空气中含有微生物的尘埃或液滴因重力作用自然降落于平板表面，一定时间后盖盖培养，点计菌落即可得到每皿菌落数，用于评价环境空气的洁净程度。

2. 水中细菌数的测定

水是微生物生存的天然环境，各种水中含有一定数量的微生物。水的微生物学检验，在保证饮用水安全和控制传染病方面有着重要意义，同时也是评价水质的重要指标。饮用水中微生物的测定包括菌落总数测定，大肠埃希菌、大肠菌群数和耐热大肠菌群的测定。国家饮用水标准规定：饮用水菌落总数每毫升不超过 100 个，同时，100ml 水样中不得检出总大肠菌群、耐热大肠菌群和大肠埃希菌。

水中菌落总数是指在营养琼脂平板中测得的每毫升水样中所含菌落数，用稀释平板计数法测定。

3. 五指细菌总数测定

将五指按压凝固平板表面，然后倒置培养、计数，用于评价人员的手部卫生状况。

【仪器与试剂】

1. 仪器

培养皿、漏斗、试管、酒精灯、火柴、试管架、吸量管、标签、恒温培养箱、高压蒸汽灭菌器等。

2. 培养基

营养琼脂培养基。

【实训步骤】

1. 培养基的制备及仪器准备

（1）按常规方法制备　营养琼脂培养基，分装，加塞，包扎，灭菌。

（2）其他物品包扎　包扎培养皿、1ml 吸量管、小烧杯，灭菌。

2. 空气中微生物的分布测定

（1）制备平板　取内径 90mm 的无菌培养皿三套，分别注入熔化并冷却至约 50℃的营养琼脂培养基约 15ml，冷却凝固。

（2）检测　将两套已经凝固的平板，打开皿盖，放在指定区域距地面约 1m 的平台，在空气中暴露 30min，采集沉降菌，到时间即盖好皿盖。另一套不打开皿盖，作为对照。将三套平板放于 37℃培养箱倒置培养 24h，取出，计算菌落数，并观察菌落特征。对照平板应无菌生长。

（3）结果计算　每皿平均菌落数：

$$\overline{M} = \frac{M_1 + M_2}{2}$$

式中　$\overline{M}$——每皿平均菌落数；

M_1——1 号平板菌落数；

M_2——2 号平板菌落数；

2——培养皿总数。

3. 水中菌落总数的测定

（1）饮用水菌落总数的测定　用灭菌小烧杯接取约 30ml 自来水，以无菌吸量管吸取自来水，注入 3 套无菌培养皿中，每个加水样 1ml，并分别倾注约 15ml 已熔化并冷却到 45℃左右的营养琼脂培养基，混匀。冷却凝固后，倒置于 37℃培养 24h，取出，计算菌落数，并观察菌落特征。

（2）河水（或湖水、池水等）菌落总数的测定　10 倍稀释水样：取 1ml 水样，注入含 9ml 无菌水的试管内即得 10^{-1} 稀释液；取 1ml 10^{-1} 稀释液，注入含 9ml 无菌水的试管内即得 10^{-2} 稀释液；以此类推制备得 10^{-3}、10^{-4} 稀释液。

取 10^{-2}、10^{-3}、10^{-4} 三个稀释级稀释液测定（以培养后平板的菌落数在 30～300 个之间的稀释度较为适宜）。方法同（1），每个稀释级做 3 套平板，计算菌落数，并观察菌落特征。比较自来水和河水（或湖水、池水）中菌落的数量及菌落特征。

4. 五指微生物总数测定

（1）制备平板　取内径 90mm 的无菌培养皿 2 套，分别注入熔化并冷却至 50℃左右的营养琼脂培养基约 15ml，冷却凝固。

（2）检测　取凝固平板，打开皿盖，将右手五指并拢轻轻按于培养基表面保持 10s，盖上皿盖，倒置于 37℃培养 24h，取出，计算菌落数。

【思考题】

（1）在药品生产及检查的哪些环节需进行空气微生物检查？

（2）假如检查结果饮用水的细菌总数为 87 个/ml，能否下这样的结论：该饮用水符合国家卫生标准？为什么？

实训六 药物的体外抗菌试验

【实训目的】

1. 了解不同抗菌药物对不同细菌的敏感性。
2. 学习纸片法检测抗菌药物的敏感性的基本操作方法。

【实训原理】

病原菌对化学药物、抗生素或某些中草药具有不同程度的敏感性，即抗菌药物有不同程度的杀菌或抑菌作用。本实训用纸片法检测，该方法是以专用于药敏试验的无菌纸片，蘸取一定浓度被检药液，使其自然干燥后，将它紧贴在含菌平板上。滤纸上含的药物会向琼脂中扩散，若对该菌有抑制作用，经一夜培养后，可在滤纸片周围出现不长菌的透明圈（抑菌圈）。但由于菌种以至菌株不同，其对抗菌药物敏感性是不同的，又因为大量广泛应用抗菌药，其耐药菌株也逐年增多。因此，测定微生物对药物的敏感性试验，对了解微生物的敏感程度以及选择用药、评价药物等都具有重要意义。

【仪器与试剂】

1. 仪器

无菌培养皿、无菌吸量管、镊子、酒精灯、75％酒精、棉球、直径 6.35mm 吸水量 20μl 的专用药敏无菌纸片。

2. 试剂

营养琼脂培养基、豆芽汁葡萄糖琼脂培养基、0.6％尼泊金、0.8％黄连素片、0.1％的新洁尔灭、200U/ml 链霉素液。

3. 试验菌

金黄色葡萄球菌（ATCC25923）、大肠埃希菌（ATCC25922）37℃ 16～18h 营养肉汤培养物、酵母菌 28℃ 24h 豆芽汁葡萄糖液体培养物。

【实训步骤】

1. 混菌平板的制备

分别取 1ml 的金黄色葡萄球菌、大肠埃希菌营养肉汤培养物、酵母菌豆芽汁葡萄糖液体培养物置于无菌培养皿中，各两个培养皿。然后在含金黄色葡萄球菌、大肠埃希菌的培养皿中加入已熔化好的营养琼脂培养基；在含酵母菌的培养皿中加入熔化好的豆芽汁葡萄糖琼脂培养基，培养基的温度控制在 45～50℃左右，混匀，凝固后备用。

2. 浸药

将灭菌纸片浸入供试药品中，取出，晾干或用粗滤纸吸干药液。

3. 放置含药物纸片

用无菌镊子取含药纸片，轻轻放在已凝固的混菌平板上，使纸片与平板紧密接触（但注意不要压破培养基），每个平板上均匀放置以上四种含药纸片各一片（实训图 6-1）。

4. 培养

细菌置于 37℃ 培养 20h，酵母菌置于 28℃ 培养 48～72h，观察纸片周围微生物的生长情况，测量抑菌圈大小。

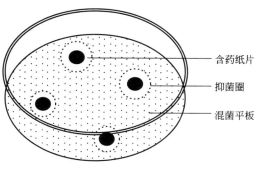

含药纸片
抑菌圈
混菌平板

实训图 6-1　滤纸片法

【实训结果】

具体见实训表 6-1。

实训表 6-1　化学药剂对细菌的抑菌效果

试验菌	金黄色葡萄球菌		大肠埃希菌		酵母菌	
	抑菌圈大小/mm	敏感性	抑菌圈大小/mm	敏感性	抑菌圈大小/mm	敏感性
尼泊金						
黄连素						
新洁尔灭						
链霉素						

注：根据抑菌圈大小判断药物对测试菌的敏感性，即抑菌作用无、弱、强、极强。

【思考题】

（1）常用的消毒剂有哪些？

（2）影响体外抑菌试验的因素有哪些？

实训七　药品的无菌检查

【实训目的】

1. 掌握灭菌制剂的无菌检查方法及其结果分析与判断。
2. 熟悉无菌检查使用的培养基。
3. 能够规范书写检验记录。

【实训原理】

无菌检查是检查无菌制剂及无菌医疗器具、无菌原辅料等是否无菌的一种方法。按2020年版《中国药典》规定，注射剂应进行无菌检查，结果符合规定方为合格产品。其基本原理是按规定取一定量的供试品，严格按照无菌操作技术，接种至规定培养基中，在适宜的温度下培养一定时间，观察有无菌生长，若无菌生长，判供试品符合规定；若有菌生长，则判供试品不符合规定。

需氧菌、厌氧菌检查接种硫乙醇酸盐流体培养基，置 30～35℃ 培养；需氧菌、真菌检查接种胰酪大豆胨液体培养基，置 20～25℃ 培养，培养时间均为 14 天，取出观察判断结果。主要程序如下：

供试品 → 培养基接种 → 需、厌氧菌及真菌的培养 → 结果观察 → 报告结果

无菌检查方法有直接接种法和薄膜过滤法，本实训采用直接接种法。

【仪器与试剂】

1. 仪器

超净工作台、恒温培养箱、高压蒸汽灭菌器、冰箱、烧杯、量筒、试管、1ml 吸量管、5ml 注射器、漏斗、棉塞、牛皮纸、药匙、棉绳、电热套、pH 精密试纸、记号笔、小砂轮、无菌棉球、酒精灯、火柴等。

2. 试剂

胰酪胨、氯化钠、葡萄糖、刃天青、L-胱氨酸、硫乙醇酸钠（或硫乙醇酸）、酵母浸出粉、牛肉浸出粉、蛋白胨、大豆木瓜蛋白酶消化物、硫酸镁、磷酸氢二钾、磷酸二氢钾、磷酸氢二钠、琼脂、蒸馏水、氢氧化钠、盐酸、酒精、碘酒等。以上涉及化学试剂规格用化学纯。

3. 试验菌株

金黄色葡萄球菌 ［CMCC(B)26003］。

4. 供试品

氯化钠注射液，规格 5ml：45mg。

【实训步骤】

1. 培养基、菌液的制备及仪器包扎

（1）培养基的制备

① 硫乙醇酸盐流体培养基

胰酪胨 15.0g　酵母浸出粉 5.0g　葡萄糖/无水葡萄糖 5.5g/5.0g　氯化钠 2.5g　新配制的 0.1%刃天青溶液 1.0ml　硫乙醇酸钠（或硫乙醇酸）0.5g（0.3ml）　L-胱氨酸 0.5g　琼脂 0.75g　水 1000ml　pH 7.1±0.2

除葡萄糖和刃天青溶液外，取上述成分加入水中混合，加热溶解，调 pH 值为弱碱性，煮沸，滤清；加入葡萄糖和刃天青溶液，摇匀，调 pH 值，使灭菌后 pH 7.1±0.2。分装至适宜的容器中，其装量与容器高度的比例应符合接种前培养基氧化层（粉红层）不超过培养基深度的 1/3，培养结束后培养基不超过培养基深度的 1/2，灭菌。

② 胰酪大豆胨液体培养基

胰酪胨 17.0g　氯化钠 5.0g　大豆木瓜蛋白酶消化物 3.0g　磷酸氢二钾 2.5g　葡萄糖/无水葡萄糖 2.5g/2.3g　水 1000ml

除葡萄糖外，取上述成分混合，微温溶解，调 pH 值，使灭菌后 pH 7.3±0.2，煮沸；加入葡萄糖溶解后，摇匀，滤清，分装，灭菌。

（2）阳性对照菌液制备　由实验教师准备。

接种金黄色葡萄球菌[CMCC(B)26003]的新鲜培养物少许至胰酪大豆胨液体培养基或胰酪大豆胨琼脂培养基中，置 30～35℃培养 18～24h；上述培养物用 0.9%无菌氯化钠溶液制成每 1ml 含菌数不大于 100CFU（CFU：菌落形成单位）的菌悬液，用作阳性对照菌。

（3）其他仪器的包扎　包扎 1ml 吸量管 1 支、5ml 注射器 1 支，与包扎好的稀释液和培养基一起，贴标签，统一灭菌，备用。

2. 无菌检查方法——直接接种法

（1）供试品检查　取供试品 10 支，用碘酒棉球擦拭安瓿外表，用砂轮在安瓿颈部划一环行线，再用 75%酒精棉球擦拭外表，划痕处过火焰消毒。打开颈部，按实训表 7-1 中的要求，用灭菌注射器吸取供试品分别接种硫乙醇酸盐流体培养基 6 管、胰酪大豆胨液体培养基 5 管，每管接种量 4ml。

（2）阳性对照试验　按实训表 7-1 操作，培养时间不超过 5d 应生长良好。

实训表 7-1　供试品的接种及培养

项目	需、厌氧菌培养 （硫乙醇酸盐流体培养基）	需氧菌、真菌培养 （胰酪大豆胨液体培养基）
供试品： 每种培养基各 5 管	4ml/管	4ml/管
阳性对照试验： 供试品＋阳性菌液	4ml（供试品） 1.0ml（金黄色葡萄球菌菌液）	
阴性对照试验	—	—
培养温度	30～35℃	20～25℃
培养时间	14d（阳性对照不超过 5d）	14d

注：10 支供试品内容物亦可混匀后再按表中规定量分别接种各种培养基。

（3）阴性对照试验　取未接种的硫乙醇酸盐流体培养基、胰酪大豆胨液体培养基各 1 管，与供试品检查相同条件下培养，作阴性对照。阴性对照不得有菌生长，否则判试验无效。

（4）培养　将阴性对照管及接种好的硫乙醇酸盐流体培养基、胰酪大豆胨液体培养基置适宜温度培养 14 天。

（5）结果观察和判定

① 培养及观察　培养期间应逐日观察并记录是否有菌生长。

② 结果判定　阴性对照管应澄清无菌生长；阳性对照管细菌应生长良好。否则判实验结果无效。若供试品管均澄清，或虽显浑浊但经确证无菌生长，判供试品符合规定。若供试品管中任何一管显浑浊并确证有菌生长，判供试品不符合规定。

（6）书写检验记录

【注意事项】

（1）无菌检查时，检查环境应符合要求；检验人员应严格按照无菌操作技术的要求规范操作；使用的器材、培养基均需灭菌彻底。

（2）接种量不得少于《中国药典》规定的最少量。

（3）在培养期内必须逐日观察，了解培养过程的变化，不可在培养期结束时才观察结果。

【思考题】

（1）哪些药品需进行无菌检查？怎样正确判断结果？

（2）在实验中为何要设阴性对照及阳性对照？若阳性对照出现阴性结果是何原因？应如何处理？

（3）列出无菌操作的要点。

实训八　口服药品的微生物总数检查

【实训目的】

1. 掌握口服药物中需氧菌总数与真菌总数检查的程序与方法。

2. 了解需氧菌总数与真菌总数检测的实际意义。

3. 能够规范书写检验原始记录及检验报告书。

【实训原理】

　　微生物限度检查法是检查非规定灭菌制剂及其原、辅料受微生物污染程度的方法。《中国药典》（2020 年版）微生物限度检查规定检查项目包括需氧菌、真菌（包括霉菌和酵母菌）总数及控制菌检查。

　　口服药物的需氧菌数、真菌数需控制在一定范围。通过总数的测定，可了解每克或每毫升供试品所含的活菌数，用于判断供试品的污染程度，也可作为评价药品生产过程卫生学水平的一个重要依据。

　　检查的基本原理是取一定量的供试品，按 10 倍稀释法制成系列浓度的供试液。取 1.0ml 的某一稀释级供试液放置于无菌培养皿中，加入琼脂培养基，混匀，凝固后倒置于恒温培养箱中培养。一定时间后，一个菌长成一个菌落，点计平板中的菌落数，乘以稀释倍数即得每克或每毫升供试品中所含的活菌数。

　　检查程序如下：

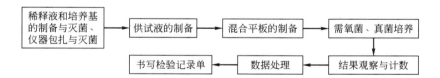

【仪器与试剂】

1. 仪器

　　恒温培养箱、高压蒸汽灭菌器、冰箱、烧杯、锥形瓶、量筒、试管、天平、培养皿、1ml 吸量管、10ml 吸量管、玻璃棒、漏斗、棉塞、电热套、精密 pH 试纸、记号笔、牛皮纸、棉绳、酒精灯、火柴等。

2. 试剂

　　牛肉浸出粉、蛋白胨、氯化钠、硫酸镁、葡萄糖、磷酸二氢钾、磷酸氢二钠、胰酪胨、大豆木瓜蛋白酶消化物、琼脂、蒸馏水、1.0mol/L 氢氧化钠、1.0mol/L 盐酸。以上涉及化学试剂均用化学纯规格。

3. 供试品

　　板蓝根颗粒剂。

【实训步骤】

1. 稀释液、培养基的制备与仪器的包扎

（1）稀释液及培养基的制备　两组合作，分工制备。

① pH7.0 氯化钠-蛋白胨缓冲液（稀释液）

磷酸二氢钾 3.56g　磷酸氢二钠 5.77g　氯化钠 4.30g　蛋白胨 1.00g　水 1000ml

制备：每两组配 300ml。按比例取上述各成分混合，微温溶解，滤清，分装 2 个锥形瓶和 6 支试管，锥形瓶装量约 93ml/瓶（具体装量参考预试验的情况，保证加入 10g 供试品后，总体积为 100ml，并在瓶中加入若干玻璃珠），试管装量 9.0ml/支，包扎，灭菌。

② 胰酪大豆胨琼脂培养基

胰酪胨 15.0g　氯化钠 5.0g　大豆木瓜蛋白酶消化物 5.0g　琼脂 15.0g　水 1000ml pH 7.3±0.2

制备：每两组制备 200ml。按比例取上述成分混合，加热溶解，滤过，调节 pH，使灭菌后 pH 7.3±0.2，平均分装在 2 个锥形瓶中，包扎，灭菌。

③ 沙氏葡萄糖琼脂培养基

蛋白胨 10.0g　葡萄糖 40.0g　琼脂 15.0g　水 1000ml　pH 5.6±0.2

制备：每两组制备 200ml。按比例取上述成分（除葡萄糖），混合，加热溶解，滤过，加入葡萄糖，调节 pH，使灭菌后 pH5.6±0.2，平均分装在 2 个锥形瓶中，包扎，灭菌。

（2）其他仪器的包扎　以组为单位。

培养皿 12 套、1ml 吸量管 5 支。

包扎好的物品、稀释液和培养基，贴标签，统一灭菌，备用。

2. 需氧菌、霉菌及酵母菌计数检查方法——倾注平板法

具体操作见实训图 8-1。

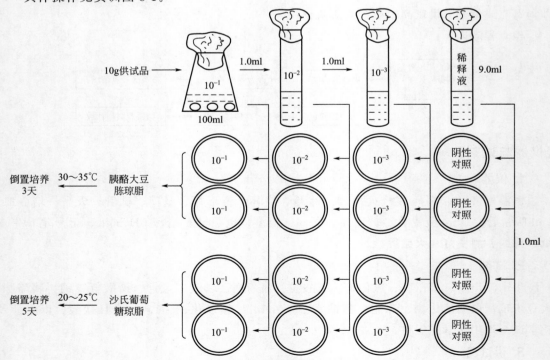

实训图 8-1　需氧菌、霉菌和酵母菌计数的操作示意图

（1）供试液制备　称取供试品 10g，加进已灭菌的装有适量（使加入供试品后体积为 100ml）pH7.0 氯化钠-蛋白胨缓冲液的锥形瓶中，摇匀即为 1∶10 供试液。

（2）供试液的稀释　取上述 1∶10 供试液 1.0ml，加入装有 9.0ml pH7.0 氯化钠-蛋白胨缓冲液的试管中，混匀，即为 1∶100 供试液；以此类推制备 1∶1000 供试液。

（3）混合平板的制备　分别取 1∶10、1∶100 及 1∶1000 三个稀释级的供试液 1.0ml，置直径 90mm 的无菌培养皿中，每皿注入 15～20ml 熔化并冷却至约 45℃ 的胰酪大豆胨琼脂培养基或沙氏葡萄糖琼脂培养基。混匀，凝固，置规定温度的培养箱内倒置培养。每个稀释级每种培养基至少制备 2 个平板。

（4）阴性对照试验　取已灭菌的 pH7.0 氯化钠-蛋白胨缓冲液 1ml，置无菌培养皿中，注入培养基，凝固，置规定温度的培养箱内倒置培养。每种计数用的培养基各制备 2 个平板，均不得有菌生长。

（5）培养和计数　除另有规定外，需氧菌培养 3～5 天，点计菌落数；霉菌、酵母菌培养 5～7 天，点计菌落数。计算各稀释级的平均菌落数，按菌落报告规则（实训表 8-1）报告菌数，填写检验记录单。

实训表 8-1　微生物计数结果及报告方法举例

例次	各稀释级平均菌落数			报告选用稀释级	需氧菌或真菌总数报告方式/（CFU/g 或 ml）
	1∶10	1∶100	1∶1000		
1	325	16	1	选平均菌落数大的稀释级	$1.6×10^3$
2	0.5	0	0		<10

（6）书写检验记录

【注意事项】

（1）实训过程要严格无菌操作。

（2）供试液稀释及注入培养皿时应摇匀再取，供试液从制备至加入培养基不得超过 1h。

（3）掌握培养基的倒入温度在 45～50℃，不宜太高或太低。

（4）平板要倒置培养，掌握培养温度与培养时间。

（5）计数菌落可用放大镜检查，以防漏数。若平板上有片状、花斑状菌落或蔓延生长成片，该平板无效。

（6）需氧菌数以胰酪大豆胨琼脂培养基中生长的所有菌数（包括细菌和真菌菌落数）计算；真菌数以沙氏葡萄糖琼脂培养基中生长的所有菌数（包括细菌和真菌菌落数）计算。

【思考题】

（1）在含药物稀释液的培养皿中加培养基时，培养基的温度为什么需控制在 45℃ 左右？

（2）为什么要测定药品中的需氧菌和真菌总数？

实训九　口服药物的大肠埃希菌检查

【实训目的】

1. 掌握口服药品中大肠埃希菌检查的程序及方法。
2. 能识别大肠埃希菌的特征并正确分析检验结果。
3. 能够规范书写检验记录。

【实训原理】

大肠埃希菌是人和许多动物肠道中存在的正常菌群，主要来源于人和动物的粪便，常作为判断药品是否受粪便污染的指标菌。供试品中一旦检出大肠埃希菌，表明该检品已被粪便污染，可能存在肠道致病菌和寄生虫卵，服用后有引起消化道疾病的危险。2020年版《中国药典》规定：经口、呼吸道及经鼻给药的制剂，直接口服及泡服饮片每1g、1ml或 $10cm^2$ 不得检出大肠埃希菌。

取供试品10g（ml）进行大肠埃希菌检查，无特别说明培养温度在30～35℃，主要程序如下：

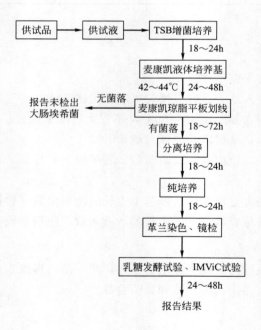

【仪器与试剂】

1. 仪器

恒温培养箱、高压蒸汽灭菌器、冰箱、显微镜、烧杯、锥形瓶、量筒、试管、天平、培养皿、吸量管、药匙、玻璃棒、滴管、载玻片、接种环、杜氏管、棉塞、电热套、精密 pH

试纸、记号笔、牛皮纸、棉绳、酒精灯、火柴、吸水纸、擦镜纸等。

2. 试剂

蛋白胨、磷酸二氢钾（无水）、乳糖、胰酪胨、大豆木瓜蛋白酶水解物、葡萄糖、氯化钠、磷酸氢二钾、磷酸氢二钠（无水）、曙红钠指示液、亚甲蓝、明胶胰酶水解物、牛胆盐、溴甲酚紫、琼脂、牛肉浸出粉、脱氧胆酸盐、中性红、结晶紫、磷酸二氢铵、七水硫酸镁、氢氧化钠、枸橼酸钠、盐酸、溴麝香草酚蓝、蒸馏水等。以上涉及化学试剂均用化学纯规格。

3. 试验菌株

大肠埃希菌［CMCC(B)44102］。

4. 供试品

葡萄糖酸钙口服液。

【实训步骤】

1. 稀释液、培养基的制备和仪器的包扎

（1）稀释液、培养基的制备

① pH7.0 氯化钠-蛋白胨稀释液

磷酸二氢钾 3.56g　磷酸氢二钠 7.23g　氯化钠 4.30g　蛋白胨 1.0g　蒸馏水 1000ml

按比例取上述各成分混合，微温溶解，滤清，分装锥形瓶，90ml/瓶，包扎，灭菌。

② 胰酪大豆胨液体培养基　参照实训七。

③ 麦康凯液体培养基

明胶胰酶水解物 20g　乳糖 10.0g　牛胆盐 5.0g　溴甲酚紫 10mg　水 1000ml

除乳糖和溴甲酚紫外，其余成分混合，微温溶解，调节 pH，使灭菌后 pH 7.3±0.2。加入乳糖和溴甲酚紫混匀，分装，于 115℃灭菌 15min。

④ 麦康凯琼脂培养基

明胶胰酶水解物 17.0g　蛋白胨 3.0g　乳糖 10.0g　脱氧胆酸盐 1.5g　氯化钠 5.0g　中性红 30.0mg　结晶紫 1mg　琼脂 13.5g　水 1000ml

除乳糖、中性红、结晶紫、琼脂外，其余成分混合，微温溶解，调节 pH，使灭菌后为 pH 7.1±0.2。加入乳糖、中性红、结晶紫、琼脂，加热煮沸 1min，并不断摇匀，分装，于 115℃灭菌 15min。

⑤ 营养琼脂培养基

营养琼脂培养基：蛋白胨 10.0g　氯化钠 5.0g　牛肉浸出粉 3.0g　琼脂 14.0g　水 1000ml

按比例取上述各成分混合，加热熔化，调节 pH，使灭菌后 pH 7.2±0.2，分装在试管中，包扎，灭菌后摆斜面。

⑥ 5%乳糖培养基

蛋白胨 0.2g　溴麝香草酚蓝指示液 6ml　氯化钠 0.2g　乳糖 5.0g　磷酸氢二钠 0.2g　蒸馏水 100ml

除乳糖和指示液外，其余成分混合，微温溶解，调节 pH，使灭菌后 pH 7.4。加入乳糖和指示液混匀，分装于试管中，每管加一杜氏管，于 115℃灭菌 15min。

⑦ 磷酸盐葡萄糖胨水培养基

蛋白胨 10.0g　葡萄糖 5.0g　磷酸氢二钾 3.8g　蒸馏水 1000ml

取各成分混合，微温溶解，调节 pH，使灭菌后 pH 7.3，分装于试管中，于 115℃ 灭菌 30min。

⑧ 蛋白胨水培养基

蛋白胨 10.0g　氯化钠 5.0g　蒸馏水 1000ml

取各成分混合，加热溶解，调节 pH，使灭菌后 pH 7.3，分装于试管中，于 121℃ 灭菌 30min。

⑨ 枸橼酸盐培养基

磷酸二氢铵 1.0g　磷酸氢二钾 3.8g　氯化钠 5.0g　七水硫酸镁 0.2g　枸橼酸钠（无水）2.0g　溴麝香草酚蓝指示液 20ml　琼脂 15.0g　蒸馏水 1000ml

除指示液外，取上述各成分溶解后，调节 pH，使灭菌后 pH 6.9。然后加入指示剂，混匀、过滤，分装于试管中，于 121℃ 灭菌 20min，制成斜面。

（2）菌液制备　由实验教师制备。

接种大肠埃希菌［CMCC(B)44102］的新鲜培养物至营养肉汤培养基中，于 30～35℃ 培养 18～24h；上述培养物用 0.9% 无菌氯化钠溶液制成每 1ml 含菌量不超过 100CFU 的大肠埃希菌菌悬液，用作阳性对照。

（3）其他物品包扎与准备　根据需要包扎 1.0ml、10ml 吸量管及培养皿。

包扎好的物品、稀释液和培养基，做记号，统一灭菌，备用。

2. 大肠埃希菌检查法——常规法

（1）供试液制备　取供试品 10ml，加入已灭菌的装有 90ml pH7.0 氯化钠-蛋白胨稀释液的锥形瓶中，摇匀即为 1∶10 供试液。

取 3 瓶胰酪大豆胨液体培养基，分别做阴性对照、阳性对照和供试品检查。

（2）阴性对照　取稀释液 10ml 加入胰酪大豆胨液体培养基，按大肠埃希菌检查法检查，作为阴性对照，应无菌生长。

（3）阳性对照　取 1∶10 供试液 10ml 及 1ml 含菌量不超过 100CFU 的大肠埃希菌对照菌株菌悬液加入胰酪大豆胨液体培养基，按大肠埃希菌检查法检查，作为阳性对照，应检出大肠埃希菌。

（4）供试品检查

① 增菌培养　取 1∶10 供试液 10ml 接种于胰酪大豆胨液体培养基，培养 18～24h。

② 选择性培养　取增菌培养液 1ml，接种至 100ml 麦康凯液体培养基中，于 42～44℃ 培养 24～48h。

③ 分离培养　取麦康凯液体培养物划线接种于麦康凯琼脂平板上，倒置培养 18～72h。

结果判断：若平板上无菌生长，判未检出大肠埃希菌；若平板上有菌落生长，进一步做以下操作。

④ 纯培养　用接种环挑取 2～3 个菌落，分别接种于营养琼脂斜面培养基，培养 18～24h。

⑤ 革兰染色、镜检　取斜面培养物进行革兰染色、镜检，若证明为革兰阴性短杆菌者，继续做生化反应试验。

⑥ 生化反应试验

a. 乳糖发酵试验　取纯培养物接种于5％乳糖培养基中，培养24～48h，观察结果。杜氏管中有气泡，判为产气；在试管中加入溴麝香草酚蓝显黄色，判为产酸。

b. 靛基质试验（I）　取纯培养物接种于蛋白胨水培养基中，培养24～48h，沿管壁加入靛基质试液数滴，轻轻摇动试管，液面呈玫瑰红色为阳性反应；呈试剂本色为阴性反应。

c. 甲基红试验（M）　取纯培养物接种于磷酸盐葡萄糖胨水培养基内，培养48h±2h，取约2ml培养液加入2滴甲基红指示液，轻轻摇动，立即观察，呈鲜红色或橘红色为阳性；呈黄色为阴性。

d. 乙酰甲基甲醇生成试验（V-P）　取纯培养物接种于磷酸盐葡萄糖胨水培养基内，培养48h±2h，取约2ml培养液加入α-萘酚乙醇液1ml，混匀，再加入40％的氢氧化钾试液0.4ml，充分摇匀，在4h内出现红色者，判为阳性，无红色反应为阴性。

e. 枸橼酸盐利用试验（C）　取纯培养物接种于枸橼酸盐斜面培养基上，培养2～4天，培养基斜面有菌苔生长，培养基由绿色变为蓝色，判为阳性；培养基斜面无菌生长，培养基仍呈绿色者为阴性。

（5）结果判断　若麦康凯平板有菌生长、EMB平板有疑似菌落，IMViC试验为＋＋－－或－＋－－，革兰阴性短杆菌，符合以上两种情况判供试品检出大肠埃希菌，其余情况判供试品未检出大肠埃希菌。

（6）书写检验记录

【注意事项】

（1）实验过程要严格进行无菌操作。

（2）用于革兰染色的培养物培养时间以16～24h为宜。培养时间过长，革兰阳性菌易染成红色。

（3）至少要挑取2～3个疑似菌落做生化试验，以免出现漏检情况，提高检出率。

（4）做IMViC试验时，接种环需彻底清洁去除粘在上面的有机物，灭菌后取疑似菌苔需首先接种枸橼酸盐培养基，再接种蛋白胨水培养基和磷酸盐葡萄糖胨水培养基。切勿将培养基带入枸橼酸盐培养基，以免影响结果。

【思考题】

（1）为什么要以大肠埃希菌作为药物、水、饮料、食品等的卫生学指标菌？

（2）进行大肠埃希菌检查时，为何要做阳性对照和阴性对照？

实训十 凝集反应（玻片法测定ABO血型）

【实训目的】

1. 掌握凝集反应的原理和应用。
2. 掌握ABO血型鉴定的方法，充分认识输血时血型不合所造成的严重后果。
3. 熟悉红细胞的凝集现象，能根据实验结果准确判定血型。

【实训原理】

直接凝集反应是颗粒性抗原（又称凝集原）与相应抗体（又称为凝集素）直接结合所呈现的凝集现象。如红细胞和细菌凝集试验。主要有玻片法、试管法及微量凝集法。玻片法为定性试验，方法简便快速，常用已知抗体检测未知抗原，应用于菌种鉴定、分型及人红细胞ABO血型测定等。

血型就是红细胞膜上特异抗原的类型。已经发现的人类红细胞血型系统有三十多种。其中ABO血型系统在输血中最为重要，需血型相合才能输血。在ABO血型系统中，红细胞膜上抗原分A和B两种，而血清中含天然的抗A和抗B抗体。根据红细胞膜上是否含A、B抗原而分为A、B、AB、O四种血型（实训表10-1），各种血型的血清中则不含相应的抗体。

实训表 10-1　ABO 血型中的抗原和抗体

血 型	红细胞膜上所含的抗原	血清中所含的抗体
O	无 A 和 B	抗 A 和抗 B
A	A	抗 B
B	B	抗 A
AB	A 和 B	无抗 A 和抗 B

A抗原加抗A抗体或B抗原加抗B抗体，则产生凝集现象。血型鉴定是将受试者的红细胞加入标准抗A血清与标准抗B血清，观察有无凝集现象，从而测知受试者红细胞膜上有无A或/和B抗原，以此判断受试者血型。

【仪器与试剂】

1. 仪器

一次性采血针、载玻片、小试管、滴管、竹签、灭菌脱脂棉球、记号笔等。

2. 试剂

标准抗A血清、标准抗B血清、75％酒精、碘酊、0.85％NaCl溶液等。

【实训步骤】

见实训图10-1。

1. 做标记

取载玻片一块，洗干净，用吸水纸吸干，用记号笔在玻片两端分别标记抗 A 与抗 B。

2. 加抗血清

分别在 A 端加标准抗 A 血清、B 端加标准抗 B 血清各 1 滴。

3. 红细胞悬液制备

用碘酊对受试者指尖或耳垂消毒，然后用一次性采血针刺穿皮肤，稍加挤压，取一滴血，加入含 1ml 生理盐水的小试管内，混匀，即得约 5% 红细胞悬液。

4. 加待测血液

用滴管吸取红细胞悬液，分别各滴一滴于载玻片两端的血清上，注意勿使滴管与血清相接触。用竹签两头分别将两端的血液与抗血清混合，搅匀。

5. 结果观察

10～30min 后肉眼观察结果，如有凝集反应可见到呈红色点状或小片状凝集块浮起。红细胞凝集

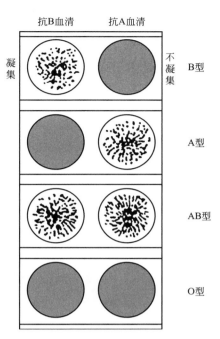

实训图 10-1　凝集反应与血型

者为阳性反应，证明红细胞上有与标准抗血清相对应的凝集原；不凝为阴性反应，说明红细胞上没有与标准抗血清相对应的凝集原。如红细胞不凝集，可于室温中放 5min 后再观察结果。必要时，可于显微镜下检查结果，如有凝集反应，可见红细胞聚集成团，以免漏检弱凝集反应。

6. 判断血型

根据受试者红细胞是否被标准抗 A、抗 B 血清所凝集，判断其血型。

【注意事项】

（1）所用载玻片实训前必须清洗干净，以免出现假凝集现象。

（2）标准抗 A 及抗 B 血清绝对不能相混，红细胞悬液滴管头不能接触抗体液面，竹签一端用来混匀一侧就不能去接触另一侧。

（3）取血前受试者的取血部位一定要做好消毒，以免引起感染。取血时不要过分挤压，以免出现溶血影响结果。

【思考题】

（1）在无标准抗血清情况下已知某两人血型分别为 A 型和 B 型，能否用他们的血去检查未知血型？如何操作？

（2）为什么 A 型和 B 型血的人不能相互输血？

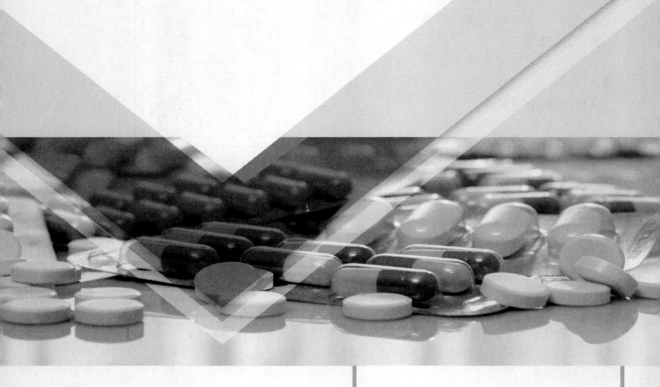

第五部分

附录

附录一 ≫
《中国药典》（2020 年版）非无
菌药品微生物限度标准 / 231

附录二 ≫
空气洁净度检测方法 / 234

附录三 ≫
饮用水的微生物检查 / 240

附录四 ≫
常用染色液、试液、消毒液的
配制 / 242

附录一 《中国药典》（2020 年版）
非无菌药品微生物限度标准

非无菌药品的微生物限度标准是基于药品的给药途径和对患者健康潜在的危害以及药品的特殊性而制订的。药品生产、贮存、销售过程中的检验，药用原料、辅料及中药提取物的检验，新药标准制订，进口药品标准复核，考察药品质量及仲裁等，除另有规定外，其微生物限度均以本标准为依据。

1. 制剂通则、品种项下要求无菌的制剂及标示无菌的制剂和原辅料：应符合无菌检查法规定。

2. 用于手术、烧伤或严重创伤的局部给药制剂：应符合无菌检查法规定。

3. 非无菌化学药品制剂、生物制品制剂、不含药材原粉的中药制剂的微生物限度标准见附录表 1-1。

附录表 1-1　非无菌化学药品制剂、生物制品制剂、不含药材原粉的中药制剂的微生物限度标准

给药途径	需氧菌总数 /(CFU/g、CFU/ml 或 CFU/10cm²)	霉菌和酵母菌总数 /(CFU/g、CFU/ml 或 CFU/10cm²)	控制菌
口服给药[①] 　固体制剂 　液体及半固体制剂	10^3 10^2	10^2 10^1	不得检出大肠埃希菌(1g 或 1ml)；含脏器提取物的制剂还不得检出沙门菌(10g 或 10ml)
口腔黏膜给药制剂 齿龈给药制剂 鼻用制剂	10^2	10^1	不得检出大肠埃希菌、金黄色葡萄球菌、铜绿假单胞菌(1g、1ml 或 10cm²)
耳用制剂 皮肤给药制剂	10^2	10^1	不得检出金黄色葡萄球菌、铜绿假单胞菌(1g、1ml 或 10cm²)
呼吸道吸入给药制剂	10^2	10^1	不得检出大肠埃希菌、金黄色葡萄球菌、铜绿假单胞菌、耐胆盐革兰阴性菌(1g 或 1ml)
阴道、尿道给药制剂	10^2	10^1	不得检出金黄色葡萄球菌、铜绿假单胞菌、白色念珠菌(1g、1ml 或 10cm²)；中药制剂还不得检出梭菌(1g、1ml 或 10cm²)
直肠给药 　固体及半固体制剂 　液体制剂	10^3 10^2	10^2 10^2	不得检出金黄色葡萄球菌、铜绿假单胞菌(1g 或 1ml)
其他局部给药制剂	10^2	10^2	不得检出金黄色葡萄球菌、铜绿假单胞菌(1g、1ml 或 10cm²)

① 化学药品制剂和生物制品制剂若含有未经提取的动植物来源的成分及矿物质还不得检出沙门菌（10g 或 10ml）。

4. 非无菌含药材原粉的中药制剂微生物限度标准见附录表 1-2。

附录表 1-2　非无菌含药材原粉的中药制剂微生物限度标准

给药途径	需氧菌总数 /(CFU/g、CFU/ml 或 CFU/10cm^2)	霉菌和酵母菌总数 /(CFU/g、CFU/ml 或 CFU/10cm^2)	控制菌
固体口服给药制剂 　不含豆豉、神曲等发酵原粉 　含豆豉、神曲等发酵原粉	10^4（丸剂 3×10^4） 10^5	10^2 5×10^2	不得检出大肠埃希菌（1g）；不得检出沙门菌（10g）；耐胆盐革兰阴性菌应小于10^{2}CFU（1g）
液体及半固体口服给药制剂 　不含豆豉、神曲等发酵原粉 　含豆豉、神曲等发酵原粉	5×10^2 10^3	10^2 10^2	不得检出大肠埃希菌（1g 或 1ml）；不得检出沙门菌（10g 或 10ml）；耐胆盐革兰阴性菌应小于10CFU（1g 或 1ml）
固体局部给药制剂 　用于表皮或黏膜不完整 　用于表皮或黏膜完整	10^3 10^4	10^2 10^2	不得检出金黄色葡萄球菌、铜绿假单胞菌（1g 或 10cm^2）；阴道、尿道给药制剂还不得检出白色念珠菌、梭菌（1g 或 10cm^2）
液体及半固体局部给药制剂 　用于表皮或黏膜不完整 　用于表皮或黏膜完整	10^2 10^2	10^2 10^2	不得检出金黄色葡萄球菌、铜绿假单胞菌（1g 或 1ml）；阴道、尿道给药制剂还不得检出白色念珠菌、梭菌（1g 或 1ml）

5. 非无菌的药用原料及辅料微生物限度标准见附录表 1-3。

附录表 1-3　非无菌的药用原料及辅料微生物限度标准

给药途径	需氧菌总数 /(CFU/g 或 CFU/ml)	霉菌和酵母菌总数 /(CFU/g 或 CFU/ml)	控制菌
药用原料及辅料	10^3	10^2	＊

注：＊表示未做统一规定。

6. 中药提取物及中药饮片的微生物限度标准见附录表 1-4。

附录表 1-4　中药提取物及中药饮片的微生物限度标准

给药途径	需氧菌总数 /(CFU/g 或 CFU/ml)	霉菌和酵母菌总数 /(CFU/g 或 CFU/ml)	控制菌
中药提取物	10^3	10^2	＊
直接口服及 泡服饮片	＊	＊	不得检出大肠埃希菌（1g 或 1ml）；不得检出沙门菌（10g 或 10ml）；耐胆盐革兰阴性菌应小于 10^4 CFU（1g 或 1ml）

注：＊表示未做统一规定。

7. 有兼用途径的制剂应符合各给药途径的标准。

非无菌药品的需氧菌总数、霉菌和酵母菌总数照"非无菌产品微生物限度检查：微生物计数法"（通则 1105）检查；非无菌药品的控制菌照"非无菌产品微生物限度检查：控制菌检查法"（通则 1106）检查。各品种项下规定的需氧菌总数、霉菌和酵母菌总数标准解释如下：

10^1 CFU：制剂可接受的最大菌数为 20；中药饮片可接受最大菌数为 50；

10^2 CFU：制剂可接受的最大菌数为 200；中药饮片可接受最大菌数为 500；

10^3 CFU：制剂可接受的最大菌数为 2000；中药饮片可接受最大菌数为 5000；依此类推。

本限度标准所列的控制菌对于控制某些药品的微生物质量可能并不全面。因此，对于原料、辅料及某些特定的制剂，根据原辅料及其制剂的特性和用途、制剂的生产工艺等因素，可能还需检查其他具有潜在危害的微生物。

除了本限度标准所列的控制菌外，药品中若检出其他可能具有潜在危害性的微生物，应从以下方面进行评估。

药品的给药途径：给药途径不同，其危害不同；

药品的特性：药品是否促进微生物生长，或者药品是否有足够的抑制微生物生长能力；

药品的使用方法；

用药人群：用药人群不同，如新生儿、婴幼儿及体弱者，风险可能不同；

患者使用免疫抑制剂和甾体类固醇激素等药品的情况；

存在疾病、伤残和器官损伤等。

当进行上述相关因素的风险评估时，评估人员应经过微生物学和微生物数据分析等方面的专业知识培训。评估原辅料微生物质量时，应考虑相应制剂的生产工艺、现有的检测技术及原辅料符合该标准的必要性。

附录二　空气洁净度检测方法

空气洁净度检测项目包括悬浮粒子、浮游菌、沉降菌和表面微生物。

一、悬浮粒子

按 GB/T 16292—2010《医药工业洁净室（区）悬浮粒子测试方法》中的方法测定，采用光散射（离散）尘埃粒子计数器，测量各级洁净室单位体积空气内不同粒径的尘埃粒子数目，以此评价环境的洁净度级别。按洁净室的面积及洁净度级别的要求设置采样点数目、采样位置及采样量，根据具体生产情况制定检测周期，至少每年需验证一次。

1. 最少采样点数目

可用以下两种方法确定最小采样点数目。

（1）按公式计算最小采样点数目

$$N_L = \sqrt{A}$$

式中，N_L 为最少采样点数目；A 为洁净室（区）的面积，m^2。

（2）通过查附录表 2-1 确定最小采样点数目

附录表 2-1　洁净室（区）悬浮粒子采样点最少数量

面积/m^2	洁净度级别			
	100	10000	100000	300000
＜10	2～3	2	2	2
≥10～＜20	4	2	2	2
≥20～＜40	8	2	2	2
≥40～＜100	16	4	2	2
≥100～＜200	40	10	3	3
≥200～＜400	80	20	6	6
≥400～＜1000	160	40	13	13
≥1000～＜2000	400	100	32	32
≥2000	800	200	63	63

2. 确定采样点位置及次数

按附录图 2-1 布置采样点，也可在关键的设备或关键工作活动范围增加采样点，含培养基平板放置于离地面 0.8～1.5m 高度的区域，略高于工作台面，每个采样点采样次数可多于一次，不同采样点的采样次数可以不同。

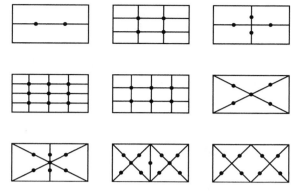

附录图 2-1　悬浮粒子、浮游菌、沉降菌
采样点位置示意图

3. 确定各采样点的单次取样量（附录表 2-2）

附录表 2-2　采样点的单次取样量

最小采样量	洁净度级别			
	100	10000	100000	300000
≥0.5μm	5.66	2.83	2.83	2.83
≥5μm	8.5	8.5	8.5	8.5

4. 采样时间

① 静态单向流洁净室在生产人员撤离现场，经 10min 自净后开始检测；非单向流洁净室则在生产人员撤离现场，经 20min 自净后才开始检测。

② 动态检测则需记录生产开始时间以及测试时间。

5. 注意事项

① 尽量避免在回风口设采样点。

② 采样时采样人员应在采样口的下风侧，并尽量少活动，采取有效措施防止采样过程的污染。

③ 室内测试人员不超过 2 人，其穿戴与测试室的洁净度级别要求相符。

6. 采样检测

按采集方案，在规定状态下采样检测，并及时记录测得的每份样品的具体数据。

7. 结果计算

（1）若同一采样点进行多次取样，则需要计算该采样点的平均粒子数

$$A = \frac{(C_1 + C_2 + \cdots + C_i)}{n}$$

式中　A——某一采样点 i（i 可代表任何采样点）的平均粒子数，粒/m^3；

　　　C_i——某一采样点的粒子浓度（$i=1,2\cdots n$，表示同一采样点采样 n 次），由尘埃计数器测得，粒/m^3；

　　　n——采样点 i 的取样次数，次。

（2）每立方米的粒子浓度计算公式

$$M = \frac{(A_1 + A_2 + \cdots + A_i)}{L}$$

式中　M——每立方米粒子浓度，粒子数/m³；

　　　A_i——某一采样点 i 的平均粒子浓度（$i=1,2\cdots L$，可代表任何取样点），粒/m³；

　　　L——某一洁净室（区）内总采样点数，个。

分别计算各个取样点每立方米的粒子浓度。

（3）计算标准差 SE

$$SE = \sqrt{\frac{(A_1 - M)^2 + (A_2 - M)^2 + \cdots + (A_i - M)^2}{L(L-1)}}$$

式中　SE——平均值均值的标准误差，粒/m³。

（4）95％置信上限（UCL）

$$UCL = M + t \times SE$$

式中　UCL——平均值均值的 95％置信上线，粒/m³；

　　　M——每立方米粒子浓度，粒子数/m³；

　　　t——95％置信上限的 t 分布系数（见附录表 1-3）。

附录表 1-3　95％置信上限的 t 分布系数

采样点数 L	2	3	4	5	6	7	8	9	>9
t	6.31	2.92	2.35	2.13	2.02	1.94	1.90	1.86	—

注：当采样点大于 9 时不需要计算 UCL。

8. 结果判断

判断悬浮粒子的洁净度级别应同时满足以下两个条件。

（1）每个采样点的平均悬浮粒子浓度必须不大于规定的级别界限。

（2）全部采样点的悬浮粒子浓度平均值均值的 95％置信上限必须不大于规定级别界限。

二、浮游菌

浮游菌测定的基本原理是将空气中的微生物粒子收集在含专门培养基的平皿内，在适宜的生长条件下繁殖到可见的菌落，进行菌落计数，以菌落数判断环境中的活微生物数，以此评价洁净室（区）的洁净度。测定时用浮游菌采样器收集微生物粒子，根据颗粒撞击原理和等速采样理论设计，被采样的带有微生物的空气在抽气泵作用下，高速喷射并撞击黏附到装有培养基的培养皿上，经培养后形成菌落予以计数。

按 GB/T 16293—2010《医药工业洁净室（区）浮游菌测试方法》测定。

1. 最少采样点数目

按以下公式计算：

$$N_L = \sqrt{A}$$

式中，N_L 为最少采样点数；A 为洁净室（区）的面积，m²。

2. 采样点位置及次数

按附录图 2-1 布置采样点，也可在关键的设备或关键工作活动范围增加采样点，含培养基平板放置于离地面 0.8～1.5m 高度的区域，略高于工作台面，每个采样点采样一次。检

查用培养皿规格为 $\phi 90mm \times 15mm$。

3. 采样时间及注意事项

同悬浮粒子。

4. 检查步骤

① 浮游菌采样器放入测试室前先消毒，A、B 洁净级别的应消毒后预先放置测试室内。

② 用消毒剂消毒培养皿外表面。

③ 采样前消毒顶盖、转盘和罩子的内外表面，采样后再喷雾消毒转盘和罩子内壁。

④ 采样口和采样管使用前必须高温灭菌或用消毒剂消毒。

⑤ 测试人员穿戴与待测区同洁净级别的要求相同，消毒双手。

⑥ 消毒后采样器内先不放培养皿，开启采样器运行不少于 5min，吹干消毒液，并检查流量，以设置采样时间。

⑦ 关闭采样器，放入外表面已经消毒的胰酪大豆胨琼脂平板或沙氏葡萄糖琼脂平板，盖上采集器盖子。

⑧ 将采样口置于采样点，开启采样器进行采集。

⑨ 全部采样结束，收集所有平板，倒置于培养箱培养，胰酪大豆胨琼脂培养基于 30～35℃ 不少于 2 天；沙氏葡萄糖琼脂培养基于 20～25℃ 不少于 5 天，进行菌落计数。

为防止培养皿在运输或搬动过程中造成污染，每次或同一测定区域同时放一平板，与采样平板同法操作但不暴露做对照试验。每批培养基做三个平板作空白对照（不带进待测洁净室内），以判断培养基是否污染，与采样平板同法培养，两种对照平板均不得有菌落生长。

5. 结果计算及评价

（1）结果计算　用菌落计数方法得出每个采样点有效平板的菌落数，用下式计算每个采样点的浮游菌平均浓度。

$$采样点浮游菌平均浓度（CFU/m^3）=\frac{菌落数（CFU）}{该点采样量（m^3）}$$

（2）结果评价　与相应等级的评定标准比较，若每个采样点浮游菌平均浓度均未超过标准限值，判洁净室（区）浮游菌符合规定；若超过标准限值，判不符合规定，应调查原因，并采取矫正措施。静态测试时若某采样点浓度超过限制，应重新测试两次，两次均未超过标准限值才能判为符合规定。

三、沉降菌

沉降菌测定的基本原理是在一定时间内让空气中的微生物粒子以自然沉降的方式收集在含专门培养基的平板内，在适宜的生长条件下繁殖到可见的菌落，予以计数。通过菌落数判断环境中的活微生物数，以此评价洁净室（区）的洁净度。

按 GB/T 16294—2010《医药工业洁净室（区）沉降菌测试方法》测定。

1. 最少采样点数目

同浮游菌。

2. 采样点位置及次数

同浮游菌。

3. 采样时间及注意事项

同悬浮粒子。

4. 检查步骤

按要求将外表面已经消毒的胰酪大豆胨琼脂培养基平板或沙氏葡萄糖琼脂培养基平板逐个放置相应的采样点，开盖暴露4h，结束后收集所有平板，倒置于培养箱，胰酪大豆胨琼脂培养基于30～35℃培养不少于2天；沙氏葡萄糖琼脂培养基于20～25℃培养不少于5天，进行菌落计数。

为防止培养皿在运输或搬动过程中造成污染，每次或同一测定区域同时放一平板，与采样平板同法操作但不暴露做对照试验。每批培养基做三个平板作空白对照，以判断培养基是否污染，与采样平板同法培养，两种对照平板均不得有菌落生长。

单个平板的暴露时间可以少于4h，同一位置可使用多个平板连续进行监测并累积计数。

5. 结果计算及评价

用菌落计数方法得出采样点各有效平板的菌落数，算出同一采样点沉降菌的平均菌落数，单位为CFU/皿。与相应等级的评定标准比较，若每个采样点沉降菌平均菌落数均未超过标准限值，判洁净室（区）沉降菌符合规定；若超过标准限值，判不符合规定，应调查原因，并采取矫正措施。静态测试时若某采样点浓度超过限制，应重新测试两次，两次均未超过标准限值才能判为符合规定。

四、表面微生物

表面微生物检查是监测生产区域、设备设施、人员表面的微生物数量方法，可评价测试场所、人员的洁净程度。基本的监测方法有接触碟法、擦拭法、表面冲洗法，每个测定对象选有代表性的4个点各取1样，每个点的取样面积在24～30cm^2。

1. 接触碟法

用ϕ55mm含琼脂培养基（一般用胰酪大豆胨琼脂）的接触性平板（接触碟），直接接触取样点表面，采集微生物，培养、计数。适用于平整规则表面及五指手套的表面微生物检查，如台面、设备表面、地面、墙壁、包装材料、手部等。此法使用方便、操作简单、不易污染、较准确，但不适用于不规则的表面，成本相对较高，培养基易碎。

（1）采集微生物

① 物体表面　取ϕ55mm含胰酪大豆胨琼脂培养基接触性平板，打开皿盖，使微凸的无菌培养基表面与取样表面直接接触，均匀按压培养皿底板，确保全部培养基表面与取样点表面均匀接触约10s，盖上皿盖，做好标记。取样后，用消毒液擦拭被取样表面，去除残留培养基。

② 五指手套　打开皿盖，将戴上手套的五指并拢，同时接触培养基表面约10s，盖上皿盖。

（2）培养及结果计算　全部采样结束后，将培养皿倒置于30～35℃培养2天，进行菌落计数。每批培养基做两个阴性对照，以判断培养基是否受污染。按下式计算物体表面菌落数：

$$物体表面的菌落数（CFU/cm^2）=\frac{菌落数（CFU）}{采样面积（cm^2）}$$

可将各采样点培养皿的菌落数分别与相应等级的评定标准比较，若每个采样点菌落数均未超过标准限值，判符合规定；若超过，判不符合规定。

2. 擦拭法

擦拭法是用润湿无菌棉拭子擦拭取样点表面，用无菌水洗脱棉拭子上的微生物，接种、培养、计数。用于物体表面、内包装材料、手部表面微生物检查，特别是不规则物体表面。该方法适用性广，器材简单经济，但操作较烦琐，回收率较低，误差较大。

（1）采集微生物

① 物体表面　将内径为 5cm×5cm 的灭菌规格板，放在被待测物体表面。用已灭菌生理盐水润湿的棉拭子，在规格板内涂抹 10 次（往返计为 1 次）。将棉拭子头剪断放入装有 10ml 灭菌生理盐水的采样管中，可用超声波洗涤一定时间，将棉拭子上的微生物洗脱。若待测表面不规则，先评估取样面积在 24～30cm^2。

② 人员手部微生物　被检人五指并拢，将浸有灭菌生理盐水的棉拭子在右手指曲面，从指尖、甲沟至指根处往返涂抹 10 次后，将棉拭子头剪断放入 10ml 灭菌生理盐水的试管中，可用超声波洗脱棉拭子上的微生物。

（2）接种培养及结果计算　将洗脱液充分混匀后取 1ml 置无菌培养皿内，若浓度太高，可适当稀释。在平板内注入熔化并冷却到 45℃ 左右的胰酪大豆胨琼脂培养基约 15ml，做 2 个重复，倒置于 30～35℃ 培养 2 天，进行菌落计数。按下列公式计算物体表面的菌落数。

$$物体表面的菌落数（CFU/cm^2）=\frac{平均菌落数（CFU）\times 稀释倍数}{采样面积（cm^2）}$$

$$每只手的菌数（CFU）=菌落数\times 稀释倍数$$

对含菌量较低的洗脱液，可用孔径小于 0.45μm 的微孔滤膜过滤后，取下滤膜，菌面朝上紧贴于胰酪大豆胨琼脂平板上，倒置于 30～35℃ 培养 2 天，进行菌落计数。计算物体表面菌落数同接触碟法。

还可用涂布法或其他适宜的方法进行接种操作。

3. 表面冲洗法

表面冲洗法是直接用无菌水冲洗物体表面，收集冲洗液获取微生物，接种、培养、计数。用于监测大面积区域内表面或容器内表面的微生物含量，如设备轨道、储水罐、内包装瓶等。

（1）采集微生物　用定量的无菌水冲洗待测物体表面，收集冲洗液。

（2）接种培养及结果计算　同擦拭法。

附录三 饮用水的微生物检查

饮用水的微生物检查用于评价饮用水的卫生状况，按国家《生活饮用水微生物标准检验方法微生物指标》（2006 年版）规定，检查主要包括菌落总数检查、总大肠菌群检查、耐热大肠菌群检查及大肠埃希菌检查，后三者可用多管发酵法、滤膜法和酶底物法检查，此处均采用滤膜法。

一、菌落总数检查

以无菌操作法取 1ml 水样置无菌培养皿中，加入熔化并冷却到 45℃ 左右的营养琼脂培养基约 15ml，混匀，做 2 个重复。同时只加培养基做空白对照。凝固后倒置于 36℃±1℃ 培养 48h，进行菌落计数。空白对照应无菌落生长。若饮用水的平均菌落数不超过 100CFU/ml，判菌落数符合规定，否则判不符合规定。

二、总大肠菌群检查

总大肠菌群是指于 37℃ 培养 24h 能发酵乳糖产酸产气、需氧或兼性厌氧革兰阴性无芽孢杆菌，包括埃希菌属、肠杆菌属、枸橼酸菌属、克雷伯菌属等菌属，用于指示饮用水的污染状况。每 100ml 饮用水中不得检出。

按无菌操作法用微孔滤膜过滤一定体积的水样，取下滤膜，菌面朝上紧贴在品红亚硫酸钠培养基平板上，于 37℃ 倒置培养 24h±2h。总大肠菌群在品红亚硫酸钠平板上的菌落特征为紫红色具金属光泽；或深红色、不带或略带金属光泽；或深红色、中心色较深。若无以上特征菌落，判水样中未检出总大肠菌群；若有特征菌落，记录特征菌落数，并逐一做确证试验。

取特征菌落分别进行革兰染色，若染色结果为革兰阴性无芽孢杆菌，将特征菌落接种乳糖蛋白胨培养液，于 37℃ 培养 24h。能产酸产气者，判水样中总大肠菌群为阳性；否则判阴性。

根据检查结果确定总大肠菌群菌落数，按下列公式计算总大肠菌群数，以每 100ml 水中总大肠菌群数（CFU/100ml）报告结果：

$$总大肠菌群菌落数（CFU/100ml）=\frac{数出的总大肠菌群菌落数（CFU）\times 100}{过滤的水样体积（ml）}$$

总大肠菌群检查结果为阴性者，不必做耐热大肠菌群检查和大肠埃希菌检查；为阳性者，则需进一步检查。

三、耐热大肠菌群检查

耐热大肠菌群是指在 44.5℃ 仍能生长的大肠菌群，用于区别自然环境中的大肠菌群和粪便中的大肠菌群，包括埃希菌属、耐热克雷伯菌。耐热大肠菌群主要来自人和恒温动物的粪便，作为供试品是否受粪便污染的指示菌。每100ml饮用水中不得检出。

按无菌操作法用微孔滤膜过滤一定体积水样，取下滤膜，菌面朝上紧贴在MFC培养基平板上，倒置于44.5℃隔水式培养箱培养24h±2h；也可用塑料培养皿，盖紧或用防水胶带贴封后，叠放于密封袋内，密封好浸入44.5℃水浴锅中培养24h±2h。耐热大肠菌群在MFC培养基内的菌落呈蓝色，非耐热大肠菌群菌落则呈灰色至奶油色。

取疑似菌落接种于EC培养基，于44.5℃培养24h±2h，能产气者，证实为耐热大肠菌群。

根据证实的耐热大肠菌群菌落数，按下列公式计算耐热大肠菌群菌落数，以每100ml水中耐热大肠菌群菌落数（CFU/100ml）报告结果：

$$耐热大肠菌群菌落数（CFU/100ml）=\frac{证实的耐热大肠菌群菌落数（CFU）\times 100}{过滤的水样体积（ml）}$$

四、大肠埃希菌检查

大肠埃希菌属于埃希菌属，是总大肠菌群中的一种细菌，用于指示饮用水是否受粪便污染。每100ml饮用水中不得检出。

取总大肠菌群阳性的滤膜菌面朝上贴在NA-MUG培养基平板上于37℃倒置培养4h，取出将平板置暗处，在功率为6W、波长为366nm的紫外灯下观察，菌落边缘或背面有蓝色荧光的，证明有大肠埃希菌。

记录有蓝色荧光产生的菌落数，按与总大肠菌群相同的方法计算并报告结果。

附录四　常用染色液、试液、消毒液的配制

配制溶液注意事项：

① 配制溶液应按照实际需要选用合适规格的试剂。微生物检查使用化学药品一般用化学纯（CP）试剂规格，使用水是蒸馏水或纯化水。

② 配制腐蚀性强、可引起严重灼伤的试剂，应戴防护手套和防护镜。

③ 配好的溶液需贴上标签，标签应标明名称、配制日期、配制人。

④ 溶液的有效期如无特殊规定，一般为半年，并应经常检查。如外观发生变化，应停止使用，并重新配制。

一、常用染色液配制

1. 亚甲蓝染液

甲液：亚甲蓝 0.3g，95％乙醇 30ml。

乙液：氢氧化钾 0.01g，蒸馏水 100ml。

分别配制甲、乙两液，配好后混合即可。

2. 草酸铵结晶紫染色液

溶液 A：结晶紫 1g，95％乙醇 20ml。

溶液 B：草酸铵 0.8g，用 80ml 蒸馏水溶解。

将结晶紫研细后，加入 95％乙醇溶解配成 A 液；草酸铵溶于蒸馏水配成 B 液。混合溶液 A 和溶液 B，静置 48h 后使用。

3. 卢戈碘液

取碘化钾 2.0g，加水 3～5ml 溶解，再加入 1.0g 碘片完全溶解后加水至 300ml，置密闭棕色瓶中储存。

4. 沙黄（番红）复染液

取沙黄（番红）0.25g，加 95％乙醇 10ml，完全溶解后加水至 100ml。

5. 石炭酸复红染液

溶液 A：碱性复红 0.3g，以 95％乙醇 10ml 溶解。

溶液 B：石炭酸 5.0g，用 95ml 蒸馏水溶解。

混合溶液 A 及溶液 B 即成。通常可将此混合液稀释 5～10 倍使用（稀释液会变质失效，一次不能多配）。

6. 鞭毛染色液

溶液 A：单宁酸 5g，三氯化铁 1.5g，溶解于 100ml 蒸馏水中。加入 15％福尔马林 2ml、1％氢氧化钠 1ml，混匀（当日使用）（冰箱内可保存 3～7 天，延长保存期会产生沉淀，但用滤纸除去沉淀后仍能使用）。

溶液 B：硝酸银 2g，用 100ml 蒸馏水溶解后，取出 10ml 备用。向其余 90ml 硝酸银溶

液中滴入浓氢氧化铵，使之成为很浓的悬浮液。再继续滴加，直到新生成的沉淀又刚刚溶解为止。再将备用的硝酸银溶液慢慢滴入，则出现薄雾，但轻轻摇动后，薄雾状沉淀又消失，再滴入硝酸银溶液，直到摇动后仍呈现轻微而稳定的薄雾状沉淀为止。在冰箱内保存一周（如雾重，则银盐沉淀析出，不宜使用）。

7. 孔雀绿染色液（芽孢染色用）

将 5.0g 孔雀绿研细，加少许 95％乙醇溶解，再加 100ml 蒸馏水。用于芽孢染色。饱和的孔雀绿水溶液约 7.6％。

8. Dorner 黑素液

取 10g 黑素加 100ml 蒸馏水，煮沸 5min，加入 40％甲醛液 0.5ml 作为防腐剂，用玻璃棉过滤，用于荚膜染色。

9. 乳酸石炭酸棉蓝染色液（观察真菌）

石炭酸 10g，乳酸（相对密度 1.21）10ml，甘油 20ml，蒸馏水 10ml，棉蓝 0.02g。将石炭酸加在蒸馏水中加热溶解，再加入乳酸和甘油，最后加入棉蓝，溶解即得。

二、常用试液配制

1. 溴麝香草酚蓝指示液

取溴麝香草酚蓝 0.4g，加 1mol/L 氢氧化钠溶液 0.64ml 溶解，再加水至 100ml。变色范围 pH6.0～7.6（黄→蓝）。

2. 酸性品红指示液

取酸性品红 0.5g，加水 100ml 溶解，再逐渐加 1mol/L 氢氧化钠溶液 16ml，每加一滴需将溶液充分摇匀后再加第二滴，直至溶液呈草黄色；于沸水内保持 15min，再静置 2h 后，滤过，即得。变色范围为 pH6.0～7.4（红色→黄色）。

3. 中性红指示液

取中性红 1g，研细，加 95％乙醇 60ml 使溶解，再加水至 100ml。变色范围为 pH6.8～8.0（红色→黄色）。

4. 溴甲酚紫指示液

取溴甲酚紫 1.6g，加 95％乙醇溶解成 100ml。变色范围为 pH5.2～6.8（黄色→紫色）。

5. 酚磺酞指示液

取酚磺酞 1g，加 1mol/L 氢氧化钠溶液 2.82ml 溶解，再加水至 100ml。变色范围为 pH6.8～8.4（黄色→红色）。

6. 甲基红指示剂

甲基红 0.1g，溶于 300ml 95％乙醇中，再以蒸馏水稀释至 500ml。变色范围为 pH4.4～6.2（红色→黄色）。

7. 0.04%溴甲酚紫

取溴甲酚紫 0.04g，加 0.01mol/L 氢氧化钠溶液 7.4ml、蒸馏水 92.6ml，混匀备用。变色范围为 pH5.2～6.8（黄色→紫色）。

8. 亚甲蓝指示液

取亚甲蓝 0.5g，加水溶解成 100ml。

9. 靛基质试液

取对二甲氨基苯甲醛 1.0g，加入 95％乙醇 95ml，充分振摇。完全溶解后，取浓盐酸 25ml 徐徐加入，边加边振摇，以免骤然导致颜色变深。置冰箱保存，备用。

10. α-萘酚乙醇试液

取 α-萘酚 6.0g，加无水乙醇溶解成 100ml。

11. 盐酸试液

量取浓盐酸 8.4ml 缓缓加水至 100ml，混匀。

12. 氢氧化钾试液

取 40g 氢氧化钾，加水至 100ml，搅拌溶解。

13. 二盐酸二甲基对苯二胺试液

取二盐酸二甲基对苯二胺 0.1g，加水 10ml，溶解即得。需新鲜少量配制，于冷处避光保存。如试剂变红褐色，不可使用。

14. 无菌对氨基苯甲酸试液

取对氨基苯甲酸 0.1g，加入有 10ml 水的带塞试管中，于 121℃灭菌 20min。

15. 玫瑰红钠试液

取玫瑰红钠 0.1g，加水使溶解至 75ml。

16. 1mol/L 盐酸溶液

量取 86.2ml 浓盐酸缓缓加入 913.8ml 水，混匀。

17. 1mol/L 氢氧化钠溶液

称取 40g 氢氧化钠，加水至 1000ml，搅拌溶解。

三、常用消毒液的配制

消毒液需按要求的浓度制备，一般应现用现配，以保证其消毒效果。处理生产洁净室（区）、无菌室、器具、设备等的消毒液应定期更换，最好一周更换一次，以免产生耐药菌株。洁净度 A、B 级内用的消毒液要用无菌水制备。

1. 重铬酸钾洗涤液

通常用的洗涤液为重铬酸钾的硫酸溶液，其成分和配方如下：

（1）浓配方　重铬酸钾 60g，浓硫酸 460ml，自来水 300ml。

（2）稀配方　重铬酸钾 60g，浓硫酸 60ml，自来水 1000ml。

重铬酸钾溶解在温水中，冷却后再徐徐加入浓硫酸，边加边搅动。配制好的溶液呈红色。重铬酸钾洗涤液是一种强氧化剂，去污能力很强，常用来洗去玻璃和瓷质器皿的有机物质，切不可用于洗涤金属器皿。应用此液时，器皿必须干燥，同时切忌大量还原性物质带入，这样就可应用多次，直至溶液变绿失效为止。

2. 75％乙醇

量取 95％乙醇 790ml，加水至 1000ml，混匀即得。适用于皮肤、物品表面消毒。

3. 2.5％碘酒

称取碘化钾 10g 溶解于 10ml 水中，将 25g 碘加入碘化钾溶液中，加入 500ml 乙醇，搅拌溶解后，加蒸馏水至 1000ml，混匀即得。适用于皮肤、玻璃器皿等物品表面消毒。注意事项：需装棕色瓶中于避光阴凉处保存。

4. 0.1%新洁尔灭

量取 5%新洁尔灭 20ml 加水至 1000ml，混匀即得。适用于皮肤、生产洁净室（区）、无菌室、设备、玻璃器皿等物品的消毒，处理方式为浸泡、表面擦拭或喷洒。

5. 2%来苏尔（煤酚皂）

量取 50%来苏尔 40ml 加水至 1000ml，混匀即得。适用于皮肤、无菌室、器具等物品的消毒，处理方式有浸泡、表面擦拭或喷洒。

6. 5%石炭酸

称取 50g 苯酚，加水 1000ml，水浴加热溶解，混匀即得。适用于生产洁净室（区）及无菌室、器具、工作服等物品的消毒。处理方式为浸泡、表面擦拭或喷洒。

7. 0.2%～0.5%过氧乙酸

市售过氧乙酸多为 A 液和 B 液的二元包装，使用前需按包装说明将 A 液和 B 液充分混匀，静置一定时间后制成浓度为 16%～20%的过氧乙酸原液，再将此原液按照实际应用的需要配制成不同浓度的应用液。适用于生产洁净室（区）及无菌室、空气、设施、洁具、器具等物品的消毒。处理方式有浸泡、表面擦拭或喷洒。注意事项：过氧乙酸不稳定，应于通风阴凉处贮存，原液浓度低于 12%时禁止使用，稀释液应在临用前配制。

8. 其他消毒剂

碘伏、2%戊二醛、甲醛等可直接从市场购回使用。

碘伏用于皮肤及玻璃器皿的表面消毒。

2%戊二醛用于玻璃器皿、金属器具的浸泡消毒及生产洁净室（区）无菌室喷洒消毒。

用 36%甲醛按 10ml/m³ 的量熏蒸无菌室，消毒效果最好，但危害大。一般在生产洁净室（区）、无菌室新建好投入使用前或长时间停用后重新使用前熏蒸，对无菌室进行较彻底的消毒，其他情况较少使用。

参 考 文 献

[1]　蔡凤．微生物学与免疫学．北京：科学出版社，2015.

[2]　刘晓波．微生物学与免疫学．北京：中国医药科技出版社，2012.

[3]　李丹丹，孙中文．微生物学基础．北京：中国医药科技出版社，2013.

[4]　陈芳梅，夏金华．病原生物与免疫学．北京：人民卫生出版社，2013.

[5]　沈萍，陈向东．微生物学．北京：高等教育出版社，2008.

[6]　张中社，祝玲．药品微生物检测技术．西安：第四军医大学出版社，2016.

[7]　龚非力．医学免疫学．北京：科学出版社，2005.

[8]　周长林．微生物学与基础免疫学．南京：东南大学出版社，2010.

[9]　马绪荣，苏德模．药品微生物学检验手册．北京：科学出版社，2001.

[10]　赵斌，何绍江．微生物学实验．北京：科学出版社，2005.

[11]　张同成．无菌医疗器械质量控制与评价．苏州：苏州大学出版社，2012.

[12]　姚静，张自强．药物冻干制剂技术的设计及应用．北京：中国医药科技出版社，2007.

[13]　中国药品生物制品检定所．中国药品检验标准操作规范．北京：中国医药科技出版社，2010.

[14]　药品生产质量管理规范．中国卫生部，2010.

[15]　GB/T 16292、16292、16294—2010《医药工业洁净室（区）悬浮粒子浮游菌、沉降菌测试方法》．国家技术监督局，2010.

[16]　GB/T 5950.12—2006《生活饮用水微生物标准检验方法微生物指标》．中国卫生部，2006.

[17]　中华人民共和国药典．中国医药科技出版社，2020.